本书受国家社科基金一般项目（16BGL182）资助

医患信任

违背与修复

张泽洪 / 著

Violation and Repair of
DOCTOR-PATIENT
TRUST

浙江大学出版社
ZHEJIANG UNIVERSITY PRESS

图书在版编目（CIP）数据

医患信任:违背与修复 / 张泽洪著. —杭州：浙江大学出版社，2021.7
　　ISBN 978-7-308-21336-3

　　Ⅰ. ①医… Ⅱ. ①张… Ⅲ. ①医药卫生人员－人际关系学 Ⅳ. ①R192

中国版本图书馆 CIP 数据核字（2021）第 083462 号

医患信任:违背与修复

张泽洪　著

责任编辑	徐　霞
责任校对	王元新
封面设计	春天书装
出版发行	浙江大学出版社
	（杭州市天目山路 148 号　邮政编码 310007）
	（网址：http://www.zjupress.com）
排　　版	杭州好友排版工作室
印　　刷	杭州高腾印务有限公司
开　　本	710mm×1000mm　1/16
印　　张	14.5
字　　数	293 千
版 印 次	2021 年 7 月第 1 版　2021 年 7 月第 1 次印刷
书　　号	ISBN 978-7-308-21336-3
定　　价	59.00 元

前　言

医患信任是医患双方愿意基于对另一方行为意图的积极预期而接受风险。医患信任的独特之处在于：医疗服务前医患信任具有被迫性，医疗服务中医患信任具有警惕性，医疗服务后医患信任是结果导向的。目前医患信任危机正呈现"个体信任危机－群体信任危机－伦理信任危机"的医患信任病理图谱，需要把握医患信任危机的特殊规律，从而更有效地修复医患信任，以防止医患信任的"塔西佗陷阱"的出现。医患信任的价值在于可提高患方的医疗风险承受力，减少患方的认知负担与心理焦虑，使医方行为可以积极预期，延伸医方的行动空间，是医患合作的有效机制。

国外学者主要将医患信任作为一个"科学问题"进行分析，阐释了医患信任是什么，主要是通过设计一些信效度较高的医患信任测量量表对医患信任进行测评研究；从被信任者（即医方）、施信方（即患方）以及情境因素三个方面分析了医患信任的影响因素；然后从医方医疗服务行为的改善、如何获得患方满意等方面提出了医患信任的干预措施。国内学者主要将医患信任作为一个"现实问题"进行探讨，既从医方与患方双方相关因素分析了医患不信任的"表层原因"，也探讨了导致医患不信任的"深层次的体制原因"，还从"医"有关的社会文化、社会结构、风险社会、信息不对称、媒体报道等方面分析了医患不信任的原因；并探讨了医患信任的重建问题，其中制度论占据主流地位，也有学者对非制度论进行了有价值的探讨。既往有关医患信任的研究存在一些不可回避的问题需要解决：其一，医患信任是双边关系，既往研究重点探讨了"患方对医方"的信任，而忽略了"医方对患方"的信任；其二，定量研究的缺乏，国外研究者设计了医患信任测量量表，定量分析了医患信任。而国内研究主要是定性分析，定量研究少；其三，医患信任修复需要进一步探讨，在医患信任重建方面，无论是占据主流地位的制度论，还是作为补充的非制度论，主要都不是从"信任修复理论"角度进行论述的。

首先，本书应用扎根理论方法探索性地提出了"医方视域"与"患方视域"的医患信任违背影响因素模型。从医方视域应用扎根理论方法探讨了医患信任违背的深层次因素，结果发现：患方就医善意、患方就医正直、患方就医能力、医学固有特征、制度社会因素这五个主范畴对医患信任违背存在显著影响。患方就医善意、患方就医正直与患方就医能力三个因素构成"患方就医形象"，是医患信任违背发生的动机性诱致因素(即内驱因素)。医学固有特征是医患信任违背的内部情境变量,制度社会因素是医患信任违背的外部情境变量,它们影响医患信任违背的作用和路径并不一致。从患方视域也应用扎根理论方法探讨了医患信任违背的深层次因素,结果发现:医方行医善意、医方行正直、医方行医能力、医疗纠纷处置、社会环境因素这五个主范畴对医患信任违背存在显著影响。医方行医善意、医方行医正直与医方行医能力三个因素构成"医方行医形象",是医患信任违背发生的动机性诱致因素(即内驱因素)。医疗纠纷处置是医患信任违背的内部情境变量,社会环境因素是医患信任违背的外部情境变量。

其次,本书应用数据统计方法分别验证性地分析了"医方视域"与"患方视域"的医患信任违背影响因素。在扎根分析的基础上,本书采用多段分层抽样法进行较大规模问卷调查,经过对调查数据的描述性分析与线性回归分析后有以下发现。(1)在"医方视域"的医患信任违背影响因素中:①患方就医形象对医患信任违背具有主效应。在患方就医善意因素中,对医患信任违背影响力最大的是患方对医疗的非科学期望,其次是患方就医中的过度自利,再次是患方对医方的预设不信任,然后是医德绑架,最后是患方对医方的低依从性;在患方就医正直因素中,对医患信任违背影响力最大的是患方的关系就医,其次是暴力医闹,最后是患方就医中的不守规章行为;在患方就医能力因素中,对医患信任违背影响力最大的是医患沟通困难,其次是医患信息不对称,最后是患方的知识伪装就医行为。②医学固有特征与制度社会因素在患方就医形象对医患信任违背影响中存在调节效应。在医学固有特征中,高风险与高焦虑两个因素会增强患方就医形象偏离在医患信任违背中的作用,而高参与在患方就医形象影响医患信任违背中不发挥增强或减弱的效应;在制度社会因素中,经验调解、选择性赔偿、非专业鉴定三个因素会增强患方就医形象偏离在医患信任违背中的作用,而制度失灵与患方就医形象对医患信任违背不具有叠加效应。(2)在"患方视域"的医患信任违背影响因素中:①医方行医形象对医患信任违背也具有主效应。在医方行医善意的因素中,对医患信任违背影响力最大的是医方服务态度不良,其次是医疗道德异化,再次是患方的知情同意受损,最后是医方的人文关怀弱化;在医方行医正直的因素中,对医患信任违背影响力最大的是医方过度医疗,其次是医方过度逐利,最后是就医弱式公平;在医方行医能力因素中,对医患信任违背影响力最大的是医疗安全事件,其次是医疗质量缺陷,再次是临床技能失范,最后是医方的沟通能力阻滞。②医疗纠纷处置与社会环境因素在医方行医形象对医患信任违背影响中存在调节效应。调解中立偏离、鉴定中立偏移、赔偿中立偏差三个医疗纠纷处置因素都会增强医方行医形象偏离对医患信任违背的作用;媒体负面报道、弱势心态泛化与社会信任危机三个社会环境因素也会增强医方行医形象偏离对医患信任违背的作用。

再次,本书基于对医患信任违背影响因素的分析,分别从"患方就医形象改善"

与"医方行医形象改善"两个方面提出了医患信任修复路径。(1)基于患方就医形象改善的医患信任修复的心理契约路径。医方视域的医患信任违背的实质是"心理契约"的违背,要想从心理契约角度探讨医患信任违背发生后的信任修复问题,需要从信任修复的约束机制与展示机制着手。①基于患方就医善意改善的医患信任修复。通过"理性自利人"内在约束患方在就医中的过度自利行为,使患方在就医中表现的实践角色不偏离医方对患方的心理契约的就医善意的要求;从预设不信任向预设信任转变,患方在就医前展示对医方具有预设性信任;患方从低依从性向适度依从性转变,患方在就医中展示对医务人员医嘱的遵从;从非科学期望向理性期望转变,患方在就医后展示对医疗结果的科学的理性期望。②基于患方就医正直改善的医患信任修复。既需要对关系就医等隐性违反就医规则的就医行为进行约束,更需要对暴力医闹等显性违反就医规则的破坏力极大的行为进行有力规制,以使患方在就医中表现的实践角色不偏离医方对患方的心理契约的就医正直的要求;通过就医规则遵守生成的内化与外化,培养患方的就医规则意识,展示患方发自内心的对就医规则的自觉遵守,使患方在就医中表现的正直符合医方对患方的心理契约的期望角色要求。③基于患方就医能力改善的医患信任修复。患方无论如何努力提高就医能力,与医方相比较,就医能力相对不足是一个常态,这就要求患方适度参与医疗决策,从"知识伪装者"向"健康素养者"转变,使患方在就医中表现的实践角色不偏离医方对患方的心理契约的就医能力的要求。从两个维度入手来提高患方的就以能力:一是患方提高自我的医疗认知能力以缩小患医之间的认知能力落差;二是患方提高对医方关于医疗信息交流与情感传递的理解能力,提高患方的就医能力,使患方在就医中表现出的能力达到医方对患方的心理契约的期望角色要求。(2)基于医方行医形象改善的医患信任修复的激励相容约束路径。患方视域的医患信任本质上是一种委托代理关系,委托代理的激励相容约束要求建立一套既能够有效"约束"代理人(医方)的行为,又能够"激励"代理人(医方)为委托人(患方)的利益而努力工作,实现委托人(患方)与代理人(医方)双方的"帕累托最优"。①基于医方行医善意改善的医患信任修复。既需要在医疗服务中嵌入医学人文的软约束,以医学人文作为医学技术这个桨的舵,也需要开展医生不良执业行为记分管理等手段对医方行医善意偏离行为进行硬约束;既需要医方培养行医善意的敏感性,这是医方的内在精神薪酬激励,也需要客户关系管理,使医方将患方拟客户化,以外在利益关联激励医方提高行医善意;同时需要医德考评这种提高医方行医善意的结果导向激励。②基于医方行医正直改善的医患信任修复。需要对会给患方造成就医"直接利益"损失的医方过度医疗与过度逐利行为进行约束,如采取控费指标、系统规制、职业自律等措施。对于会给患方带来就医"比较利益"受损的弱式就医公平,要求医务人员在行医中融入"公平观",对有损患方就医公平的行医行为进行内在约束。与此同时,要完善绩效工资形成动力型内驱力,切断医务人员的薪酬直接与业务收入挂钩,让医务人员摒弃过度医疗与过度逐利行为,从而合理求利。面对患方就医中的比较利益受损,通过在医疗服务中引入"利益相关者管理"来激励医务人员公平对待每一位患者的就医利益。③基于医方行医能力改善的医患信任修复。利用信息化手段实现事前预警、实时监控、长效监管等全过程监管,并对医方行医能力偏离正常医疗需要的行为采取惩罚与容错兼容的措施;在微观层面,在医疗机构内部构建与医务人员利益高度相关的发展型压力管理,以引导医方自我激励提高行医能力;在中观层面,由独立的公信力高的第三方对医疗机构的医疗质量进行评估管理,激励医方提高行医能力、保证医疗质量;在宏观层面,政府应通过医疗卫生的全行业管理促进医疗机构间的规范竞争,以外部的竞争型压力来激励医方提高行医能力。

最后,本书提出了基于调节变量的医患信任修复路径。现有的医疗纠纷处理方式包括医疗纠纷人民调解、医疗损害鉴定与医疗损害赔偿,患方主要质疑其中立性,医方主要质疑其科学性,医疗纠纷处理方式要向中立性与科学性并重演进。改善社会环境因素,助力医患信任修复:一是媒体在态度与专业性两方面应重构更为客观公正的医疗报道框架观;二是从个人层面的心态调整到加强社会层面的规则保护,化解患方弱势心态泛化;三是从外在的制度与内在的心理两个方面重建社会信任。因势利导医学固有特征,助力医患信任修复:一是面对医疗高风险,加强医疗风险的事前防范与事后处置的能力建设;二是面对高焦虑,患者要加强负性情绪管理。

目　录

第一章 绪 论

　　医患关系是医疗卫生改革成效的晴雨表,而医患信任是医患关系有序化的基石。中国当今医患关系出现了严重的失序状态,医患本是命运共同体,但医患关系日益恶化,医疗纠纷暴力化与群体化已成为日益严重的社会问题。新医改减轻了患者就医负担,但一个比较突出的问题是:新医改后医疗回归公益性,看病难,特别是看病贵,在一定程度上缓解了,但医患关系没有明显改善[①]。如何改善医患关系,就成为当前新医改的一个新课题,也是和谐社会的必然要求。信任是医患关系的支柱,医患信任对医患关系和谐起到深度支持的作用。

　　医患信任是医患双方之间的相互信任,既包括患方对医方的信任(以下简称患方信任),也包括医方对患方的信任(以下简称医方信任)[②],但因为作为弱势的患方受到了更多的关注,导致研究的焦点在"患方信任"上,而"医方信任"被忽略了[③]。医患信任只研究患方信任或只探讨医方信任,都会带来"偏听则暗"的局面,只有既分析患方信任也论析医方信任,才会"兼听则明"。有因于此,本书从信任理论出发,以社会学的信任理论为内核,结合心理学的信任理论,再融合公共管理学中的制度信任理论,从"医患双边动态关系"出发,从信任角度探索医患关系的基本规律,探讨医患信任违背的关键影响因素与医患信任的修复策略,以期推进医患关系研究向纵深发展。同时,期待本研究能够为医患关系中的信任行为的探索提供新的理论分析范式和参照系;另外,也期待为政府推动医患关系和谐共同体建设提供前瞻性的决策参考。

---

　　① 张泽洪.能力信任与善意信任对医患合作行为的影响分析[J].中国医疗管理科学,2016,6(2):61-65.

　　② 汪新建,王丛.医患信任关系的特征、现状与研究展望[J].南京师大学报(社会科学版),2016(2):102-109.

　　③ Lord K, Ibrahim K, Kumar S, et al. Measuring trust in healthcare professionals—a study of ethnically diverse UK cancer patients[J]. Clinical Oncology,2012,24(1):13-21.

第一节　医患信任及其本质

信任是一种基于对他人意图或行为的积极期望,愿意并承担风险的心理状态。信任是指个人认为对方的行为有利于自己,或者个人所处的环境是积极和安全的,不会发生损害自己利益的事情[①]。信任被视为一个人对另一方及其关系的积极信念,基于这种信念,另一方的行为将给自己带来积极的结果[②]。

当一个人愿意在他人可信行为的积极预期基础上采取行动时,才存在真正的信任。近年来,越来越多的研究人员采用 Rousseau 等与 Mayer 等对信任的定义,Rousseau 等认为"信任是一种心理状态,它愿意基于对另一方行为意图的积极预期而接受风险"[③];Mayer 等也认为信任是"愿意基于对另一方重要行为的预期而接受风险"[④]。两者在本质上对信任持相同的观点,都认为信任包含两个关键要素:对对方行为的积极期望和接受风险的意愿[⑤],这两个要素密切相关,接受风险的意愿基于积极的期望。汪新建等认为医患信任是人际水平上的医患信任,是医患双方在互动过程中,相信对方不会做出不利于自己甚至有害于自己行为的一种预期判断和心理状态。理想化的医患信任的正向演变呈现出由计算型信任到了解型信任,再到认同型信任这一逐渐深化的过程[⑥]。

本书接受这一观点,认为医患信任是一种行动的意愿,它包括两个核心特征:相互的积极期望和接受风险的意愿。医患信任不仅与当下相关,更主要的是指向未来。当医患双方对彼此形成信任时,并不仅仅能够接受其当下的言与行,也同时肯定了其未来言与行的可信性。从这个意义上说,医患信任包含着对被信任对象未来言行的积极预期,相应地,医患信任就具有了持续性。医患信任是指向未来的,医患信任的价值需要通过其中包含的预期而得到体现[⑦]。医患信任的预期具体指医患双方对彼此的积极预期与接受医疗风险的意愿。

信任的理性选择生成论从信任生成的角度支持了这种观点。理性选择生成论

①　张宁,张雨青,吴坎坎.信任的心理和神经生理机制[J].心理科学,2011,34(5):1137-1143.

②　马华维,姚琦.企业中的上级信任:作为一种行动意愿[J].心理学报,2012,44(6):818-829.

③　Rousseau D M,Sitkin S B,Burt R S,et al. Introduction to special topic forum: not so different after all: a cross-discipline view of trust[J]. Academy of Management Review,1998,23(3):393-404.

④　Mayer R C,Davis J H,Schoorman F D. An integrative model of organizational trust[J]. Academy of Management Review,1995,20(3):452-465.

⑤　同②.

⑥　汪新建,王丛,吕小康.人际医患信任的概念内涵、正向演变与影响因素[J].心理科学,2016,39(5):1093-1097.

⑦　杨国荣.信任及其伦理意义[J].中国社会科学,2018(3):45-51.

的代表人物科尔曼和哈丁都认为理性人在决定是否信任他人时，会依据自己稳定的内部价值观体系对利益进行计算，并最终做出使自己利益最大化、损失最小化的信任与否的决策[①]。科尔曼认为信任是冒险的，信任他人就等于将自己拥有的资源主动交由他人掌控。理性人做事考量的是增进自己的利益，或至少不损害自己的利益。理性人在决定是否信任他人时主要权衡以下两个方面：一是潜在收益是否比潜在损失更大；二是另一方不诚实的可能性，即失信概率的大小[②]。

　　信任的经典定义与信任的理性选择生成论都表明，信任的本质其实很简单，即当收益＞损失时才有信任。这与房莉杰的观点一致，房莉杰认为只有当成本收益合适且守信概率大（即损失小）时，才会产生信任[③]，而收益＞损失其实质就是"获得感"。"获得感"意味着获得一定利益后的满足度，表示"切实获益后的内心满意感"[④]。"实在获得感"与"意义获得感"共同构成了"获得感"的完整内容，获得感的满足除了有获得，还强调对获得的"感"，是"外向用力"到"内向用力"的复归[⑤]。

第二节　医患信任的独特性

　　医患信任属于人际信任的一种，医患信任是人际信任关系在医生—患者特定关系中的具体表现[⑥]，相较于其他的人际信任具有更重要的价值，因为患者托付的是健康与生命。医疗服务相比其他服务具有独特性：其一，医疗风险高。医疗风险高使得医务人员难以对患者做出明确的承诺和对医疗服务结果的预测，而患方对医疗服务的高风险并不能完全接受，医疗高风险是影响医患信任的一个重要原因。其二，医患双方信息高度不对称。信息不对称现象普遍存在，而医患之间的信息不对称尤其严重，患方通常只能根据信息成本较低的医疗结果来判定医疗过错情况，这导致患方对医疗过程中的过错很容易发生误判。其三，患方的负性情绪多。许多患者因自身疾病而产生抑郁、焦虑和其他负性情绪。这与一般行业的客户不同，他们经常伴随着愉悦的心情消费[⑦]。这种消极情绪会影响患方对医疗服务的评

　　① 王绍光,刘欣.信任的基础:一种理性的解释[J].社会学研究,2002(3):23-29.
　　② 钱家兴.问责制视角下的政府公信力构建[J].内蒙古农业大学学报(社会科学版),2012,14(1):220-222.
　　③ 房莉杰.制度信任的形成过程——以新型农村合作医疗制度为例[J].社会学研究,2009(2):130-148.
　　④ 宋晓岩.暖心热词:获得感[J].语文建设,2016(7):69-70.
　　⑤ 杨伟荣,张方玉."获得感"的价值彰显[J].重庆社会科学,2016(11):69-74.
　　⑥ 胡晓江,杨莉.从一般人际信任到医患信任的理论辨析[J].中国心理卫生杂志,2016,30(9):641-645.
　　⑦ 刘莎.大型综合性医院患者满意度指数模型的构建与实证分析[D].长春:吉林大学,2013.

判,以致影响医患之间的信任。其四,患方对医疗服务期望高。由于医疗服务直接关系到患者的生命与健康,常使患者对医疗服务存在求全责备的倾向,一旦与自己的期望有差距,患者就会产生不满意的评价。医疗服务的独特性也决定了医患信任有不同于一般信任的独特之处。

一、医疗服务前:医患信任的被迫性

医患信任的被迫性主要体现为患者在接受医疗之前就会存在对医方的预设不信任。按照忠诚论观点,如果人缺少退出的选择,就只能被迫忠诚。在医疗服务中亦是如此,患者的信任并不是一种自愿的态度,更多的是因病痛而缺少选择的被迫信任,医患信任与其说是信任,不如说是不得不信任,这是因为在医患互动交往中,医患双方各自拥有的信息不对称会严重影响医患信任,患方在知识鸿沟面前不得不信任医方。患方对医方往往知之甚少,或者只知其表象而不知其内在,患方对医方可信程度的推断是依赖于亲身体验到的直观感性的个体就医经验,患方对医方的认识与了解仍然是一个从充满疑虑到半信半疑再到基本信任的渐进过程。患方对医方普遍存在预设性不信任,患方预设性不信任先验性地置医方于不可信的困境,导致就诊时处处心存疑虑乃至倍加防范[①]。一些患者入院初始就关注诸多医疗细节,注意收集就医信息等证据,多方咨询比对,甚至还会动用录音笔、摄像机等设备偷录医务人员的承诺与解释、抢救治疗过程等以备"不时之需"。患方对医方的信任具有被迫性,这是医患信任的一方面。另一方面,医方对患方的信任也具有被迫性。医方对患方的认识及了解也是一个从怀疑到信任的直观感性的渐进过程。因为各种可能的因素,患方未必会全面且精准地向医方诉说病情,医方也更难以知晓患方对治疗所持有的期望、可承受的压力以及对医疗结果的接受度。而医疗服务的顺利开展,也需要医方对患方有基本的信任,这种信任也具有不得不信任的色彩。简言之,在医疗互动中,医患双方都不敢轻易信任对方,但因为医疗服务要顺利开展,医患之间又需要信任,由此导致这是一种无奈的被迫信任。

二、医疗服务中:医患信任的警惕性

医患信任的警惕性主要体现为医患之间的信任是表面依赖而潜伏深层质疑。

一方面,患方对医方的信任存在警惕性。医疗服务是信任商品,信任商品的特征就决定了,相对于买方而言,卖方对信任商品的真正价值有更多的信息,如手术是否真的有价值以及患者是否真的需要它。而且即使在患者接受医疗服务后,也很难知晓该医疗服务对治疗疾病究竟有多大意义。由于医患信息严重不对称,医

---

① 王敏,兰迎春,赵敏.患者预设性不信任与医患信任危机[J].医学与哲学,2015,36(3):47-50.

方作为专家会被激励欺骗患者①。例如,医方可能会向患方推荐一个最大限度地提高自身利益的医疗方案,而不是针对患方的真正适当的医疗方案,这种欺骗就是"诱导需求"。医疗服务作为信任商品不同于普通商品。如果是普通商品,即使在消费过程中由于信息不对称而为卖方所欺骗,消费者也可以在消费后判定是否真的被欺骗。但是医疗服务作为一种信任商品是不同的,哪怕事件发生后,患方也很难确定他是否真的被医方欺骗了。比如,患方接受了医方推荐的手术,并且在手术后恢复了健康,患者就不能确定是否真的需要该手术,因为可能还有一个更安全、更价廉、更适宜的治疗方案,也可以治愈该疾病。因此,只通过医疗过程和医疗结果不能很好地判断医疗服务对患方的作用。患方通常需要获得更多的信息来判定,例如通过获得相关技能、专业知识或咨询其他医学专家等,而这需要付出巨大代价,也就是有高额成本的。正因为医方作为医疗专家有着患方所无法企及的专业优势带来的职业权力,导致患方对医方的信任表面依赖而潜伏深层质疑,导致患方会寻求关系信任,其表现是在医疗服务过程中"关系就医",就医前托熟人打招呼,手术前向医务人员送红包成为就医潜规则,这些请托要求在更深层次上反映了患方不信任医方②。

另一方面,医方对患方的信任也是高度警惕的。医务人员对患方而言拥有"专业权力",而患方对医务人员拥有"社会权力",包括选择医务人员、评价医务人员和投诉举报医务人员等,患方拥有的社会权力也会影响医务人员的服务行为。患方拥有的社会权力来自患方对医务人员、医院和医学知识的了解,也依存于社会提供的各种组织、制度和舆论。在传统医患关系中,患方社会权力对医方的制约主要通过组织化和意识形态化的路径来实现,而在当代以消费主义为导向的医患关系中,患方的社会权力更多是通过市场化、法制化的路径来实现。不管患方拥有的社会权力通过哪种途径实现对医方的制约与影响,有的患方也会滥用这种社会权力,从而使得医方在医患互动中也会处于戒备与倍加防范的不信任心态之中,导致医方对患方的问题也会思虑再三、言辞谨慎,有时模糊回复;在医疗中会逐渐倾向保守治疗,不求有效但求无错;即使情况紧急,医方也会更多地要求患方签订知情同意书以免责。

三、医疗服务后:医患信任的结果导向性

医患信任呈现出一种"高度结果化导向性信任",这主要表现为医患信任是一种"脆弱信任",一旦出现不利的医疗结果,或预期的医疗效果达不到患方的预期,

---

① 黄涛,颜涛.医疗信任商品的信号博弈分析[J].经济研究,2009,44(8):125-134.
② 李伟民.红包、信任与制度[J].中山大学学报(社会科学版),2005(5):110-116+128.

医患双方的信任将立即剧变为完全不信任①。医患信任的结果导向可以从信任的理性选择生成论视角来解释,信任的理性选择生成论认为,医患信任的本质是一种利益关系,无效的医疗服务和患方利益受损是导致医患信任下降的主要原因。大多数学者也认为,医疗效果是影响医患信任的最重要因素。根据高勇的观点,利益受损体验不仅会显著降低相关患方的医患信任,而且还会影响社会其他成员对医方信任的选择性接受②。艾明江的论点也说明,在理性选择下,患方对医疗结果的期望是基于自身利益的,如果这种期望与实际医疗结果一致,就能建立医患信任,如果医疗结果背离患方预期,医患信任就会明显下降③。当然,医疗服务的"不可逆性"即医疗结果难以更改与不可重新开始,会加剧医患信任的结果导向。因为医疗服务的不可逆性对于患方而言尤为关键,无论何种医疗差错都可能改变患方的未来,它直接影响与制约着患方对医方的信任度,放大患方对医方的不信任。而且在医患信任中,患方不仅期望高收益即有好的医疗结果,而且还希望低风险,这主要源于医疗关乎生命,患方不敢也不愿意承担高风险。这与一般信任存在显著差异,在一般信任中,人们期望高收益时,会愿意承担高风险,比如信任某专业人士或专业机构进行投资,为获取期望中的高收益,是愿意承担高风险的。而在医患信任中,并不符合这一般规则,医患信任的"高收益、低风险"特点使其区别于一般信任的"高收益、高风险"特点。

医患信任虽然具有信任的一般特点,但同时具有不同于一般人际信任的独特之处,这也就决定了,信任与信任修复的研究成果可以为医患信任违背与修复提供很好的借鉴价值,但不能替代。这如医患关系是社会关系的一种,也不能用社会关系的研究替代医患关系的研究。

第三节　医患信任危机及"塔西佗陷阱"的预防

习近平总书记在 2014 年曾指出,当公权力失去公信力时,无论发表什么言论、无论做什么事,社会都会给予负面评价,这就是"塔西佗陷阱"④。尽管医患信任还没有到达这种地步,但存在的问题也不可谓不严重,需要努力加以解决。

国内的医患关系近年来日趋紧张,"闹医""伤医""杀医"等恶性事件频发。暴力化和群体化的医疗纠纷已成为社会普遍关注的问题。医患关系恶化的直接后果

①　徐昕,卢荣荣.暴力与不信任——转型中国的医疗暴力研究:2000—2006[J].法制与社会发展,2008(1):82-101.

②　高勇.权益受损对政府信任的影响机制分析[J].北京社会科学,2017(9):120-128.

③　艾明江.理性选择制度下的我国政府信任度的建构过程[J].行政论坛,2012,19(6):16-21.

④　邓子纲,贺培育.论习近平高质量发展观的三个维度[J].湖湘论坛,2019,32(1):13-23.

是医患不信任,这在一定程度上可以通过中国人民大学开展的中国综合社会调查(CGSS)数据得以反映[①]。截至目前,中国综合社会调查公开发布的数据有 2003年、2005 年、2006 年、2008 年、2010 年、2011 年、2012 年、2013 年与 2015 年共 9 年的数据,其中针对医患信任进行调查的数据存在于 2011 年与 2012 年的综合社会调查中,具体结果见表 1-1。从表 1-1 中可以发现,从 2011 年到 2012 年(2009 年为新医改启动年),被调查者对医生的信任度下降了,不信任医生的比例上升了,而且上升幅度较大,"不太信任"与"完全不信任"比例之和由 8.56% 上升到 17.43%,上涨了近一倍,即使把 2011 年调查时对医生信任处于模糊态度的比例加上去,即将对医生"说不上信任和不信任"的比例 7.81% 都视为不信任,其比例之和也只有16.37%,也不到 2012 年的 17.43%。上述数据表明,对医生的不信任在加剧。尽管只有两年的数据,并不能完全反映医患信任下降的趋势,但至少在一定程度上反映了医患信任的现状。

表 1-1　中国综合社会调查中的医患信任[②]

选项	2011 年		2012 年	
	频次	百分比/%	频次	百分比/%
不知道和拒绝回答	46	0.82	17	0.29
非常信任	528	9.40	1093	18.78
比较信任	4126	73.42	3695	63.50
不太信任	426	7.58	889	15.28
完全不信任	55	0.98	125	2.15
说不上信任与不信任	439	7.81	—	—
总计	5620	100.00	5819	100.00

注:2012 年样本量共 11765,因为分 A 卷与 B 卷,有关"医患信任"调查的问题在 A 卷,因此是其中一半的样本量。另外,2012 年的调查问卷对"医患信任"调查的选项中没有"说不上信任与不信任"这一项。

尽管 2013 年中国综合社会调查没有对医患信任进行调研,但对医生伦理道德状况进行了调查(见表 1-2),调查数据表明公众对医生的伦理道德状况满意度不是很高,占比仅为 40.5%("比较满意"与"非常满意"之和),而不满意占比达到了20.7%("非常不满意"与"比较不满意"之和),这与公众认为医生不守职业道德的认知一致,公众认为医生不守职业道德的占比为 33.7%("比较严重"与"非常严重"之和),也与 2012 年不信任医生的占比为 17.43%("不太信任"与"完全不信任"之和)有一定切合。

① 张泽洪.医患信任修复展示机制与约束机制有效性分析[J].湖北行政学院学报,2015(6):56-61.

② 同①.

表 1-2　2013 年中国综合社会调查医生道德的公众感知①

对医生伦理道德状况的满意度			医生不守职业道德		
选项	频次	占比/%	选项	频次	占比/%
不知道和拒绝回答	64	1.1	不知道和拒绝回答	42	0.7
非常不满意	258	4.6	非常不严重	266	4.7
比较不满意	915	16.1	比较不严重	1477	26.1
一般	2133	37.6	一般	1968	34.7
比较满意	2104	37.1	比较严重	1447	25.5
非常满意	192	3.4	非常严重	466	8.2
总计	5666	100.0	总计	5666	100.0

注:2013 年样本量共 11438,因为分 A 卷与 B 卷,所以有关"医生道德的患者感知"调查的样本量为 5666。

　　医患关系恶化的直接结果之一就是医患相互不信任,而医患不信任又导致医患关系进一步恶化,形成恶性循环。霍布斯认为如果缺乏信任,每个人都必定要过一种孤独、贫困的生活,因为不会有任何的合作②。而医患双方本来是一个命运共同体,是一种共生关系,共同的敌人是疾病,这就需要共同合作以抗击疾病。医生和患者相互合作则会共同受益,而相斗将导致双方利益受损。维护有序的医疗秩序,建立和谐的医患关系,是维护人民健康权益的重要手段③,而要构建让医方安心、患方放心的未来医患关系新常态,就需要对医患信任进行修复。

　　医患信任危机意味着医患之间的良性互动关系受到损坏,如果医患双方认为彼此不值得信任,而且医患双方对彼此不可信判定普遍化、以逆向选择回应对方时,就会出现医患信任的"塔西佗陷阱"。医患不信任会导致医患关系的疏远与紧张,从而导致本属例行的医疗服务过程难以顺畅进行。医患信任危机既有空间上的扩散性,医患信任违背事件的负面效应会在不同医院间自发地横向扩散,导致医患不信任的跨区域扩散;还会存在时间上的弥散性,医患信任具有链条性特征,这在本质上体现了医患信任时间上的整体性。链条性特征说明当前的医患信任会受到之前的医患信任生态的制约,之前的医患信任危机会严重削弱当前的医患信任度;而当前的医患信任违背也会降低未来的医患信任度④。

　　樊浩在分析伦理型文化背景下的大众信任危机时,提出了"道德信用危机—伦理信任危机—文化信心危机"的信任危机病理图谱理论⑤,这一理论对医患信任分

　　①　张泽洪.医患信任修复展示机制与约束机制有效性分析[J].湖北行政学院学报,2015(6):56-61.

　　②　何锦强,王众.法律是化解社会信任危机的有效途径——以信托法的演进为视角[J].科学经济社会,2013,31(4):133-136＋144.

　　③　白剑峰.医患和谐是主流[N].人民日报,2015-01-22(9).

　　④　刘力锐.无形的信任链:论政府信任失灵的传导效应[J].政治学研究,2018(1):82-94＋128.

　　⑤　樊浩.试析伦理型文化背景下的大众信任危机[J].哲学研究,2017(3):110-117＋129.

析具有启发意义,尽管医患信任危机还未发展到文化信心危机,但医患信任危机也正呈现"个体信任危机—群体信任危机—伦理信任危机"的医患信任病理图谱,这个医患信任病理图谱同样呈现出两次演化与三个节点的特征。

一是道德和能力的病毒:个体不信任即医患之间的人际不信任。医患之间形成人际不信任的基础是患方认为医方医德缺失和医疗能力不足,或是医方对患方缺乏就医道德和就医能力的推断。当然,这种推断是基于医方行医/患方就医经验的事实推断,尽管它是基于部分行医/就医事实的概率推断,但可以清楚地看出,医患之间的人际不信任往往是由缺乏医疗道德与医疗能力/就医道德与就医能力所引发,从这个意义上说,道德与能力欠缺是医患信任危机的病毒。

二是伦理病灶:医患信任从医患之间的人际不信任发展到群体之间的角色不信任,形成医患之间的群体信任危机。黑格尔认为,人类的思维自然地倾向于普遍性,倾向于普遍化个体属性。医方与患方之间的人际不信任的个体经验积累到一定程度,普遍化为对不道德和无能力的医务人员/患者的社会角色的不信任,从个别医生/个别患者的不可信,演变为对医生群体/患者群体都不信任。尽管这是一种盖然论的不信任,但当发展为医患群体信任危机时,"医生怎么值得信任"就会成为患者的就医信条,而"患者怎么值得信任"也会成为医务人员的行医信条。

三是伦理病灶的扩展:一方面,患方从不信任医务人员群体发展为对医院甚至整个医疗系统的不信任,并泛化为对这些医疗机构的医疗程序及其操作的技术系统的不信任;另一方面,医方由对患者群体的不信任演化为对全体社会公众的不信任,伦理信任危机向文化信任危机转化。

道德和能力病毒、伦理病灶、伦理病灶的扩散,是医患信任危机病理图谱的三个节点。当"不可信"发展为"不愿信"与"不敢信",便标示着医患信任危机的持续加深,"不可信"是医患人际信任危机,"不愿信"是医患群际信任危机,"不敢信"是医患信任危机的进一步泛化。

医患信任存在现实的悖论:一方面,患者就医权益的实现需要依靠医方权力,但患者又对医方不信任;另一方面,医疗行为的顺利开展,医方也需要患方的配合,但医方对患方也不敢信任。医患信任是医疗的"文明的资格",当今社会正处于一个希求医患信任而又稀缺医患信任的状态,需要揭示医患信任危机的病理图谱,把握医患信任危机的特殊规律,从而更有效地修复医患信任,以防止医患信任的"塔西佗陷阱"的出现。

第四节　医患信任的价值

信任以社会互动为基础,其核心观点是人与人之间复杂的关系是在互动中形成的,医疗就是一种医患互动,缺乏信任医患互动就无法有效进行。在医患求医治病的互动过程中,医患信任非常重要,因为患方都希望遇到可以信任与值得信任的医方,如此就可以放心地让医方诊治,而不必担心医方虎狼用医,使自己病上加病;医方也期望患方可以信任与值得信任,从而使诊治能够顺利开展并减轻诊治病患的压力与顾虑。

一、医患信任可提高患方的医疗风险承受力

信任能让患方增加对医疗风险的心理承受力。相比于一般事件的信任者,患方承受着更大的风险,因为医疗风险关乎生命。在就医之前,患方无法事先确定治疗的质量与效果;而治疗过程,无论对患方还是对医方来说,都是有风险的。患方只能依靠信任医方来应对医疗不确定性与防御医疗风险,因为信任是对不确定未来医疗结果的泛化的正面期待,信任是克服医疗不确定性的有效途径,信任的价值并不在于消除外在的医疗风险,而是在医疗风险不一定实际降低的情形下增加患方对医疗风险的内在心理承受能力。

二、医患信任能减少患方的认知负担与心理焦虑

信任还能减少患方的认知负担与心理焦虑,使医患之间建立安全感。首先,信任能减少患方的认知负担。医患信任能够实现信息透支,虽然医患信任并不是没有信息基础,但是信任可以跨越有限的信息基础去冒险推论未来。正因为如此,卢曼提出信任决策不仅是从过去的信息中推断出来的,而且能够跨越它所接收到的有限信息,冒险去认识未来①。其次,信任可减少患方的心理焦虑。医患信任是一种默契,能减少患方的心理焦虑。信任能够让患方不会陷入对医疗决策可靠性的过分忧惧中,从而拒绝某些尽管有风险但也确有疗效的医疗行为。医患信任无法被强求,信任并不能来自命令,它源自患方内心深处。吉登斯指出信任"构成了本体性安全感的基础",或者说,通过信任来建立的可靠性,信任就是存在的不孤独②,缺少信任,医患就会陷入存在性焦虑之中。卢曼的观点也说明,如果医患之间完全失去信任,医患双方将会深受一种模糊的恐惧感折磨,又为平息这种恐惧而苦恼。而有了信任,患者可以放心地把自己的健康问题委托给医方。

三、医患信任使医方行为可以积极预期

医务人员被患方授权在不同程度上行使他们作为医务人员的判断,这种现象

---

① 尼克拉斯·卢曼.信任:一个社会复杂性的简化机制[M].瞿铁鹏,李强,译.上海:上海人民出版社,2005:3.
② 安东尼·吉登斯.现代性的后果[M].田禾,译.南京:译林出版社,2000:87.

称为患方对医务人员的信任。对许多医疗服务而言,更为开放的信任授权是必要的,以确保对病情更为复杂和扩散的患者进行有效和人道的治疗①。信任可以悬置其他的可能性,具体言之,医患信任能把医疗环境与医疗环境中的医方行为看作是稳定的、有序的且连续的,使得医方的行为变得可以预期。齐美尔就认为,信任是关于他人未来行为的假设,介于知与无知之间②。患方对医疗服务的认知水平介于外部医疗服务态度的可观察和内部医疗职业合理性的不可观察之间。因此,医务人员的服务态度在很大程度上决定了患方对医疗方案合理性的推论。换言之,信任可以将患方对医务人员的友善服务态度的接纳,延伸到患方理解困难的治疗方案与不可观察的医疗服务流程上。而且信任是对经验的一种泛化态度,所以医患信任可以将对待"原有"经验的态度延伸到未来其他"类同"经验上,从而放弃对未来医疗行为信息的审慎考虑与对未来医疗不确定性的忧虑,这种条件性包容态度,能够使医方行为善意变得可以预期。

四、医患信任能延伸医方的行动空间

信任增加了医患行动范围的可能性。卢曼指出,一个人的行动范围与他所付出的以及获得的信任成正比例。信任的半径越长,行动可能的社会空间就越广阔。哪里有信任,哪里就有不断延伸的行为的可能性③。也就是说,患方信任能够增加医方行动的可能性。因为信任能够让患方对不可避免的医疗风险持默认态度,而且信任也会让患方认为医方行为的不确定性与风险是可接受的,这不只能够减少不必要的医患冲突,还能够降低医务人员的心理压力,尽管医方由于承诺了因信任而生的特定责任会受到一定的限制,但同时也获得了更大的医疗行为自由裁量权,从而可以更加自主、大胆、专业地实施合理诊断和治疗,节约医疗费用,实施医疗创新,相应地,医患双方相互的权益都能得到延伸与扩展。

五、医患信任是医患合作的有效机制

医患信任也是医患合作的有效机制。信任可激发人的社会性,能增强医患之间的联结,扩大医患互动的范围,使得医患互动交流在一个简单又可信赖的基础上进行。若互不信任则会使医患双方陷于孤立,医患之间就会处于一种相互防御甚

---

① Skirbekk H,Middelthon A-L,Hjortdahl P,et al. Mandates of trust in the doctor-patient relationship [J]. Qualitative Health Research,2011,21(9):1182-1190.

② 齐美尔. 社会是如何可能的:齐美尔社会学论文选[M]. 林荣远,译. 桂林:广西师范大学出版社,2002:110.

③ 尼克拉斯·卢曼. 信任:一个社会复杂性的简化机制[M]. 瞿铁鹏,李强,译. 上海:上海人民出版社,2005:40.

至敌对的状态。从交易成本的角度来看,Greed 和 Miles 证明了信任可以降低交易成本,并且信任可以节省验证医务人员可信度的成本,包括减少转诊和复查等,而信任程度较低的患方则可能使用更多的医疗资源①。患方对医方的信任能够促使患方更加遵从治疗方案,提高依从性,Hall 等特别提出患方信任和遵从医嘱有很强的相关性,对医生信任度高的患方倾向于遵从医嘱,而不是更换医生②。信任能让患者承受治疗方案所可能引发的不适与痛苦,减少不安与焦虑,更少寻求第二诊断,而且会乐于向其他亲戚、朋友推荐某位医生。信任医生的患方可以提供更多的病情信息,这有助于医生制定更详细、有效的治疗方案。此外,对医生信任度高的患方,自我报告的健康状况显著改善,信任在其中起到了安慰剂的作用。Thom 等也证明了医患信任在改善健康结果方面的价值③。

①　董恩宏.基于医疗质量管理的患者信任度评价指标体系构建及相关研究[D].上海:上海交通大学,2012.

②　Hall M A,Zheng B,Dugan E,et al. Measuring patients' trust in their primary care providers[J]. Medical Care Research and Review,2002,59(3):293-318.

③　Thom D H,Wong S T,Guzman D,et al. Physician trust in the patient:development and validation of a new measure[J]. Annals of Family Medicine,2011,9(2):148-154.

第二章 医患信任研究综述

信任是"行动者在社会互动中彼此寄予的期望,期望另一方履行其信用义务与责任"[①]。信任是人类社会赖以生存和发展的基础,是简化社会复杂性的机制。吉登斯认为人的互动合作需要信任,如果信任缺失会产生焦虑与愤怒等负性情绪[②],这又导致人们会诉诸暴力,如情感宣泄型医疗暴力。维护医患信任的机制至少有4种,按其效力范围依次为关系约束、道德约束、单位约束与制度约束。但4种人际信任的维护机制都存在不同程度的失效,关系约束机制失灵,道德约束机制弱化,单位约束机制削弱,制度约束机制缺乏,进而导致医患之间的信任渐失[③]。医患信任可以看作是医患双方都愿意将对方的效用最大化作为他们自己效用最大化的一种方式,医患不信任无疑会破坏这种效用最大化,减少医疗福利,损害医患关系和谐。

第一节 医患信任的相关研究

医患信任的研究肇始于医患关系的研究,从开始附属于医患关系,只是借用信任外壳,而实质内容仍是医患关系的延伸,到目前开始引入信任理论来阐释医患信任,医患信任研究获得了独立;而且从初期只研究患方对医方的信任,到现在开始探讨医方对患方的信任。

一、医患信任研究的萌芽

医患信任的研究始于医患关系的研究,在这个阶段(20 世纪 90 年代之前)虽然医患信任的概念尚未提出,但医患关系范式的研究已涉及医患信任的讨论。

(一)功能主义范式

最早的具有影响力的医患关系范式是帕森斯在 1951 年提出的病人角色理论,

---

① 巴伯.信任:信任的逻辑和局限[M].福州:福建人民出版社,1989:42.
② 安东尼·吉登斯.现代性的后果[M].田禾,译.南京:译林出版社,2000:43.
③ 罗天莹,雷洪.信任,在患者与医生之间[J].社会,2002(1):32-34.

此后弗雷德森提出的标签理论是这一范式的延伸。该范式从社会学视角分析了医生和患者的角色及预期,不过该范式强调医生对待病人的客观性与绝对理性,是一种父权主义的延伸。在这个时期,医患关系尽管从"朋友"式的传统医患关系过渡到帕森斯时期的"父子关系"①,医患处于地位不对等状态,但医患之间还是信任的。

(二)符号互动范式

20 世纪 70 年代后,研究者开始从互动关系角度提出了一些医患关系范式,其中影响最深远的医患关系模式是由萨斯和霍伦德提出的,他们根据医患双方在互动关系中的地位,尤其是根据医生与患者在医疗措施的决策与执行中的主动性大小,提出了三种具有深远影响的医患关系基本模式,即主动—被动模式、指导—合作模式和共同参与协商模式②。从主动—被动型到指导—合作型再到共同参与型,患者的主动性逐渐增强。三种模式之间没有绝对差异,对于医生和患者来说,选择哪种模式更合适取决于医疗实践和患者病情的结合。另外,还有几种医患关系范式在学界也有一定影响,Robert Veatch 的医患关系三模式——纯技术模式、权威模式、契约模式,Emanuel 的医患互动四模式——家长模式、信息模式、解释模式和商议模式,以及 Hayes-Bautista 的改变治疗方案模式,Brauastein 的人道模式③等。符号互动范式都是从临床实践出发,根据医生与患者的参与程度和参与能力提出的。符号互动范式的提出表明患者已认识到医生不是万能的,医生也不都是善的,对医生的不信任开始产生了。

(三)联盟范式

20 世纪 80 年代后,随着慢性病逐步成为人群主要的疾病,医生的专业权威开始下降,而且在患者眼中,医患关系演变为"消费者—服务提供者关系",如果说以前的医生在患者眼中更像是值得信任的朋友的话,那么现在医患信任大幅度衰减了。这使研究者意识到建立医患利益共同体的重要性,如 Cohen 建立了患者—医生联盟范式④等。联盟范式强调医生与患者存在不同的利益,以及通过什么有效的办法解决医患利益冲突,实现医患利益均衡。

二、医患信任研究的独立与发展

20 世纪 90 年代之后,研究者开始提出"医患信任"这个概念,医患信任的研究

① 张泽洪.医患信任修复展示机制与约束机制有效性分析[J].湖北行政学院学报,2015(6):56-61.

② 张丽霞.中医医疗机构医患关系影响因素指标体系研究[D].南京:南京中医药大学,2017.

③ 施卫星,王国平.医学伦理与卫生法理论与实践[M].北京:中国时代经济出版社,2008:32.

④ Cohen H J. Doctor-patient relationships in new health care systems[J]. New England Journal of Medicine,1987,316(16):1031.

内容也开始从附属于医患关系到逐步独立出来,有了医患信任独立的研究内涵及其延伸。

在医患关系研究中,学者发现"信任"能够提高患者的依从性,促进患者更加遵从治疗方案[1],更少寻求第二诊断;增加患者对医疗风险的心理承受力,信任的价值不在于消除医疗风险,而是在医疗风险未必实际减少的情况下增加患者对医疗风险的心理承受力;信任可以减轻患者的心理焦虑和认知负担,坦诚地交流医患之间的信息,建立安全感,实现相互理解与合作;信任医生的患者可以提供更充分的病情信息,以帮助制定更有效的诊断和治疗方案;信任也可以减轻医务人员的心理压力,增加医务人员行动的可能性,更自主地实施合理的诊断和治疗,节省医疗费用,信任是医患关系从无序走向有序的深度支持力量[2]。因为看到了医患信任的价值所在,学者们开始研究医患信任,早期对医患信任的研究基本上遵循了医患关系的内涵,只是借用了信任这个外壳。到了近期,少数学者开始运用"信任理论"来阐释医患信任,医患信任研究才真正成为信任层面的研究,而且国内外研究主要是从"患方对医方的信任"角度展开的。信任是"信任—不信任"的二维结构,在研究中逐渐形成了以下两种研究取向。

(一)从"信任"维度研究医患信任

这一研究取向以国外学者为主导。国外有关医患信任的研究,主要是将医患信任作为一个"科学问题"进行分析,阐释了医患信任是什么(主要是通过设计一些信效度较高的医患信任测量量表对医患信任进行测评研究),分析了医患信任的影响因素,然后针对医患信任的运行逻辑,提出了医患信任的干预措施。

1. 医患信任的测量研究

国外有关医患信任测量的研究从借用人际信任量表到 Anderson 等开发真正意义上的医患信任量表,再到医患信任测量指标体系逐步完善、量表更加科学。

1990 年,Anderson 等人开发了第一个广泛使用的患者信任医生测量量表,这个量表的测量维度包括可靠性、信心、信息等 3 个方面[3]。该量表成为此后同类研究的重要参照标准,为研究医患信任提供了科学的测量工具。Thom 等人 1999 年修订了该量表,提出医患信任维度包括忠诚度、诚实、整体信任、能力、保密与行为

① Goold S D. Trust,distrust and trustworthiness[J]. Journal of General Internal Medicine,2002,17(1):79-81.

② Thom D H,Wong S T,Guzman D,et al. Physician trust in the patient:development and validation of a new measure[J]. Annals of Family Medicine,2011,9(2):148-154.

③ Anderson L A,Dedrick R F. Development of the trust in physician scale:a measure to assess interpersonal trust in patient-physician relationships[J]. Psychological Reports,1990,67(3):1091-1100.

等 6 个方面①。这些医患信任测量量表已摒弃照搬人际信任量表的不足②。

此后，医患信任测量量表不断发展、更加科学。2002 年，Hall 等人基于信任本质，设计出指标更为科学且影响更为广泛的"维克森林医患信任量表"，该量表包括医生的信任测量量表（WFSMT-P）与医疗机构的信任测量量表（WFSMT-I）两部分，总共 5 个维度：忠实、能力、诚实、隐私、整体信任③。此后，医患信任测量研究日臻成熟。Bova 等人设计了医患信任关系测量量表，包括 3 个维度：人际关系、专业合作能力和尊重沟通④。

另有一些学者提出，信任—不信任是一个二维结构，两者相互弥补，医患信任应该包括不信任。正是基于这个观点，Rose 等人构建了患者对医疗卫生系统不信任量表，包括诚实性、保守秘密、能力、忠诚性等 4 个维度⑤。Mascarenhas 等人则构建了更为综合的医患信任—不信任量表⑥。研究者还认为患者对医方的信任不仅包括患者对医生的信任，还包括对医疗组织的信任、对医疗行业的信任等。Hall 等人就认为，患者对医生行业体系的信任不同于个人对医生个体的信任，有因于此，Hall 等人开发了对医疗行业的信任量表⑦。Egede 和 Ellis 也开发了对医疗卫生系统的信任多维量表，包括对医疗卫生提供者信任、对卫生保健支付方信任与对医疗机构的信任⑧。其中，维度最全面的量表是由 Sachiko 等人于 2013 年设计的医患信任量表，他们构建了医疗信任系统的内容框架图⑨。近年来有研究者开始涉及"医生对患者信任"的探讨，Thom 等人在 2011 年从医方视角提出，"医生对患者的信任"包括 4 个维度：患者提供的信息的准确性和完整性、患者是否遵循商定

---

① Thom D H，Ribisl K M，Stewart A L，et al. Further validation and reliability testing of the trust in physician scale[J]. Medical Care，1999，37(5)：510-517.

② 刘剑锋，周常春，杨方. 医患信任程度测量量表研究进展[J].昆明理工大学学报(社会科学版)，2015，15(3)：11-18.

③ Hall M A，Camacho F，Dugan E，et al. Trust in the medical profession：conceptual and measurement issues[J]. Health Services Research，2002，37(5)：1419-1439.

④ Bova C，Fennie K P，Watrous E，et al. The health care relationship(HCR) trust scale：development and psychometric evaluation[J]. Research in Nursing and Health，2006，29(5)：477-488.

⑤ Rose A，Peters N，Shea J A，et al. Development and testing of the health' care：system distrust scale[J]. Journal of General Internal Medicine，2004，19(1)：57-63.

⑥ Mascarenhas O A，Cardozo L J，Afonso N M，et al. Hypothesized predictors of patient-physician trust and distrust in the elderly：implications for health and disease management[J]. Clinical Interventions in Aging，2006，1(2)：175-188.

⑦ Hall M A，Zheng B，Dugan E，et al. Measuring patients' trust in their primary care providers[J]. Medical Care Research and Review Mcrr，2002，59(3)：293-318.

⑧ Egede L E，Ellis C. Development and testing of the multidimensional trust in health care systems scale[J]. Journal of General Internal Medicine，2008，23(6)：808-815.

⑨ Ozawa S，Sripad P. How do you measure trust in the health system? A systematic review of the literature[J]. Social Science and Medicine，2013，91(5)：10-14.

的治疗计划、患者是否尊重医生,以及患者是否为了其他利益操纵医患关系[1]。不过,此方面的研究还很鲜见,医生信任患者的概念维度理论也尚待完善[2]。国内学者虽未设计出高质量的医患信任测量量表,但基于国外医患信任测量量表,提出了宏观的、有价值的医患信任测量设想,如陈志霞等人设计了医患信任测量及其结构的整合模型,根据医疗过程中的两大参与方,将医患信任关系划分为患方信任和医方信任;同时,信任—不信任二维结构概念延伸出患方不信任测量和医方不信任测量,作为对正向测量的补充[3]。

2. 医患信任的影响因素研究

国外研究者主要从 3 个方面分析了医患信任的影响因素。首先,从被信任者即医方角度分析了哪些因素对医患信任有明显影响。这也是研究者分析医患信任影响因素的最主要的维度。总体言之,研究者主要是从两类因素着手分析影响医患信任的医方因素:医生的能力与职业行为。影响医患信任的医方能力因素主要包括医生的临床能力、社交能力与沟通能力等;而影响医患信任的医方职业行为因素包括诚实性、保密性、责任心、同情心,以及对患者的关爱与尊重等[4]。医生通过了解患者的病情和思想来提供更好的治疗[5]。

其次,从施信方即患方角度分析了影响医患信任的因素。Helge、Andreassen等一方面探讨了患者的人口学因素如年龄、受教育程度、收入状况、性别等对医患信任的影响[6],另一方面还探讨了患者疾病的性质与程度,以及患者对诊疗的满意度等因素对医患信任的影响[7]。信任和信任需求随疾病的性质和严重程度而变化[8]。患者满意度和医生声誉直接和积极地影响患者对医生的信任,而患者信任

① Thom D H,Wong S T,Guzman D,et al. Physician trust in the patient: development and validation of a new measure[J]. Annals of Family Medicine,2011,9(2):148-154.

② 罗碧华,肖水源. 医患相互信任程度的测量[J]. 中国心理卫生杂志,2014,28(8):567-571.

③ 陈志霞,赵梦楚. 医患信任关系的结构和测量及其整合模型[J]. 心理科学,2018,41(1):167-173.

④ Steven D P,Lisa H R. Patients' trust in physicians: many theories, few measures, and little data [J]. Journal of General Internal Medicine,2000,15(7): 509-513.

⑤ Hills M T. The transformative power of understanding and trust in AF care: how doctors can provide better treatment by understanding the hearts and minds of AF patients[J]. Journal of Cardiovascular Electrophysiology, 2018, 29(4): 641-642.

⑥ Helge S. Negotiated or taken for granted trust? Explicit and implicit interpretations of trust in a medical setting[J]. Medicine, Health Care and Philosophy, 2009, 12(1): 3-7.

⑦ Andreassen H K,Trondsen M,Kummervold P E,et al. Patients who use e-mediated communication with their doctor: new constructions of trust in the patient-doctor relationship [J]. Qualitative Health Research,2006,16(2): 238-248.

⑧ Plomp H N,Ballast N. Trust and vulnerability in doctor-patient relations in occupational health[J]. Occupational Medicine, 2010, 60(4): 261-269.

直接且积极地影响患者对医生的承诺①。医学的快速发展加上专业化和超级专业化,正在侵蚀传统的医患关系,而良好的医患一致性导致对医生更好的信任,进而导致更好的患者支持②。患者对医生信任度受不良事件的负面影响,但患者—医生联盟在决策中可以降低这一影响③。

最后,从医患两方之外的情境因素分析了医患信任的影响因素。有的学者从社会文化因素方面分析了医患信任的影响因素,通过对比研究发现,相较于白人,黑人对医生的信任度更低,解决种族歧视问题能有效提高医患信任。Vanessa 等人也指出种族歧视会影响医患信任,而且他还发现文化认同也会影响医患信任④。另外,还有学者从经济学角度分析了医疗费用对医患信任的影响。Sah 等人发现高额医疗费用会影响患者对医生治疗决策的信任,进而降低治疗的效率⑤。Mechanic 发现医疗商品化的挑战也会影响医患信任⑥。医院与制药公司的财务联系,会严重影响患者对医方的信任⑦。随着电子健康记录(EHRs)在医疗行业的普及,侵犯隐私的行为越来越多,这严重影响了医患信任。鉴于患者对以数字格式存储的个人健康信息的隐私问题日益关注,因此,必须加强医疗健康信息安全⑧。

3. 医患信任的干预研究

研究者通过测量获得医患信任数据,进而分析了影响医患信任的因素,总结出影响医患信任的变量,然后提出如何对医患信任进行有效干预。而且国外最近的研究也发现,医患信任正在枯萎,需要采取措施来提高医患信任⑨。总而言之,国

① Suki N M. Assessing patient satisfaction,trust,commitment,loyalty and doctors' reputation towards doctor services[J]. Pakistan Journal of Medical Sciences,2011,27(5):1207-1210.

② Banerjee A, Sanyal D. Dynamics of doctor-patient relationship:a cross-sectional study on concordance,trust,and patient enablement[J]. Journal of Family and Community Medicine,2012,19(1):12-19.

③ Katherine S,Carly P S. The impact of patient-physician alliance on trust following an adverse event[J]. Patient Education and Counseling,2019,22(2):45-49.

④ Vanessa W, Simonds R. Turner G, et al. Cultural identity and patient trust among older american indians[J]. Journal of General Internal Medicine,2014,29(3):500-506.

⑤ Sah S,Fagerlin A,Ubel P. Effect of physician disclosure of specialty bias on patient trust and treatment choice[J]. Proceedings of the National Academy of Sciences of the United States of America,2016,113(27):7465-7469.

⑥ Mechanic D, Meyer S. Concepts of trust among patients with serious illness[J]. Social Science and Medicine,2000,51(5):657-668.

⑦ Wen L. Patients can't trust doctors' advice if we hide our financial connections with drug companies[J]. BMJ,2014,348(6):167-177.

⑧ Walker D M,Johnson T,Ford E W,et al. Trust me, I'm a doctor:examining changes in how privacy concerns affect patient withholding behavior[J]. Journal of Medical Internet Research,2017,19(1):2-11.

⑨ Amitava R, Vanita P R. Withering trust:redefining the doctor patient relationship[J]. Indian Journal of Ophthalmology,2018,66(11):1529-1530.

外研究者主要提出要从"医患两方"来提高患方对医方的信任：一方面，从医方医疗服务行为的改善来提高患方对医方的信任。Ommen 等人建议对医务人员开展沟通训练，进行必要的医生培训来改善医疗服务行为以此来提高医患信任[①]，研究者探讨了多发病率与老年患者—医生沟通和信任之间的关系，大多数老年受益人报告与医生进行有效沟通（87.5%～97.5%）和高度信任（95.4%～99.1%）相关，因此需要改进与慢性身心健康状况并存患者的医患沟通计划[②]。医务人员应给予患者合理的疗效期望以增进医患信任。研究者通过访谈发现，所有接受采访的患者都指出，"希望"是疾病晚期接受进一步治疗的一个重要驱动力[③]。另外，医务人员也要注意改善医疗服务的细节，在某种意义上说细节决定成败，如着装方面的改善可以进行印象整饰而提高医患信任[④]；更重要的是，从获得患者满意方面来提高患方对医方的信任。Mechanic 指出，医生要想获得患者的信任，应该鼓励患者参与治疗计划的制定，对患者进行持续性护理，耐心与患者沟通，并对患者进行医疗行为指导[⑤]。患者在寻求医疗服务时会面临独特的心理挑战，患者可采取行动的机会有可能减轻患者的焦虑和脆弱感，医务人员可以采取以下五种行动来减少患者的焦虑，并在第一次就诊时建立信任：为患者提供安慰，告诉患者可以提问，向患者展示实验室结果并进行解释，避免判断语言和行为，以及询问患者他们想要什么即治疗目标和偏好[⑥]。医务人员要认真倾听患者的故事，表现出沟通意愿，形成对话的氛围，应考虑患者的健康状况，以了解患者并与患者产生共鸣。无论患者的决策风格如何，医务人员都应培养促进信任和清晰沟通的环境[⑦]。O'Neill 指出，医务人员想要获得患者的信任，就必须给予其充分的自主权，这也是生命伦理学的基本

① Ommen O，Thuem S，Pfaff H，et al. The relationship between social support，shared decision making and patients' trust in doctors：a cross-sectional survey of 2，197 inpatients using the cologne patient questionnaire[J]. International Journal of Public Health，2011，56(3)：319-327.

② Rahul G，Chan S，Nethra S，et al. Type of multimorbidity and patient-doctor communication and trust among elderly medicare beneficiaries[J]. International Journal of Family Medicine，2016，2016(5)：1-13.

③ Schildmann J，Ritter P，Salloch S，et al. One also needs a bit of trust in the doctor：a qualitative interview study with pancreatic cancer patients about their perceptions and views on information and treatment decision-making[J]. Annals of Oncology Official Journal of the European Society for Medical Oncology，2013，24(9)：2444-2449.

④ Zahrina A Z，Haymond P，Rosanna P，et al. Does the attire of a primary care physician affect patients' perceptions and their levels of trust in the doctor[J]. Malaysian Family Physician：the Official Journal of the Academy of Family Physicians of Malaysia，2018，13(3)：3-11.

⑤ Mechanic D，Meyer S. Concepts of trust among patients with serious illness[J]. Social Science and Medicine，2000，51(5)：657-668.

⑥ Dang B N，Westbrook R A，Njue S M，et al. Building trust and rapport early in the new doctor-patient relationship：a longitudinal qualitative study[J]. BMC Medical Education，2017，17(1)：32-43.

⑦ Chawla N，Arora N K. Why do some patients prefer to leave decisions up to the doctor：Lack of self-efficacy or a matter of trust？[J]. Journal of Cancer Survivorship，2013，7(4)：592-601.

要求①。患者想与医务人员分享医疗决策,由于患者决策类型的多样性,医务人员很难预测患者的预期参与程度。然而,患者参与决策的意愿为医患共同决策提供了良好的起点②。Banerjee 等人发现情感支持与信息支持的建立也有助于维持患者信任③。另外,对患者进行合理激励、适时回访,以及对患者进行健康教育等措施也可以提高医患信任④。当然,患者也需要理解哪些期望是合理的,哪些期望是不合理的⑤。

还有少数学者探讨了医患之外的因素对医患信任的促进作用,法律能促进并加强医务人员和患者之间的信任关系,可确保所有相关主体的行为后果和权利得到保护⑥。有的研究者还探讨了法律制度框架应有的要素:应避免因经济或个人利益而与患者安全产生职业冲突(实际或感知),医务人员有责任披露这些冲突,对医务人员选择不披露,以及不遵守该制度的制裁规定⑦。

国外学者主要从医方与患方两方面论述了如何提高医患信任,而没有从更宏观的层面如制度与文化层面提出措施以提高医患信任。这与他们不看好宏观系统有关。他们认为根据信任对象不同,患者对医方的信任可主要划分为对于医疗机构的一般信任和对于具体医务人员的人际信任。Axelord 等人认为,两种信任水平之间存在显著差异,人际信任的程度往往高于一般信任,而且这种状态是稳定的⑧。Jovell 等人认为,更高水平的人际信任表明患者倾向于对特定的个体医务人

① O'Neill O. Accountability, trust and informed consent in medical practice and research[J]. Clinical Medicine,2004,4(3):269-276.

② Wrede-Sach J,Voigt I,Diederichs-Egidi H,et al. Decision-making of older patients in context of the doctor-patient relationship: a typology ranging from self-determined to doctor-trusting patients [J]. International Journal of Family Medicine,2013,2013(9):478-498.

③ Banerjee A, Sanyal D. Dynamics of doctor-patient relationship: a cross-sectional study on concordance, trust, and patient enablement[J]. Journal of Family and Community Medicine,2012,19(1): 12-19.

④ Calnan M,Gilson L. Trust in health care: theoretical perspectives and research needs[J]. Journal of Health Organization and Management,2006,20(5):359-375.

⑤ Hawley,Katherine. Trust and distrust between patient and doctor[J]. Journal of Evaluation in Clinical Practice,2015,21(5):798-801.

⑥ Delbon,Paola. The protection of health in the care and trust relationship between doctor and patient: Competence,professional autonomy and responsibility of the doctor and decision-making autonomy of the patient[J]. Journal Of Public Health Research,2018,7(3):97-100.

⑦ Bending,Zara J. Reconceptualising the doctor-patient relationship: recognising the role of trust in contemporary health care[J]. Journal of Bioethical Inquiry,2015,12(2):189-202.

⑧ Axelrod D A,Goold S D. Maintaining trust in the surgeon-patient relationship: challenges for the new millennium[J]. Archives of Surgery,2000,135(1):55-61.

员持乐观态度,而不是更宏观的医疗卫生体系①。另外,有的干预措施由于信任工具的敏感性以及上限效应的影响,对提高医患信任的效果有限②。

(二)从"不信任"维度研究医患信任

这种研究取向以国内学者为主。国内学者主要是将医患信任作为一个"现实问题"进行探讨,时间滞后于国外。从 21 世初开始,国内学者受国内医患关系紧张现实的影响,他们重点分析了患方对医方不信任的原因,然后针对原因提出相应的医患信任重建手段。

1. 医患不信任的原因分析

主要围绕"患方对医方"的不信任来论述,很少论述"医方对患方"的信任与不信任。关于"患方对医方"不信任的论述,既分析了医患不信任的"表层原因",也探讨了导致医患不信任的"深层次的体制原因",还从"医"有关的社会文化、社会结构、风险社会、信息不对称、媒体报道等方面分析了医患不信任的原因。

(1)从表层原因分析,是医方与患方双方相关因素导致医患不信任

研究者侧重分析了医方因素,因为在研究者思维中,影响医患信任的主导因素是医方因素,而患方因素对医患不信任只起部分作用。

第一,医方因素对医患不信任的影响。在医方因素中,既有医院的组织因素,更有医务人员的个体因素。一是医院的组织因素对医患不信任的影响。研究者主要分析了医疗机构的实力和声誉对医患信任的影响,医院的名声不好会直接影响患者对医院的信任度③。另外,金玉芳等人分析了医院不适当的环境,如医院的卫生情况、医院外观、就医的舒适度等对医患信任会产生负面影响④。二是医务人员的个体因素对医患不信任的影响。医方过度逐利、服务态度不友善、医术达不到患方期望、医方沟通能力不强等是主因⑤。医方过度逐利此其一:利益诱惑会使一些医务人员忘记自己的职业目标而过度逐利,具体表现为过度医疗、过度用药、过度检查等⑥,这些行为违背了医务人员的职业道德。医务人员的道德水准和职业操守不断下滑是产生医患不信任的重要原因。医疗服务态度不友善此其二:医疗服

①　Jovell A,Blendon R J,Navarro M D,et al. Public trust in the Spanish health-care system[J]. Health expectations:an international journal of public participation in health care and health policy,2007,10(4):350-357.

②　Alix R,Lucinda C G,Josip C,et al. Interventions for improving patients' trust in doctors and groups of doctors[J]. Bulletin of Otsuma Women's University Home Economics,2014,3(85):413-422.

③　周常春,徐雪. 近年来国内外医患信任研究综述[J]. 昆明理工大学学报(社会科学版),2015,15(1):8-14.

④　金玉芳,董大海. 中国消费者品牌信任内涵及其量表开发研究[J]. 预测,2010,29(5):9-15.

⑤　梁立智,王晓燕,莫陶欣,等. 医德规范视角下的医患信任问题研究[J]. 中华医院管理杂志,2015,31(9):681-684.

⑥　欧阳英林. 过度医疗中的信任与可信任性[J]. 医学与哲学,2012,33(2):24-26.

务态度不友好,对患者态度粗暴、缺少耐心,没有给予患方应有的心理关照。医学模式由生物医学模式发展到今天的生物—生理—心理模式,我国医学界也从理论上认可这种医学模式转变的必要性及重要性,但医方的服务模式仍停留在生物医学模式,在生物医学模式指导下,人的整体性被简化为"生物性",医疗由"人道主义"变为"病道主义","重病不重人",这些都是导致患方对医方不信任的原因。医术达不到患方期望此其三:在医生专业技能及职业素养方面,研究者认为有的医生医术不够精湛、误诊率高、对机器依赖度强、见病不见人等都是导致医患不信任的重要原因①。因为医术不高,导致发生不良医疗后果甚至造成医疗事故,或预期医疗效果不能达到患方期望,这种情况往往成为医患信任的转折点,医患之间最初的"脆弱信任"便会立即转变为彻底的不信任②。医方沟通能力不强此其四:医方沟通能力是影响医患信任的另一重要因素,医患信任受医生沟通能力的影响③。

　　第二,患方因素对医患不信任的影响。研究者重点分析了患方的三个因素对医患不信任的影响:一是患方对医疗结果期望过高对医患不信任的影响。研究者基于期望差异理论分析了医患信任危机,因患方期望过高,患方实际感知满意度就会降低,从而影响患方对医方的信任④。患方对医疗结果期望过高就其本质而言是医方的"有限责任意识"与患方的"无限责任意识"的断裂。医方自我保护式的"有限责任意识"主要源于医患之间日益严重的信任危机,以及超负荷的工作任务、媒体的负面报道等因素;患方的"无限责任意识"则根源于患方对医疗服务的期待值越来越高以及患方自我权利意识的提高。两种意识的断裂导致医患之间信任危机的加剧⑤。二是患方不理性维权即患方维权过程中过激手段的运用对医患不信任的影响。患方维权意识增强而又缺乏制度约束,使得部分患方在争取个人权益的斗争中使用过激甚至违法手段。医疗暴力的频繁发生加剧了医患之间的不信任,面对医疗暴力,医务人员缺乏有效的自我保护机制,患方对医方的"脆弱信任"必然引发医方的预防性反应,医方也只能选择不信任患方,这是医患双方博弈的结果。医疗暴力致使医方不得不提高警惕与戒备,不敢轻易信任患方,而实施防御性医疗,这又导致患方不敢轻易信任医方,形成恶性循环。三是患方个体特征对医患不信任的影响。如患方所属社会阶层、心理特点以及一些行为习惯等都会对医患不信任产生影响。吕小康等人通过实验发现,患方主观社会阶层越高,医疗情境对

　　① 高楚蒙,王晓燕,吕兆丰,等.患者诊疗现状对医患信任的影响——基于北京市三级医院的实地研究[J].中国医学伦理学,2015,28(5):699-702.
　　② 张妮莉,赵静.基于期望差异理论的医患信任危机研究[J].中国医学伦理学,2014,27(3):391-393.
　　③ 杨阳.中国与新西兰医患信任的内在影响因素[J].医学与哲学,2009,30(7):39-41.
　　④ 同②.
　　⑤ 孙祺媛,董才生.医患信任危机的"责任意识"分析——以吉林大学第一医院为例[J].长白学刊,2015(4):115-119.

医患信任的影响越小①,这说明阶层对医患信任有一定的影响。胡晓江等人分析发现,医患之间的初始信任表现为患方对医方的高信任预期与高风险特征引发的高不信任焦虑心理,二者并存。这种"高信任＋高不信任"并存是一种不稳定的心理状态,常随着就医过程的深入演变为"高信任＋低不信任"的状态②。汪新建等人使用中国家庭追踪调查(CFPS)2016年数据的29647份有效个案,分析了中国居民的互联网使用行为对医方的信任的影响,研究发现:网民对医方的信任水平显著低于非网民对医方的信任水平,而且个体的互联网使用时间越长,越不信任医生③。

(2)从深层次原因分析,是医疗卫生体制导致医患不信任

医患信任危机的根源是医疗卫生体制与实施机制存在缺陷,由于"父爱式"政府创新④,医疗卫生体制的不完备性与执行力的衰减而导致医疗制度失灵⑤等,从而影响医患信任。具体言之,政府卫生投入过少导致医疗行业集体性逐利,政府对医疗机构监管乏力,医疗纠纷解决机制得不到医患双方的信任这些因素是研究者认为导致医患不信任的深层次原因。

第一,政府投入不足对医患不信任的影响。研究者认为政府对医疗卫生投入不足,导致医疗机构公益性淡化等问题冲击了医患信任。刘俊香等人认为,由于政府投入严重不足,我国基本医疗服务过度市场化,由此造成医患之间的利益矛盾很突出,患者对医方的信任度降低⑥。莫军成认为,政府投入不足而导致市场竞争下的医疗机构需自谋资金,医患不信任主要源于在无序扭曲的市场竞争中医疗行业的集体性逐利⑦。

第二,政府监管乏力对医患不信任的影响。政府对医疗行为监管乏力致使医疗失范行为增加。如因监管不力,导致医生不会基于患者需求与临床证据开具处方,而会基于商业利益开具处方,从而损害医患信任⑧。

第三,医疗纠纷解决机制得不到医患双方的信任。徐昕等人在探究转型中国

---

①　吕小康,赵晓繁.主观社会阶层和负性情绪对医患信任的影响:一个有调节的中介模型[J].西北师大学报(社会科学版),2019,56(2):127-132.

②　胡晓江,杨莉.从一般人际信任到医患信任的理论辨析[J].中国心理卫生杂志,2016,30(9):641-645.

③　汪新建,刘颖.互联网使用行为对医患信任的影响:基于CFPS2016的分析[J].西北师大学报(社会科学版),2019,56(2):119-126.

④　郭蕊,吕兆丰,王晓燕,等.医疗服务整合视角下构建医患信任的政府责任[J].中华医院管理杂志,2015,31(9):675-677.

⑤　宋言东,蒋秀莲.医患信任危机与医疗制度[J].中国卫生事业管理,2011,28(4):268-269＋289.

⑥　刘俊香,莎仁高娃,李晶,等.新医改背景下医患信任的主导:道德信任与制度信任[J].医学与哲学,2011,32(11):30-32.

⑦　莫军成.论医患间的信任危机及其重建[J].山西师大学报(社会科学版),2011(4):12-15.

⑧　王伟杰.当今中国医患信任危机的成因与出路[J].医学与哲学,2009,30(2):34-35＋38.

的暴力伤医事件时认为，患方倾向于选择"私力救济"的关键原因在于"患者对现有医疗纠纷解决机制的不信任"①，患方不信任医疗事故鉴定、不信任医疗诉讼、不信任医疗纠纷的行政调解等②；与此同时，由于在医疗纠纷解决中制度性约束框架的失效，最终的处理结果有时取决于患方的暴力程度，导致医方在现有医疗纠纷解决制度中的合法权益有时得不到应有保障③，这让医方对现有的医疗纠纷解决机制也不十分信任。

（3）从加剧原因分析，许多与"医"有关的宏观因素影响了医患不信任

对医患不信任有重要影响的与"医"有关的宏观因素，主要包括社会文化因素、社会结构因素、社会风险因素、信息不对称因素、媒体报道因素等，这些因素会加剧医患不信任。

第一，社会文化因素。在中国人的传统医学生活中，职业伦理、文化制度和亲缘关系是建构医患信任的一般机制，亲缘关系以及建立在地缘基础上的社区共同体意识和社会舆论也起到很大的作用，并在其中发展出具体的医患信任模式④。中国人殊化信任与一般信任的区分特别明显，中国人在信任方面存在差序格局，即对自己人（包括亲戚、朋友）是信任的，但对外人的信任度很低。医方作为患方的"外人"，是很难被患方信任的。

第二，社会结构因素。有学者对医患信任尝试性进行主体—结构分析，认为医务人员与患者分别属于两种全然不同的社会结构：医方是组织，患方是个体，医患双方在社会地位、社会角色、知识水准、专业能力与资源拥有等方面存在显著差异⑤。医方作为组织是优势一方，而患方作为个体在医疗服务中是占相对不利地位的一方，这是导致医患不信任的结构性原因。更为关键的是，社会信任危机是医患信任危机产生的社会心理根源，医患信任危机的社会心理背景一方面使医患双方形成消极的群际刻板印象，另一方面则导致医患双方形成群体认同的错位，从而使医患信任互动过程发生偏离⑥。

第三，社会风险因素。风险社会的来临，加剧了信任危机包括医患信任危机。

① 徐昕，卢荣荣.暴力与不信任——转型中国的医疗暴力研究：2000—2006[J].法制与社会发展，2008（1）：82-101.
② 伍德志.论医患纠纷中的法律与信任[J].法学家，2013（5）：1-19.
③ 黄瑞宝，陈士福，马伟.医患信任危机的成因及对策：基于博弈视角的分析[J].山东社会科学，2013（2）：143-147+115.
④ 程国斌.中国传统社会中的医患信任模式[J].东南大学学报（哲学社会科学版），2017，19（1）：33-39+143.
⑤ 同①.
⑥ 柴民权，王骥.医患信任危机发生机制探察——基于群际关系的视角[J].南京师大学报（社会科学版），2016（2）：117-122.

贝克认为现代社会中人与自然、人与人、人与社会的关系持续陷入系统重构的风险[①]。吉登斯总结了现代性的三种动力机制：时空分离、脱域与知识的反思性，三者使现代社会系统处于复杂而脆弱的运行状态，风险社会使社会的不确定性显著增加[②]。而信任是对未来积极的预期，这种积极预期是建立在确定性的基础上的。不确定性使患方对医方的预期也变得不确定，医患信任危机在风险社会中将进一步加重与蔓延。

第四，信息不对称因素。信息不对称在大部分领域都存在，但在医疗领域尤为突出。患方缺乏关于医疗的专业知识与技能，只能委托医方选择治疗方案。研究者从信息经济学角度分析了医患信息不对称对医患不信任的严重影响。医方有可能会利用信息优势损害患方的利益，Jensen 等人也指出，如果代理关系是双重的，那么每一方都是效用最大化的人，并且有充分的理由相信这一点，代理人即医方并不总是为了患方的最佳利益行事[③]。李伟民提出在医患之间的人际互动关系中，医患双方专业知识掌握程度的不对称是影响医患信任的重要因素[④]。黄涛等人提出由于医患信息不对称，医方会有动机去欺骗患方，医方可能会向患方推荐对自己最有利可图的解决方案而不是患方真正需要的方案，这种欺骗被 Dranove 称为"需求的诱导"[⑤]。信息失衡会让患方产生认知偏差，导致归罪心理，归罪于医方从而加剧医患不信任。

第五，媒体报道因素。传媒对医疗事件的非理性报道与示范效应，大众媒体以一种"患者弱势"的惯例化报道思维，加上"大众麦克风时代"的网络舆情，媒体通过生产和再生产对医疗事件和医疗行业的社会评价，加剧了医患之间的敌意，增加了医患信任断裂的风险。汪新建等人研究发现，媒体的放大和传播功能使得医患消极刻板印象得到强化，直接破坏医患关系和医患信任[⑥]，但他们同时发现，主流媒体如《人民日报》所建立的医患纠纷报道框架正试图构建受众对于医患关系的积极认知，通过积极认知弱化医患危机意识，提高医患信任[⑦]。

---

① 乌尔里希·贝克. 世界风险社会［M］. 吴英姿，孙淑敏，译. 南京：南京大学出版社，2004：191.

② 安东尼·吉登斯. 现代性的后果［M］. 田禾，译. 南京：译林出版社，2000：30.

③ Jensen J D，Carcioppolo N，King A J，et al. Including limitations in news coverage of cancer research：effects of news hedging on fatalism，medical skepticism，patient trust，and backlash［J］. Journal of Health Communication，2011，16(5)：486-503.

④ 李伟民. 红包、信任与制度［J］. 中山大学学报(社会科学版)，2005(5)：110-116＋128.

⑤ 黄涛，颜涛. 医疗信任商品的信号博弈分析［J］. 经济研究，2009，44(8)：125-134.

⑥ 汪新建，王骥. 媒体中的医方形象及其对医患信任的影响［J］. 南京师大学报(社会科学版)，2017(2)：99-104.

⑦ 汪新建，王骥. 医患纠纷媒体报道框架及其对医患信任的影响——以《人民日报》和《健康报》为例［J］. 南京师大学报(社会科学版)，2018(1)：75-84.

2. 医患信任的重建研究

医患信任的内在机理既表现为关系依赖,也体现为理性选择,如何拆除"医患信任隔离墙",研究者在理论上提出了一些医患信任重建的手段,总体来看,制度论占据主流地位。另外,研究者对非制度论也进行了有价值的探讨。

(1)医患信任重建的制度论

制度论在医患信任重建中占据主导地位。现代社会的信任是建构在制度信任的基础之上的,医患信任作为社会信任的一部分,已不再是医患之间一对一的人际信任关系,而是需要依靠制度来重建患者对医务人员和整个医疗卫生体系的信任,即医患信任已由信任熟人转变为对医方的社会角色、医疗秩序、医疗机构、医疗技术和医疗社会系统的整体信任。在医患信任普遍下降的现状下,学者们越来越重视制度与医患信任的关系,并对此进行了一些研究。

第一,从制度具体内容看,研究者提出医患信任的重建,既要依赖正式制度,也要充分利用非正式制度如医学伦理学等;既要建立宏观的外部制度,也要构建医院内部制度。学者认为就当前情况来分析,首先,制度建设的重点是医疗机构补偿机制的完善,加大政府对医疗卫生的财政投入,以打破医患经济利益对立格局,使医疗服务行为更为纯粹[1]。建立公正的医疗体制,重新从伦理学、经济学与社会学的角度规划一个基于健康公正观念上的医疗卫生资源分配系统[2]。其次,要完善医院内部管理制度,建立一套激励约束相容机制,以规范医务人员的职业行为[3]。再次,要强化外部监管,建立医疗服务的失信联合惩戒机制、医疗服务监督机制[4],以促进医院诚信运营。医疗服务作为信任商品,一个重要的问题是如何改善患者的信息不利地位,拆除"医患信任隔离墙",建立医疗信息强制公开制度以减少医疗信息垄断,让医生主动释疑与履行告知义务,减少医患信息不对称性及医方暗箱操作[5]。最后,要完善医事法律制度,建立健全医疗行为损害赔偿制度、患者权利保障制度,构建可信任的医疗纠纷解决机制,有效调解医患间的利益冲突[6]。尤其对于国家公权力而言,在医疗纠纷解决中秉持中立与公正立场,是重建医患信任的基础[7]。

第二,在制度目标方面,要确定制度的原则,尤其是正义原则。从医疗是信任

① 王敏,兰迎春,赵敏.患者预设性不信任与医患信任危机[J].医学与哲学,2015,36(3):47-50.

② 尹洁.如何解构医患信任危机[J].东南大学学报(哲学社会科学版),2017,19(2):29-35+146.

③ 郑大喜.基于合理利益格局的医患信任关系重建[J].医学与社会,2010,23(3):24-26+47.

④ 刘小龙,勾瑞波.从个体信任到制度信任——医患信任的制度审视与重构[J].山西师大学报(社会科学版),2017(2):9-15.

⑤ 徐渊洪,朱亮真.信息不对称下医患信任的重构[J].中华医院管理杂志,2004,20(3):44-46.

⑥ 马志强,孙颖,朱永跃.基于信任修复归因模型的医患信任修复研究[J].医学与哲学,2012,33(11):42-44+47.

⑦ 蒋德海.公权在医患纠纷中应有利于医患之间的信任[J].探索与争鸣,2012(8):12-14.

商品的角度来看,好的制度应该惩罚力度够、知识搜寻易、认定欺骗难度低。具体言之,医疗制度设计要保障医患信任,制度本身要达到以下四项目标:使医疗服务安全有效,医方合法执业、不受干扰,医患双方权利受到损害能及时得到合理补偿,医疗纠纷能公正合理地解决。

第三,在如何建立制度方面,主要是实现政策裂痕弥合。制度制定时要进行政策循证研究[①],医疗卫生政策制定者可以从政治、经济与文化的相关数据中搜集证据,然后开放公众参与渠道,并减少患者参与成本[②]。要从激励与惩罚两个方向切入,激励旨在保证医患选择信任可以获益,至少不受损失,使选择信任行为得到正强化,从而促进更多的医患信任出现;惩罚旨在减少破坏医患信任的行为,使选择不信任行为得到负强化,进而减少医患不信任的出现。而且在不信任的惩罚中,信息传递速度应足够快捷,能及时发现破坏医患信任的行为并予以适当惩罚,还应有实施惩罚的激励,以提高破坏医患信任行为的发现概率,即惩罚是可信的[③]。

(2)医患信任重建的非制度论

医患信任的重建应从宏观和微观两个层面进行,制度信任仅是处理医患信任危机的一种方式,而从医患信任的主体(即医方与患方)入手,从传媒、文化等入手同样也是解决医患信任危机的路径。

第一,从医方着手重建医患信任。研究者提出要重建医患信任,医务人员就要提高医疗技术能力;提高医学人文素养,加强医德医风建设,培养内在道德自律,提升医生的责任意识和职业精神。多给予患者生理与心理上的关爱;构建医患沟通网络体系,促进医患对话与相互理解,通过医患互动交流加深情感与认同的塑造[④];医生通过"以患者为中心",遵循患者主诉、修正原则,最终不仅消除患者不确定信息,更重视情感慰藉[⑤]。建立公共物品性质的医生诚信档案系统,该诚信档案的建立要增加患者参评并减少患者参评成本,加大医方失信的难度与惩罚成本[⑥]。

第二,从患方着手重建医患信任。研究者提出医患信任的重建也需要患方的努力。要缩小医患双方关于医疗期望的差异,社会各方力量应联合普及医学常识、

① 董屹,吕兆丰,彭迎春,等.乡政村治政策背景下的乡村两级医患信任现状[J].中华医院管理杂志,2014,30(6):439-443.

② 董屹,吕兆丰.乡村医患信任中的政策裂痕与弥合——以北京市 H 区为例[J].北京社会科学,2015(5):50-56.

③ 郑大喜.信息经济学视角下的医患信任关系重构[J].医学与哲学,2005,26(7):44-45.

④ 汪新建,王丛.医患信任关系的特征、现状与研究展望[J].南京师大学报(社会科学版),2016(2):102-109.

⑤ 陈娟,高静文.在线医患会话信任机制研究[J].现代传播(中国传媒大学学报),2018,40(12):136-142.

⑥ 张溪婷,王晓燕,吕兆丰,等.患方视角下城市大医院医患信任类型及原因分析[J].中国医院,2015,19(10):15-16.

提高医疗风险意识、引导患方调整就医期望[①],并在法律制度框架内合理合法维权[②]。研究者将患者分为 4 种类型:理性多疑型、被动依从型、盲目自信型和盲目服从型,根据 4 种不同类型的患者,应提出相应的应对方法,有针对性地提高患者对医务人员的信任[③]。另外,医务人员想要获取患者的信任就应给予患者充分的自主权,让患者参与治疗计划的制定,并且耐心沟通与解释,这也是生命伦理学的基本要求。

第三,从传媒角度重建医患信任。大众传媒在医疗报道上应摈弃"患者弱势"的模式,"沉默的螺旋理论"说明,当媒体以"患者弱势"的模式报道医疗事件时,患者的话语权极大地增强了,而医疗事件的当事另一方(即医方)的话语权减少了(即"沉默"了)。因此,媒体需要平衡医患双方的话语权和舆论的理性话语,引导和重建医患关系,逐步缓解医患之间的信任缺失,避免医患关系的破裂[④]。根据广场理论,媒体应该为医患互动重建一个良好的公共空间,使医患双方能够平等交流与协商,并可以就交流与协商的规范达成初步共识。宣传上避免单一宣传所谓"道德圣徒"式的医务人员形象,将医务人员既当作高度职业化人群,也当作有合理正常自身需求的公民来看待[⑤]。

第二节　信任修复与信任生成的相关研究

自多伊奇开始研究"信任"以来,在卢曼、福山、梅耶、祖克尔、巴伯,以及国内学者杨中芳、彭泗清、杨宜音、李新春、周怡、寿志钢、辛自强、姚琦、邓靖松、董才生、龙立荣、张康之、马华维、韦慧民、王重鸣、池丽萍等人的努力下,经过 20 多年的发展已成为一个比较成熟的理论。早期的信任研究分析了信任的内涵,信任的宏观与微观影响因素以及调节因素;然后探讨了信任生成理论,再到近年随着风险社会的到来,信任危机加剧,学者们开始了信任修复的探讨。但在信任修复研究中,学者们发现,信任修复机制自身也要赢得信任才能发挥更大效用,信任修复理论需要信任生成理论来完善。

---

① 刘一,王晓燕,于鲁明,等.基于医方访谈的乡镇卫生院医患信任研究[J].中国全科医学,2014,17(34):4056-4059.

② 杨同卫.患者普遍信任的结构与培育途径[J].经济管理,2015(12):163-170.

③ 单巍.中国医疗信任的危机与重建[D].杭州:浙江大学,2013.

④ 刘颖洁.断裂与弥合:风险社会视阈下传媒对医患信任缺失心理的疏导研究[D].南昌:江西师范大学,2013.

⑤ 尹洁.如何解构医患信任危机[J].东南大学学报(哲学社会科学版),2017,19(2):29-35.

一、信任生成机制研究

最早研究信任的是多伊奇,他提出信任意味着预测该事件会发生,并根据预期采取相应行动。后来 Hosmer 把它改为信任是指个人预期损失大于预期回报时,做出的一种非理性选择[①]。关于信任生成,学者们提出从宏观上说,信任是制度、文化与社会关系促成的结果;从微观上看,信任是个人特质与理性计算的结果。根据研究取向及理论主张,信任生成机制大致可以做如下归类。

（一）信任的制度生成论

信任的制度生成论是最为流行的观点,研究者提出随着社会由传统变为现代,人们会逐渐转变为依靠非人格化的制度来保障信任。

研究者有一个共同看法:依靠人与人之间的关系约束建立信任的社会是传统社会,而随着社会由传统演变为现代,人们会逐渐转变为依赖非人格化的、公平的制度来保障信任。制度学派的口号是"制度决定",认为制度更有利于信任感的产生[②]。代表学者有卢曼、Zucker、山岸、什托姆普卡、张静、彭泗清等。卢曼从新功能主义理论角度阐释了信任,认为信任与制度之间存在明显的相互作用,并将信任分为人际信任和制度信任,制度信任主要体现为采用惩戒式与预防式的外在制度减少社会交往的复杂性[③]。山岸对于信任的划分与卢曼的划分相一致,他认为越是现代化社会,对一般社会制度越信任[④]。Zucker 分析了社会结构的变迁对信任的影响,指出信任生成基于过程、基于特征与基于制度三种机制[⑤]。Yamagishi 等将人际信任分为两类:一类是人际关系中存在的有保证的信任,另一类是由对制度的信任所产生的对人的基本信任[⑥]。国内学者张静讨论了三种维持信任的机制:组织约束、人际关系约束和制度约束,随着社会变迁,前两种约束的有效性将下降,制度约束力将增加,所以需要加强制度约束以提高信任[⑦]。彭泗清论述了制度手段与关系运作都是信任的建立机制[⑧]。张维迎等人指出良好的信任并非只是一种

---

① Hosmer L T. Trust: the connection link between organizational theory and philosophical ethics[J]. Academy of Management Review,1995,20(2):379-403.

② 杨中芳,彭泗清.中国人人际信任的概念化:一个人际关系的观点[J].社会学研究,1999(2):3-23.

③ 尼克拉斯·卢曼.信任:一个社会复杂性的简化机制[M].瞿铁鹏,李强,译.上海:上海人民出版社,2005:54.

④ 胡荣,林本.社会网络与信任[J].湖南师范大学社会科学学报,2013,42(4):59-65.

⑤ Zucker L G. Production of trust: institutional sources of economic structure[J]. Research in Organizational Behavior,1986,8(2):53-111.

⑥ Yamagishi T,Yamagishi M. Trust and commitment in the united states and japan[J]. Motivation and Emotion,1994,18(2):129-166.

⑦ 张静.信任问题[J].社会学研究,1997(3):86-89.

⑧ 彭泗清.信任的建立机制:关系运作与法制手段[J].社会学研究,1999(2):55-68.

文化遗产，信任与社会制度以及技术发展水平密切相关，尤其是靠制度[1]。张杰也指出，市场经济机制中包含的重复博弈机制是产生信任的关键因素[2]。然而，制度理论可以用来解释不同社会间的信任度差异，但不能解释为什么某些群体和个人比同一社会中的其他群体与个人拥有更高的信任，这需要信任生成论的微观学派加以弥补。

(二)信任的文化生成论

这一派的研究人员认为信任受社会文化的影响，信任是社会文化的一部分，而文化是可以如基因一样代际传承的。代表学者有韦伯、福山、胡荣、李伟民、周怡等。韦伯把信任分为两种：特殊信任和普遍信任。特殊信任以血缘关系为基础，普遍信任则以信仰共同体为基础。韦伯认为中国人的信任主要是特殊信任，特殊信任的最重要特征是只信任与自己有着私人关系的他人，而不信任外人[3]。信任的文化生成论以福山的研究成果最具典型性，他的基本观点是：由于社会文化包括家族文化的差异，不同社会的信任度差异很大。中国、法国、意大利等国家的社会结构建立在血缘关系基础上，对没有血缘关系的人缺乏信任；而美国、德国和日本的社会结构不依赖血缘关系，他们对没有血缘关系的人也有较高的信任度[4]。显然，福山的观点在很大程度上是韦伯论点的发展[5]。

为回答韦伯、福山等学者的观点，国内学者进行了实证研究，一部分学者的研究验证了韦伯与福山的研究结论，中国人的人际信任确实可分为殊化信任与泛化信任[6]；胡荣等人通过研究提出，中国人的信任是由普遍信任、一般信任和特殊信任三部分组成的，其中普遍信任最低，一般信任居中，特殊信任最高[7]。王飞雪等人通过比较中国、美国、日本三个国家的城市居民对普通人的信任程度，发现中国城市居民的信任结构较为复杂，对外人的一般信任程度低于日本和美国居民[8]。难能可贵的是，国内部分学者还深化了福山等国外学者的研究，胡安宁等人的研究发现，儒家文化对一般信任水平的影响有两种机制：一种是"关系机制"，另一种是"类别机制"。一方面，儒家文化通过"关系机制"会强化人与人之间的差序格局与内外亲疏，从而降低对"外人"的一般信任程度；另一方面，儒家文化通过"类别机

① 张维迎,柯荣住.信任及其解释：来自中国的跨省调查分析[J].经济研究,2002(10)：59-70＋96.

② 张杰.儒家伦理、社会信任与制度妥协[J].中国金融,2012(5)：96.

③ 韦伯.儒教与道教[M].王容芬,译.北京：商务印书馆,1995：5.

④ 弗朗西斯·福山.信任：社会美德与创造经济繁荣[M].郭华,译.桂林：广西师范大学出版社,2016：76.

⑤ 张云武.不同规模地区居民的人际信任与社会交往[J].社会学研究,2009,24(4)：112-132＋244.

⑥ 张建新,张妙清,梁觉.殊化信任与泛化信任在人际信任行为路径模型中的作用[J].心理学报,2000(3)：311-316.

⑦ 胡荣,李静雅.城市居民信任的构成及影响因素[J].社会,2006(6)：45-61＋209-210.

⑧ 王飞雪,山岸俊男.信任的中、日、美比较研究[J].社会学研究,1999(2)：69-84.

制"提供了一种共同的群体身份认同,从而能对那些具有共同群体身份的"外人"产生相对较强的一般信任水平[1]。与信任的制度生成论一样,信任的文化生成论也有局限性,它只能用来解释不同社会之间的信任差异,而不能解释同一社会中不同个体之间的信任差异。

(三)信任的特质生成论

微观派主张信任是基于人格特质而形成的,代表学者有罗森伯格、Hovland、Mayer、池丽萍、何晓丽等。在他们看来,信任是一个个体的心理概念,他们一般是从信任者与被信任者两个角度进行分析:①从信任者的角度进行研究。主要分析信任者对其所接触的社会成员一般性的态度,主要指他们对人的可信性等认知。而且信任表现出代际传递现象,有关信任的研究已证明个体的信任水平受父母信任水平的影响[2],Rotenberg 的社会化研究表明,根据父母较低水平的信任能预测其子女的低信任[3]。其中,研究最丰富的是信任者的情绪对信任的影响[4],存在两种代表性观点:一种观点分析情绪对信任的直接影响,认为个体常常会基于情绪信息做出社会判断,情绪信息会直接与社会判断联系在一起,如 Schwarz 等人的情感信息模型[5]和 Bower 的连接语义网络模型[6];另一种观点认为情绪对信任的认知加工起着调节作用,如 Forgas 的情感渗透模型[7]和 Fiedler 的顺应—同化模型[8]。②从被信任者的角度进行研究。最早研究被信任者因素对信任的影响的学者是Kelley 等人,他们认为影响被信任者的因素是专业技能和说谎动机[9]。将影响因素概括得最全面的学者是 Butler,他提出了十因素论:能力、一致性、有效性、忠诚、正直、承诺、开放、态度、公正和自信[10]。最著名的是 Mayer 等人提出的信任三要素

---

① 胡安宁,周怡.再议儒家文化对一般信任的负效应———项基于 2007 年中国居民调查数据的考察[J].社会学研究,2013,28(2):28-54+242-243.

② 池丽萍.信任:父母的代内相似和亲子的代际传递[J].心理学报,2013,45(3):336-341+343-344.

③ Rotenberg K J. The socialisation of trust: parents' and children's interpersonal trust [J]. International Journal of Behavioral Development,1995,18(4):713-726.

④ 何晓丽,王振宏,王克静.积极情绪对人际信任影响的线索效应[J].心理学报,2011,43(12):1408-1417.

⑤ Schwarz N,Clore G L. Mood, misattribution, and judgement of well-being: informative and directive functions of affective states[J]. Journal of Personality and Social Psychology,1983,45(3):513-523.

⑥ Bower G H. Mood and memory[J]. American Psychologist,1981,36(2):129-148.

⑦ Forgas J P. Mood and judgment: the affect infusion model(AIM)[J]. Psychological Bulletin, 1995, 117(1):39-66.

⑧ Fiedler K. Affective influences on social information processing[J]. The Handbook of Affect and Social Cognition,2001(3):163-185.

⑨ Kelley H H,Ring K. Some effects of "suspicious" versus "trusting" training schedules[J]. Journal of Abnormal and Social Psychology,1961,63(2):294-301.

⑩ Butler J K. Toward understanding and measuring conditions of trust: evolution of a conditions of trust inventory[J]. Journal of Management,1991,17(3):643-663.

理论:正直、能力和善意①。国内学者创新性地提出被信任者多重社会身份的凸显,会提高人们对其可信任性的评价。

　　(四)信任的关系生成论

　　这一派认为信任是人际关系的产物,信任被视为通过社会交往所习得的稳定预期,信任是由人际关系中的理性计算和情感联系决定的,主要学者有巴伯尔、杨宜音、杨中芳、翟学伟等。根据人际交往中的理性计算和情感关联的程度,他们将信任分为认知信任和情感信任,并且认为随着社会结构的变迁与社会流动性的增加,人际关系中的工具理性会不断加强,从而导致人际信任中的认知信任强于情感信任②,翟学伟也认为认知信任将日益成为人际信任的主要形式③。信任的关系生成论还进一步探讨了,为什么在关系的基础上能生成信任,关系在信任生成方面发挥实质作用的因素是什么。李伟民等人对这个问题进行了分析,他们认为中国人对外人的信任基本上是一种关系本位导向的信任,是在先天血缘关系和后天归属关系的基础上形成的④。然而,发挥实质作用的并不是关系本身,而是关系中所涉及的双方之间的“心理和情感上的亲密认同”,它能增强双方在互动中的责任感和义务感,为双方相互信任提供保障。关系运作机制建立的信任,其效用也主要取决于双方关系中情感的沟通、融洽与维系。既然关系在信任生成方面发挥实质作用的因素是心理和情感上的亲密认同,那么在实践中,关系要如何运作才能建立信任呢?杨宜音揭示了中国人对外人的信任是通过“拟亲化”将外人变为自己人的过程来建立的,自己人身份的获得是外人建立信任的一个重要条件⑤。信任的关系生成论阐述了各种人际内、外的社会关系对人际信任行为的产生与泛化的功用,但信任的关系生成论忽略了信任行为中理性选择的作用。

　　(五)信任的理性选择生成论

　　信任的理性选择生成论的代表人物是科尔曼和哈丁,国内代表学者有王重鸣、邓靖松、王绍光等。他们认为,信任的特点是冒险,正因为信任具有冒险性特征,理性人在决定是否信任他人时会权衡以下两个方面:一是潜在收益是否比潜在损失更多;二是对方失信的概率有多大。理性选择生成论在做出是否信任的决策时,其决策机制是什么?不少学者从映象理论出发对这个问题进行了探讨,信任的映象决策机制从决策行为角度分析了理性选择生成论。根据映象理论的假设,信任者

---

　　① Mayer R C,Davis J H,Schoorman F D. An integrative model of organizational trust[J]. Academy of Management Review,1995(3):709-734.

　　② McAllister D J. Affect-and cognition-based trust as foundations for interpersonal cooperation in organizations[J]. The Academy of Management Journal,1995,38(1):24-59.

　　③ 翟学伟.信任的本质及其文化[J].社会,2014,34(1):1-26.

　　④ 李伟民,梁玉成.特殊信任与普遍信任:中国人信任的结构与特征[J].社会学研究,2002(3):11-22.

　　⑤ 杨宜音.“自己人”:信任建构过程的个案研究[J].社会学研究,1999(2):40-54.

会使用相容性检测来做出信任决策。在信任决策过程中,主要依赖于三种"映象":轨道映象、价值映象与策略映象。信任决策者会把备选方案的特征(即当前映象)与他们头脑中的判断标准(即理想映象)进行比较,当当前映象与理想映象相容时,做出纳用决策即信任决策[①]。如何做出信任决策,除了映象信任决策,还有"认知捷径法",当个体信息缺乏时,理性选择的信任者会从群体人格特质出发使用认知捷径,其主要方式有社会范畴判断论与角色判断论。社会范畴判断论是指人会依据被信任者所属组织或群体的社会范畴来推定其是否值得信任,角色判断论是指人会根据其所处的特定职位来推断其是否值得信任。

　　不过信任的理性选择生成论过于绝对化,因为人不会完全机械般地精于计算,任何信任决策都会受到情感、社会关系等诸多因素的影响[②]。理性选择生成论有两大缺陷:一个是它不能解释为什么有些人会信任陌生人,另一个是它假定每个人都是同质的。针对理性选择生成论的第一个缺陷,研究者认为,人会根据自我稳定的内在价值观,对是否信任进行利益计算。针对理性选择生成论的第二个缺陷,研究者提出了"相对易损性"概念。吉登斯最早关注到相对易损性在阐释信任时很重要,尽管他未曾使用这一概念,不过他提出了拥有大量的社会资源可以使人对生活有一种更加开放、乐观和自在的人生态度,这可以增加对他人的信任感[③]。卢曼也指出,一个人拥有的社会资源越少,他的灾难线就会越低,他的相对易损性就越高,他就越不愿意冒险去信任他人;相反,一个人拥有的社会资源越多,他的灾难线就会越高,他的相对易损性就越低,他就越愿意冒险信任他人[④]。国内学者王绍光等人在他们的理论基础上,提出了相对易损性公式,进一步完善了相对易损性理论,相对易损性=潜在损失的绝对值/潜在受损者所拥有的总资源[⑤]。其中,拥有的总资源与其收入、工作、权力、教育与社会网络相关。邹宇春等人的研究也发现拥有不同数量社会资本对信任的影响存在显著差异[⑥]。简言之,信任感在不同社会阶层的分布是不均等的,一般来说,权力越大、社会地位越高的人,越倾向于信任他人。

　　(六)信任的综合生成论

　　信任的生成并不是某个单一因素促成的结果,而是多因素综合生成的结果。比如,关系运作和制度手段对信任的促进,虽然有少数学者认为它们是相互排斥

　　① 王重鸣,邓靖松.团队中信任形成的映象决策机制[J].心理学报,2007(2):321-327.

　　② 林丽,张建新.人际信任研究及其在组织管理中的应用[J].心理科学进展,2002(3):322-329.

　　③ 安东尼·吉登斯.现代性与自我认同[M].赵旭东,方文,译.上海:三联书店,1998:272.

　　④ 尼克拉斯·卢曼.信任:一个社会复杂性的简化机制[M].瞿铁鹏,李强,译.上海:上海人民出版社,2005:7.

　　⑤ 王绍光,刘欣.信任的基础:一种理性的解释[J].社会学研究,2002(3):23-39.

　　⑥ 邹宇春,敖丹,李建栋.中国城市居民的信任格局及社会资本影响——以广州为例[J].中国社会科学,2012(5):131-148.

的，这些学者认为"关系"是一种特殊的伦理规范，属于前现代化社会的特征，现代社会应当用规范化的制度来促进信任生成[①]，但更多的学者认为，关系本身并不一定会与现代化相冲突[②]，关系运作与制度手段都是信任的建立机制，二者可以共存，共同推进信任的生成。李伟民认为制度化信任不可能在真空中存在，必须嵌入关系网络之中[③]，制度化信任和关系信任之间是相互促进，而非相互排斥的。再如，制度信任与文化信任，高学德等人运用制度主义和文化主义两种主流解释路径探讨了信任的产生机制，发现制度变量与文化变量对信任都有较强的解释力[④]。概而言之，信任的生成是制度、文化、个人特质、理性选择、社会关系等宏观与微观多因素促成的结果。

二、信任修复研究

1996 年，莱维茨卡和邦克就吁请学术界开展信任修复研究，但直至 2000 年之后，学者们才开始对信任修复进行探索分析。信任修复前期的研究主要集中在被信任者实施的修复策略与信任修复机制上，学者将信任修复策略分为三类：第一，干扰归因过程的修复方法，如道歉、否认和辩解等；第二，降低感知风险的修复方法，如口头承诺、正当化、监督与抵押担保等；第三，提高感知公平的修复方法，如赔偿、惩罚等[⑤]。也有学者将以上修复策略分为口头回应与实际行动两种类型[⑥]。另外，学者还提出了 3 个影响较大的信任修复模型：其一，动态双边模型[⑦]；其二，归因模型；其三，四阶段模型[⑧]。对于信任修复，国内很多学者如陈阅、时勘、姚琦、马华维、国安、贾雷、周星等人对国外研究理论进行了验证分析。

其中，影响更大的是信任修复机制理论，Gillespie 和 Dietz 提出了信任修复的两大机制：约束机制与展示机制[⑨]。信任修复的约束机制是对失信方进行威慑以限制其不可信行为，以克服已经造成的负面预期，包括惩罚、签订合约、订立规则、

---

①　徐尚昆.社会转型、文化制度二重性与信任重建[J].中国人民大学学报，2018,32(2):152-161.

②　祝振铎，李非.创业拼凑、关系信任与新企业绩效实证研究[J].科研管理，2017,38(7):108-116.

③　李伟民.红包、信任与制度[J].中山大学学报(社会科学版)，2005(5):110-116+128.

④　高学德，翟学伟.政府信任的城乡比较[J].社会学研究，2013,28(2):1-27+242.

⑤　钱海燕，杨忠.跨国合作组织间信任修复：基于制度与文化视角的分析[J].江海学刊，2010(5):89-93+238.

⑥　Haselhuhn M P,Schweitzer M E,Wood A M. How implicit beliefs influence trust recovery[J]. Psychological Science,2010,21(5):645-648.

⑦　Kim P H, Dirks K T, Cooper C D. The repair of trust: a dynamic bilateral perspective and multilevel conceptualization[J]. Academy of Management Review,2009,34(3):401-422.

⑧　Tomlinson E C, Mayer R C. The role of causal attribution dimensions in trust repair[J]. Academy of Management Review,2009,34(1):85-104.

⑨　Gillespie N, Dietz G. Trust repair after an organization level failure[J]. Academy of Management Review,2009,34(1):127-145.

设置监督措施等方式；信任修复的展示机制是通过重新建立双方积极的信任关系的方式来修复受到破坏的信任，展示机制需要失信方通过语言与行为反复、清晰地将自己的能力、善良、诚信等值得信任的因素展现给信任方①，常见方式包括道歉、承担责任、主动补偿对方损失、表达悔意等。信任修复的展示机制强调失信方值得信任的特征，信任修复的约束机制强调失信方将避免再出现信任违背行为的意愿。这两种信任修复机制相互关联、共同作用。信任修复是一个困难的过程，不仅需要克服已经形成的消极预期，还需要重建积极预期。

　　在信任生成与修复的研究中，不同学科的研究侧重点不同。①心理学主要分析信任的微观层面。心理学研究人员一般认为信任的生成和修复是一个心理过程，他们往往从施信方与被信任方两个视角探讨信任生成的动机、信任生成的维度及其测量、与信任生成相关的心理特征等。②社会学主要从制度与文化的宏观层面对信任的生成与修复进行探讨。社会学者眼中的信任已经构成了一种社会关系，它并非孤立存在，而是深嵌于具体社会的政治、经济与文化中，信任生成尤其有着深深的制度烙印。社会学对信任的研究超越了心理与人际的层面，尤其突显了其中制度性因素对信任生成与修复的重要作用。从非正式习俗到正式的法律制度，这些制度性因素通过内化后形成约束力量来增加信任度。社会学对信任研究的贡献主要在于个人取向的突破，使信任研究拥有更广阔的探索空间。③管理学侧重于信任生成与修复目标的达成。这与管理学的本质有关，因为管理是与他人一起有效率和有效果地实现组织目标。不管是个人因素还是制度因素，最终都要为有效率和有效果地实现目标服务。换言之，不管是个人特质因素还是制度文化因素，若能为有效率和有效果地实现信任生成与修复的目标而服务，那么就都可为管理所用。

第三节　文献总述评

一、医患信任与信任修复的研究动态

　　经过梳理发现，既往有关医患信任与信任修复的研究呈现出以下特点。

　　第一，医患信任的研究开始从医患关系研究中独立出来，有少数学者开始运用信任理论来分析医患信任。截至目前，医患信任研究的主体仍是医务人员或医院管理者，他们属于经验派，有实证基础，但缺乏理论高度，使医患信任的分析结论停

---

① Lewicki R J, McAllister D J, Bies R J. Trust and distrust: new relationships and realities[J]. Academy of Management Review, 1998, 23(3): 438-458.

留在经验层面上。也有少部分研究者是理论工作者,他们的研究有理论高度,虽然缺乏与医患关系实践经验的结合,使研究结论缺少实证支持,说服力度也有欠缺,但毕竟已开始尝试从信任理论角度分析医患信任问题。

第二,医患信任研究从只关注"患方对医方"的信任,到现在开始了"医方对患方"的信任探索。医患关系中的信任具有相互性,但当前医患信任的研究仍然是患方对医方信任的研究占据主要地位。尽管国外有学者开始分析"医方对患方的信任",但也只是个别学者的尝试性探索,并没有引起太多关注。只有将患方视角的医患信任研究与医方视角的医患信任研究相结合,才能弥补裂痕。

第三,信任研究从探讨信任的内涵,到分析信任的宏观与微观影响因素,然后到信任生成理论的探讨,再到近年开始进行信任修复研究。而在信任修复研究中,研究者们发现信任修复机制自身也要赢得信任才能发挥更大效用。信任修复机制无论是展示机制还是约束机制,都应结合信任生成理论开展进一步分析,特别是要结合信任的特质生成理论以及信任的制度生成论等进行深入分析。

二、医患信任尚需进一步研究的问题

在文献梳理中发现,既往有关医患信任的研究也存在一些不可回避的问题需要解决。

(一)研究对象的单边问题

医患信任是双边动态关系,是医患双方的相互信任,但既往研究重点探讨了"患方对医方"的信任,而忽略了"医方对患方"的信任,这两种信任会相互影响。这种研究侧重主要受"顾客中心主义"的影响,强调患者感知价值,这既是趋势,也是正确的,再加上患者是弱者,人具有天然的同情弱者的心理。这种影响体现在医患信任的研究中,就是主要探讨患方对医方的信任,而没有论析医方对患方的信任。实际上,医患信任是双边动态关系,两者在互动中会相互影响,患方如果不信任医方,采取很多医方不能接受的行为,会导致医方对患方也不敢轻易信任,因为不信任、为自保等,医方会采取防御性医疗等行为,这又导致医疗费用的上涨,进而加剧患方对医方的不信任,形成恶性循环。这些情况表明需要将两者结合起来进行分析,本书从双边动态关系出发,既探讨患方对医方的信任违背与修复,也分析医方对患方的信任违背与修复。

(二)科学问题与现实问题的分歧

国外研究者主要把医患信任当作"科学问题"进行分析,更多强调风险社会下医患信任的影响因素与干预策略,"科学问题"式分析强调价值中立背景下医患信任的理论探讨;国内学者主要把医患信任当作"现实问题"从危机角度进行探讨,更多强调医疗体制等制度性因素对医患信任的根本性、深层次性影响,"现实问题"式分析突出医患信任的应用对策探讨。国外关于医患信任的研究,尽管其分析所处的医患关系背景与国内有很大区别,但可以为国内研究提供很好的理论借鉴。换言之,在医患信任研究中既要把医患信任作为"现实问题"进行探讨,提出可操作性的对策;也需要将其作为"科学问题"进行分析,以价值中立作为医患信任研究的指导,从个别上升到一般化的理论分析。本书在研究中既把医患信任当作"现实问题"开展研究,提出医患信任修复的解决对策,也将医患信任视为"科学问题",在价值中立指导思想下,从归因理论、信任生成理论与信任修复理论等角度对医患信任违背与修复进行分析。

（三）定量研究的缺乏

国外研究者设计了医患信任测量量表,定量分析了医患信任。而国内研究主要是定性分析,定量研究少。作为定量研究不可或缺的工具之一,医患信任的测量量表的研究尚处于初始阶段。国内所用的大部分量表都是对国外量表进行修改而成的,没有自行开发的医患信任测量量表。[①] 其中有代表性的是董恩宏等人在Hall 设计的"维克森林医师信任量表"基础上,通过德尔菲专家咨询法构建了基于医疗质量管理的患者信任度指标体系。[②] 另外,张艳采用翻译和回译方法,在国外学者设计的"艾滋病患者医患信任量表"的基础上增加"经济因素"维度,开发了"艾滋病患者医患信任量表"。[③] 医患信任研究需要在定性分析基础上引入定量分析,以使研究更深入。本书将扎根理论的定性分析与较大规模问卷调查统计的定量分析相结合,克服定性研究代表性不足和定量分析深度不够的缺点。具体而言,首先应用扎根理论方法对医患信任违背进行定性分析,通过扎根分析构建了"患方视域"下医患信任违背的影响因素理论模型与"医方视域"下医患信任违背的影响因素理论模型;其次,在扎根定性分析的基础上,由小样本的扎根分析得出研究假设,再借由较大样本的调查数据进行验证分析。借鉴国外医患信任测量量表,再结合我国医患关系与医疗服务现状,设计了两个医患信任违背调查问卷:一是"患方视域"下医患信任违背影响因素调查问卷,二是"医方视域"下医患信任违背影响因素调查问卷,接着进行了较大规模问卷调查,在问卷调查的基础上进行数据统计分析,主要是进行描述性统计分析与回归分析。

（四）医患信任修复的进一步分析

在医患信任的重建研究方面,研究者提出医患信任的重建应从宏观和微观两

---

① 刘剑锋,周常春,杨方.医患信任程度测量量表研究进展[J].昆明理工大学学报(社会科学版),2015,15(3):11-18.

② 董恩宏,鲍勇.基于医疗质量管理患者信任度评价指标 Delphi 构建[J].科技管理研究,2011,31(24):48-52.

③ 张艳,王红红.艾滋病患者医患信任现状及研究进展[J].护理学杂志,2012,27(17):88-90.

个层面着手，制度只是解决医患信任危机的一种途径，而从医患信任的主体（即医方与患方）入手，从道德、文化、传媒等着手同样也是解决医患信任危机的路径。总体来看，在医患信任重建方面，无论是占据主流地位的制度论，还是作为补充的非制度论，主要都不是从信任修复理论角度进行论述的。本书受信任修复的"展示机制"与"约束机制"的启发，再结合医患信任的特点对医患信任的违背与修复进行分析。医患信任包括医方对患方的信任，也包括患方对医方的信任，这两种信任既有共同点又有差异性，患方对医方的信任是一种"委托代理"关系的信任，患方是委托人，医方是代理人；基于信任的特质生成理论，即主要基于医方行医形象（包括行医善意、行医正直与行医能力三种特质），然后从委托代理理论出发，患方对医方的信任修复核心是解决医患委托代理问题，而委托代理问题的解决关键是处理好"激励相容约束"问题，通过激励机制，激励医方改善行医形象，来重建患方对医方的积极预期；通过约束机制来制约医方行医形象的偏离行为，以克服医方行医形象偏离造成的消极预期，以修复医患信任。需要说明的是，激励机制不能简单等同于展示机制，展示机制要求的是重建积极预期，并未涉及如何激发医患信任修复主体的内在动力问题，而激励机制就是要通过激励方案的设计以实现医患信任修复主体（此为医务人员）有内在动力去重建积极预期。应该说，激励机制是展示机制的"升级版"。与此同时，医方对患方的信任不是委托代理关系，因为医方不是患方的代理人，患方也非医方的委托人；而是一种"心理契约"关系，医方对患方的信任就是医方对患方存在着隐含的、非正式的、未公开说明的积极期望，是医方对患方的未书面化的契约（即内隐契约）。医方视域下的医患信任违背是"医方对于患方未能履行医方对其期望中与患方身份相称的一种或多种责任的主观感知"。因此，医方对患方的信任修复可从"心理契约"出发，基于信任的特质生成理论，即主要基于患方就医形象（包括患方就医善意、患方就医正直与患方就医能力三种特质），再以信任修复的约束机制与展示机制为理论基础，分析患方就医形象偏离的约束机制，以克服患方信任违背发生后给医方造成的消极预期；探讨患方就医形象改善的展示机制，以重建医方对患方的积极预期。通过"约来机制"与"展示机制"两方面的努力，使患方就医形象符合医方对患方的"未书面化的契约"。

第三章 医方视域下医患信任违背影响因素模型
——基于扎根理论的探索性分析

第一节 引　言

医患关系是医疗卫生改革成效的晴雨表,而医患信任是医患关系有序化的基石。医患信任是医患双方之间的相互信任,既包括患方对医方的信任(即患方信任),也包括医方对患方的信任(即医方信任),但目前主导性的研究则集中于患方单方面对医方的信任[1],即患方信任。这主要源于现代社会重构了医患话语空间,患方被定义为"弱势方",占有先天的道德优势[2],而且传播学中"沉默的螺旋"理论说明,当前媒体以一种"患者弱势"的惯例化报道思维,使医患关系中的另一方即医方"沉默"了,由此导致社会关注的焦点在"患方信任"上,而"医方信任"被忽略了。但医患信任是双边动态关系,因为患方不信任医方,采取很多医方不能接受的行为,会导致医方对患方也不敢轻易信任,因为不信任、为自保等因素,医方会采取防御性医疗等行为,这会导致医疗费用的上涨,进一步加剧患方对医方的不信任,形成恶性循环。因此,不能只有"患方信任"的研究,也需要对"医方信任"进行探讨。

经过前文的文献梳理发现,既往有关医患信任的研究呈现出:从只关注"患方对医方的信任",到现在开始了"医方对患方的信任"探索。问题在于,对于医患信任,为什么医方未能或不愿意信任某些患方? 影响医方对患方的信任的深层次因素及其影响路径是什么? 根据国内外相关研究成果,本章将重点针对医方对患方的信任这一问题进行研究,试图探讨医方信任违背的关键性影响因素,以期为政府制定有效的管控政策及修复医患信任提供参考。

---

① Lord K, Ibrahim K, Kumar S, et al. Measuring trust in healthcare professionals——a study of ethnically diverse UK cancer patients[J]. Clinical Oncology,2012,24(1):13-21.

② 戴菲菲,杨国斌,苏义,等.网络环境下医患关系的新变化及其改善对策[J].医学与哲学,2013,34(11):38-40.

第二节　研究方法和数据来源

一、研究方法

根据格莱瑟的分析,扎根理论是一种通过对原始材料进行系统编码、归纳和提炼的理论定性研究方法[①]。而且根据格莱瑟的观点,扎根理论的关注重点是社会过程分析,而医方信任就是一种社会过程,本章依照扎根理论的通用流程,对获得的数据进行开放编码、主轴编码和选择性编码后构建出医方视域下的医患信任违背影响因素模型。

二、理论抽样

根据研究目的和相关性的标准抽取样本,选择具体访谈对象:每家医院选取2~3名具有2年以上工作经验的医务人员作为访谈对象,依据案例研究的典型性要求,从年龄层次上看有青年、中年,以中年为主;有男性也有女性;学历层次有专科、本科与研究生,且以本科学历为主;医院有一级、二级与三级,且以三级医院为主;有临床科室的医护人员,也有医技人员,且以医护人员为主,其中医生主要来自患者多的科室如内科、外科、急诊科、康复科等,医技科室包括检验科、影像科等。在理论抽样时,首先考虑了样本分布的广泛性;其次,以医生为主,毕竟在医疗行业里医生处于与患者接触最密切且最为患者关注的对象,具备了案例研究所要求的典型性特征。经验表明,深入访谈的人数应在15~25人为宜,最终共选择了21个受访对象。受访者的基本资料如表3-1所示。

表 3-1　受访者基本资料

序号	年龄(岁)	性别	学历	医院等级	科室	访谈方式
A01	29	女	本科	三级	康复科	个人深度访谈
A02	44	男	硕士	三级	急诊科	个人深度访谈
A03	32	男	硕士	三级	检验科	焦点小组访谈
A04	46	男	本科	三级	影像科	焦点小组访谈
A05	28	女	专科	二级	护理	个人深度访谈

[①]　Glaser B G. Theoretical sensitivity: advances in the methodology of grounded theory[J]. Journal of Investigative Dermatology,1978,2(5):368-377.

续表

序号	年龄（岁）	性别	学历	医院等级	科室	访谈方式
A06	54	男	本科	三级	口腔科	焦点小组访谈
A07	48	女	本科	三级	眼科	个人深度访谈
A08	55	男	本科	三级	心血管科	焦点小组访谈
A09	34	男	本科	二级	消化科	个人深度访谈
A10	46	男	硕士	三级	神经内科	个人深度访谈
A11	27	女	本科	二级	检验科	个人深度访谈
A12	28	女	本科	一级	全科	个人深度访谈
A13	46	男	硕士	三级	儿科	焦点小组访谈
A14	49	男	本科	三级	骨科	焦点小组访谈
A15	49	男	本科	三级	肿瘤科	个人深度访谈
A16	37	男	本科	二级	内科	个人深度访谈
A17	39	女	本科	二级	外科	个人深度访谈
A18	29	女	本科	一级	全科	个人深度访谈
A19	31	女	本科	三级	护理	个人深度访谈
A20	43	男	硕士	三级	儿科	个人深度访谈
A21	28	女	专科	二级	护理	个人深度访谈

三、访谈提纲

最终的访谈提纲是在咨询同行专家与医院管理者意见的基础上，对预访谈的内容进行修改而成：

您认为患方在就医行为中有哪些主要因素会影响您对患方的信任？

除了患方自身原因外，还有哪些其他因素也会影响您对患方的信任？

您会提出哪些建议来提高医方信任？

对于刚才的讨论，您还有什么补充吗？

访谈提纲用于指导和引导访谈过程，访谈内容不限于此提纲。

四、数据收集

采用个人深度访谈和焦点小组访谈相结合的方式。共访谈了 21 人次，其中个人深度访谈一共进行了 15 人次，每次访谈时长约为 30 分钟，焦点小组访谈一共进行了 2 组（每个焦点小组 3 人），每次访谈时长约为 1 小时。在访谈中，访谈所述内容要求针对 2009 年新医改之后的看法，通过这种方式，不仅可以收集到医方信任的真实和原始反映,而且可以为当前医患信任修复提供更具时效性的意见和信息。访谈结束后,整理记录材料并形成了超过 4 万字的访谈记录①。2/3 的访谈材料(11 次个人深度访谈和 1 次焦点小组访谈,共 14 份访谈材料)被随机抽取进行编码分析,另外 1/3 的访谈材料(4 次深度访谈和 1 次焦点小组访谈,共 7 份访谈材料)被保留用于理论饱和度检验。

第三节 数据分析

通过对访谈记录资料进行开放式编码、主轴编码、选择性编码,从而构建了医方视域下医患信任违背影响因素模型。

一、开放式编码

根据卡麦兹的观点,开放式编码是对原始访谈资料给予概念化标签②,是扎根分析的第一步。首先,通过整理原始访谈资料,共获得 600 多条原始语句;其次,对原始语句进行整理与归纳,最终形成了 239 条代码;再次,按照意思相同或相近的原则,对代码进一步提炼,标签化形成了 56 个正式概念;最后,找出各概念之间的内在联系,把上述概念进一步归纳为 18 个范畴。为节约篇幅空间,每个范畴只节选 3 条原始语句和相对应的概念,具体见表 3-2。

表 3-2 开放式编码范畴化

范畴	原始语句(初始概念)
高风险	A08.不要总担心药有什么副作用,"是药三分毒"(医疗过程风险)
	A13.不要认为进了医院就是进了保险箱,医疗不能包治百病(医疗结果风险)
	A02.有些医疗过程中发生的变化难以预见而且也难以控制(医疗风险难控)
高焦虑	A01.人患病后心理状态会发生变化,比如恐惧、怀疑、孤独(负性情绪)
	A19.患者到医疗机构就医往往心情焦虑,容易引发纠纷(焦虑激化矛盾)
	A01.心理影响下患者不可能像医生一样冷静、理性地看待医疗措施(情绪化认知)
高参与	A13.医患矛盾往往都是患者家属跟医护人员之间的冲突(家属参与)
	A05.有的村庄民风彪悍,出了医疗纠纷全村出动(家族参与)
	A19.患者家属与患者之间的关系或紧张或微妙(亲属关系微妙)

① 注:访谈采用现场电脑打字录入方式,而没有采用录音方式记录,因为录音方式为访谈对象所不允许。

② 卡麦兹.建构扎根理论:质性研究实践指南[M].边国英,译.重庆:重庆大学出版社,2009:42.

范畴	原始语句（初始概念）
沟通困难	A10.不要每个家属都来问一遍病情，我没这么多时间（重复沟通）
	A09.每天有很多医嘱要处理，很多病例要写，没时间好好沟通（沟通时长过短）
	A14.患者会带来一堆检查材料，有时跟患者解释他不理解（沟通理解不畅）
知识伪装者	A08.不怕病人不懂，就怕病人似懂非懂，无论如何解释都不听（一知半解）
	A10.有的病人利用百度的医学知识，对医生的诊断提出质疑（百度看病）
	A07.利用邻居、朋友的治疗经验，给出自认为合理的治疗方案（自我诊断）
信息不对称	A10.医学专业比其他专业学习内容更多，不学医不知道医学的高深（高度专业）
	A07.现代医学是一门复杂的科学，分科越来越细（高度复杂）
	A09.再多的医学知识普及，患者也不能达到自己诊断的程度（普知与专知）
依从性低	A08.不要对我说：不要给我用不必要的药物（服药依从）
	A17.病人怪检查项目多，甚至直接要求做手术，但出了问题谁负责（检查依从）
	A09.再好的医生对于不遵医嘱的病人也无能为力（医嘱依从）
非科学期望	A01.患者认为医院是能把病治好的地方，或者花钱就必须治好（疗效无限观）
	A15.患者普遍忽略了有不治之症，有些疾病只能缓解症状（拒斥疗效有限）
	A02.患者心情可理解，但毕竟医生能力有限，无法救活所有病人（医生万能观）
医德绑架	A07.医生是神圣的职业，做医生必须有医德，但不要道德绑架（医生神圣化）
	A15.患者认为：奉献是医生应有的生存方式，可却想着赚钱养家（服务奉献化）
	A12.道德卫士会责问：医德哪去了？你是医生就应该如何如何（医德高标准）
关系就医	A13.不要说你跟我院某某很熟，对每个病人我都会提供最合适的治疗（套近乎）
	A10.也许你的身份很尊贵，但不需要向我表明，你是某某单位的（表身份）
	A08.不要凡事都找主任，他没这么多时间，他还会觉得你很烦（拉领导）
预设不信任	A10.不相信我就不要找我看病，不要一来看病就认为我会宰你（被宰心理）
	A07.医患需要的是信任，不要任何时候都把医生往坏处想（妖魔化医生）
	A09.不要警惕审视一切，甚至用录像机偷拍医生的诊疗过程（偷拍诊疗）
暴力医闹	A13.极力放大医生过错，过度维权，暴力对待医生（行为暴力）
	A19.现在很多人骂医已经成了习惯（言语暴力）
	A16.患者法律意识和医疗常识不足，却又在医闹中尝到了甜头（医闹强化）
不守规章	A15.病人经常请假回家，上午查房不在，不要怪我没查房（不遵住院制度）
	A16.我每天上班基本上都会碰到那种插队的，说自己很急的（不遵门诊制度）
	A14.不要要求我替你尽早安排检查，大家都在排队（就医特权意识）
过度自利	A05.有的病人特别不讲理，只以自己为中心，不管别人（不讲道理）
	A01.我是康复治疗师，经常有病人在我午睡时，不敲门进来把我摇醒（行为粗鲁）
	A02.在急诊科经常碰到感冒发烧患者阻挠我去优先处理休克病人（自我中心）

续表

范畴	原始语句(初始概念)
制度失灵	A17.医疗纠纷处理随意性大,经常不严格按制度来处理(有法不依) A12.患者大闹大赔、小闹小赔,导致同事不同价、同命不同价(执法不严) A02.对违法者容忍、让步、妥协,需要重新审视法律法规的严肃性(违法难究)
经验调解	A14.有些调解员不懂医学,外行调解内行,不按医学标准判定责任(非专业调解) A09.有些医调委不懂法,他们调解不按医疗卫生法律法规进行(不依法调解) A05.有些调解随意性大,不管医院是非对错,只求解决问题(凭经验调解)
非专业鉴定	A01.司法鉴定意见往往认定医方责任较重,更迎合患方利益(鉴定不中立) A14.司法鉴定人员常不是临床医学专业出身,也不具有临床经验(鉴定不专业) A15.鉴定不以国家法律规范为依据,有谁敢对这样的鉴定说不(鉴定不依法)
选择性赔偿	A02.天价索赔案越来越多,法院判决的赔偿费用也越来越高(天价索赔) A17.只要人死在医院里面,医院就得承担赔偿责任(无责任赔偿) A16.有的赔偿医院不服气但也没办法,维稳很重要(安抚性赔偿)

注:"A××"表示第××位受访者在访谈中的原始语句,每个原始语句末尾括号中的词语为该原始语句编码后获得的概念。

二、主轴编码

开放编码的目的是发掘范畴,而主轴编码则是对开放编码形成的范畴进行聚类分析,以建立不同范畴之间的关联,形成更大的类属[①]。本章的研究主题是探讨医方视域下医患信任违背的影响因素,依据这一模式,把开放编码形成的 18 个范畴聚类为五大关系即 5 个主范畴,具体见表 3-3。

表 3-3　各主范畴及其对应的开放式编码范畴

主范畴	范畴	关系内涵
患方就医善意	医德绑架	患者以道德的名义,用过高的标准要求甚至攻击医务人员
	依从性低	患者不按医嘱规定进行服药、检查与治疗等
	过度自利	患者只关心自我就医利益,不考虑其他病人就医需求,不尊重医生
	非科学期望	患者缺乏医学常识而导致对医疗结果期望过高,希望医生万能论
	预设不信任	患者对医务人员接触初始就不信任,充满怀疑

---

① 陶厚永,李燕萍,骆振心.山寨模式的形成机理及其对组织创新的启示[J].中国软科学,2010(11):123-135.

续表

主范畴	范畴	关系内涵
患方就医正直	暴力医闹	患者过度维权,暴力对待医务人员,严重妨碍医疗秩序
	不守规章	患者不遵守医院的相关制度,破坏就医秩序
	关系就医	患者通过朋友荐、套近乎、表身份、拉领导等手段特权就医,以期获得就医特权
患方就医能力	沟通困难	医患认知差异带来的沟通不畅,以及医患沟通时间过短造成沟通困难等问题
	知识伪装者	患者借助百度、朋友治疗经验或久病成医经验对医生诊断提出质疑
	信息不对称	医学高度专业化,医患之间存在普知与专知的认知落差
医学固有特征	高风险	医疗服务中会遇到各种不确定性事件,如医疗意外与并发症等
	高焦虑	患病后会产生焦虑、恐惧、怀疑等负性情绪,影响医患信任
	高参与	医患冲突发生后,家属、亲戚甚至整个家族都会参与其中
制度社会因素	制度失灵	医疗纠纷的解决存在有法不依、执法不严与违法难究的情况
	经验调解	医疗纠纷调解不专业,凭经验调解,不按医学标准与医疗卫生法规进行调解
	非专业鉴定	司法鉴定不中立,更迎合患方利益,而且医疗损害鉴定不专业
	选择性赔偿	天价索赔案越来越多,医院常承担无责任赔偿与安抚性赔偿

三、选择性编码

选择性编码是为了进一步具象化主轴编码发展的类属关系,并总结出可以统领所有范畴的故事线。卡麦兹认为,故事线应该具有连贯性,这不仅可以概念化各范畴之间的关联,而且可以使分析性故事理论化,"故事线"提炼完成后意味着发展出新的理论框架。

围绕"医患信任违背"这一核心范畴的"故事线"可以概括为:患方就医善意、患方就医正直、患方就医能力、医学固有特征、制度社会因素 5 个主范畴对医患信任违背存在显著影响。患方就医善意、患方就医正直与患方就医能力 3 个主范畴构成"患方就医形象",是医方信任违背的内驱因素,它直接决定医患信任违背度;医学固有特征是影响医患信任违背的内部情境因素,它影响医患信任违背的强度与方向,使医患信任违背处于高起点;制度社会因素是影响医患信任违背的外部情境因素,它也影响医患信任违背的强度与方向,会加剧医患信任违背的发生。以此

"故事线"为基础,本研究建构和发展出一个新的医患信任违背理论框架,称其为"医方视域的医患信任违背影响因素模型",如图 3-1 所示。

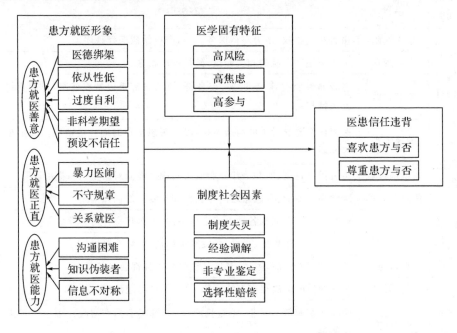

图 3-1 医方视域的医患信任违背影响因素模型

四、理论饱和度检验

根据格莱瑟和施特劳斯的观点,理论饱和度是指不能再获得额外数据以使研究者进一步发展某一范畴的特征[①]。用余下 1/3 的访谈记录资料进行理论饱和度检验后的结果表明,模型中影响医患信任的 5 个主范畴得到了充分发展,没有发现新的范畴和关系,5 个主范畴内部亦未发现新的构成因子。因此可以确定,上述医方视域下医患信任违背影响因素的理论模型是饱和的。

第四节 医方视域下医患信任违背的影响因素模型阐释

在既往有关医患信任的研究中,学者也论述了一些患者因素对医患信任的影响,但都是基于患者或研究者的观点出发,并非从"医方视角"出发进行探讨。根据

---

① 费小冬.扎根理论研究方法论:要素、研究程序和评判标准[J].公共行政评论,2008,1(3):23-43.

扎根理论的分析发现,医方对患方就医形象的认知并非简单的"患方就医形象等于或不等于信任"的逻辑,除了患方就医形象因素外,医学固有特征与制度社会因素对于医者而言同样具有重要的信任诊断价值。

一、患方就医形象:医患信任违背的内驱因素

患方就医善意、患方就医正直与患方就医能力 3 个因素构成患方就医形象,是医患信任违背发生的动机性诱致因素(即内驱因素)。医者对患方就医形象的认知就是医者对患方印象形成的过程。医者在对患方就医形象认知过程中,依据安德森的印象形成的加权平均模型理论[1],人通常会给予"消极否定信息"更大的权重,Fiske 等人提出的负性效应也持这种观点[2]。也就是说,医者对患方的一些负性否定信息的印象更深刻,而这些负性否定信息会直接导致医患信任违背的发生。而且,根据罗森伯格的印象形成分向度理论[3],患方就医形象中的患方就医善意与患方就医正直属于"社会属性",这些因素导致医患信任违背的发生,将会让医者对患方产生"不喜欢"的评价;而患方就医能力是"智能属性",会让医者对患方产生"不尊重"的评价。

医者对患方就医形象的认知(态度)是否一定会导致医患信任违背(行为)的发生,可从态度与行为一致性理论进行分析。在既往研究中,有些文献假定态度与行为具有完全一致性,但有些文献则提出态度与行为并非完全一致,即会存在认知失调[4]。不过多数文献并未进一步深入探讨态度与行为不一致的内在机理。通过个人深度访谈发现,医者对患方就医形象的认知(态度)是否一定会导致医患信任违背(行为)的发生,即"态度—行为的一致性"取决于患方就医形象的具体特征。

(1)患方就医形象的"来源"对态度—行为的一致性会产生影响。当患方就医形象主要来自医者亲身经历时,患方就医形象对医患信任违背的预测准确度会显著增加。反之,当对患方就医形象的态度主要来自医者的间接经验时,患方就医形象对医患信任违背的预测准确度则会降低。这可从受访者的一些代表性看法中分析出来,如"A02.有的病人过于自我,我在急诊科的时候感觉很强烈,有时患者已

① Anderson,Neil R. Interviewer impression formation and decision making in the graduate selection interview: a theoretical and empirical analysis[J]. Journal of the Japanese Association for Infectious Diseases, 1988,61(9):1079-1090.

② Fiske S T,Neuberg S L. A continuum of impression formation,from category-based to individuating processes: influences of information and motivation on attention and interpretation [J]. Advances in Experimental Social Psychology,1990,23(1):1-74.

③ Rosenberg J,Egbert N. Online impression management: personality traits and concerns for secondary goals as predictors of self-presentation tactics on facebook[J]. Journal of Computer Mediated Communication,2011,17(1):1-18.

④ 崔光成.管理心理学[M].北京:人民卫生出版社,2013:87.

经休克了,通常我会放下手里感冒、发烧、拉肚子的患者优先去处理休克这种可能有生命危险的病人,这个时候常常有患者拉着我说自己已经发烧 38℃ 半天了,说我不体谅他或者说我服务态度不好";"A01. 我是康复治疗师,理疗是个漫长的过程,很多病人来做理疗,在我午睡的时候,门也不敲,就直接走进来把我摇醒";等等。根据艾肯的解释,"一个人对一个态度对象的直接经验越多,他对这个对象的评价和态度对象之间的关联就越密切,因为基于直接经验的态度更容易从记忆中提取,并且能够更好地预测态度对象的行为"[①]。

(2)患方就医形象的"强度"对态度—行为的一致性会产生影响。当医者感知患方就医形象越差时,医患信任违背程度就越高。在个人深度访谈中,很多受访者都反复强调这一点,如"A10. 医患之间需要的是信任,不要总认为医生会宰你,这样只会让我把给你看病的心思分出一部分来提防你,而且很快整个科室都会知道有个病人很麻烦";"A13. 不要在任何时候都把医生往坏处想,医生本是神圣的职业,结果却被想得这么肮脏,如果是这样的话,那还不如生病在家好了,反正也不相信医生";等等。可见,患方就医形象要真正实现诱致医患信任违背的发生,需要达到态度的"临界点"。当患方就医形象"差"到一定阈值时,随着强度的增加,态度—行为的一致性将显著增加,即医患信任违背发生的可能性越大[②]。

(3)患方就医形象的"结构"对态度—行为的一致性会产生影响。当患方就医形象结构内含很多的情绪和情感成分时,患方就医形象的负性信息对医患信任违背的预测准确度会显著增加。受访者的一些代表性看法,如"A09. 戴有色眼镜的患者太多,思想偏执的患者太多";"A19. 有时候病人真的特别不讲理,从来只以自己为中心,不管别人,就算冤枉了人,他们有的也会继续无理取闹";等等。反之,当患方就医形象的负性信息结构仅仅基于认知成分时,则患方就医形象对医患信任违背的预测准确度会大大降低。

二、医学固有特征与制度社会因素:医患信任违背的情境因素

医学固有特征是影响医患信任违背的内部情境因素,医学固有的高风险因素使医患信任违背有了高起点,而且因为医学高风险给患者带来的高焦虑与高参与会使医患信任违背的高起点得到加剧;制度社会因素是影响医患信任的外部情境因素,医患矛盾解决中的制度失灵,医疗纠纷调解不专业,司法鉴定不中立且不专业,医院常承担无责任赔偿与安抚性赔偿等因素都加剧了医患信任违背的发生。

医学固有特征与制度社会因素这两个情境变量都通过影响医患信任违背的关

---

① 艾肯. 态度与行为:理论、测量与研究[M]. 何清华,译. 北京:中国轻工业出版社,2008:132.
② 王建明,王俊豪. 公众低碳消费模式的影响因素模型与政府管制政策——基于扎根理论的一个探索性研究[J]. 管理世界,2011(4):58-68.

系强度或关系方向而起作用,属于调节变量。有关情境变量的调节效应,在个人深度访谈中还获得了具有启发意义的两点结论:其一,调节效应受患方就医形象特征(包括就医形象的来源、强度与结构)的影响。当患方就医形象的强度较弱,或就医形象主要来自医者的间接经验而非亲身经历,或就医形象结构只包含认知成分但缺乏情绪情感成分时,情境变量的调节效应相对较强,即医患信任违背更多地受情境因素的影响;反之,情境变量的调节效应则相对较弱。进一步说,情境变量的调节效应与患方就医形象之间存在此消彼长的关系。其二,调节效应的强弱还会受到情境变量特征(包括来源、强度与结构)的影响。当情境变量来自医者所重视的权威来源,或情境变量的强度很大,或情境变量的结构对医者而言非常重要时,其调节效应相对较强;反之,情境变量的调节效应就会较弱。当这些情境变量的影响微弱时,医患信任违背主要受患方就医形象的影响;当情境变量极为有利或极为不利时,则会抑制或促进医患信任违背的发生。换言之,情境变量与医患信任违背之间呈正向线性关系。

第四章 患方视域下医患信任违背影响因素模型
——基于扎根理论的探索性分析

第一节 引 言

　　医患关系是医疗卫生改革成效的晴雨表,而医患信任是医患关系有序化的基石。医患信任是医患双方之间的相互信任,既包括医方对患方的信任(即医方信任),也包括患方对医方的信任(即患方信任)。医患信任是双边动态关系,两者在互动中会相互影响,因为患方不信任医方,采取很多医方不能接受的行为,导致医方对患方也不敢轻易信任。尽管既往研究重点探讨了患方对医方的信任,但国内学者主要把医患信任当作"现实问题"从危机角度进行探讨,而实际上医患信任既是"现实问题"也是"科学问题",在医患信任研究中既应把医患信任作为"现实问题"进行探讨,提出可操作性的对策;也需要借鉴国外研究者将其作为"科学问题"进行分析,以价值中立作为医患信任研究的指导思想,从个别上升到一般化的理论分析。分析患方信任,为什么患方未能或不愿意信任某些医方? 影响患方对医方信任的深层次因素及其影响路径是什么? 本章在汲取国内外相关研究成果的基础上,将专门针对患方对医方的信任这一问题进行研究,试图探讨患方信任违背的关键性影响因素,以期为政府制定有效的管控政策及修复医患信任提供参考。

第二节 研究方法和数据来源

一、研究方法

　　根据格莱瑟的分析,扎根理论是一种通过对原始材料进行系统编码、归纳和提炼的理论定性研究方法[①]。而且根据格莱瑟的观点，扎根理论的关注核心是社会过程，而患方信任就是一种社会过程，本章依据扎根理论的常用流程，对获得的资料开展开放编码、主轴编码与选择性编码后，构建出患方视域下的医患信任违背影响因素模型。

二、理论抽样

根据研究目的与相关性的标准抽取样本，选择具体访谈对象：依据案例研究的典型性要求，既选择了住院患者也选择了门诊患者，但以住院患者为主；每家医院选取 3～4 名 18 岁以上的成年患者作为访谈对象，从年龄层次上看有青年、中年；有男性也有女性；医院有一级（或社区卫生服务中心）、二级与三级，且以三级医院为主；访谈对象主要来自患者多的科室如心血管内科、内分泌科、外科、五官科、骨科、妇产科、肿瘤科、康复科等。在理论抽样时，首先考虑了样本分布的广泛性；其次，以住院患者为主，因为住院患者与医务人员接触最密切，具备了案例研究所要求的典型性特征。经验表明，深入访谈的人数应以 15～25 人为宜，最终共选择了23 个受访对象。受访者的基本资料如表 4-1 所示。

表 4-1　受访者基本资料

序号	年龄（岁）	性别	患者类别	就诊医院等级	就诊科室	访谈方式
B01	56	男	住院患者	三级	康复科	个人深度访谈
B02	44	女	门诊患者	三级	中医科	个人深度访谈
B03	32	女	住院患者	三级	胃肠外科	焦点小组访谈
B04	46	男	住院患者	三级	泌尿外科	焦点小组访谈
B05	28	女	住院患者	二级	肝胆外科	个人深度访谈
B06	54	女	住院患者	三级	妇产科	焦点小组访谈
B07	48	女	门诊患者	三级	眼科	个人深度访谈
B08	55	男	住院患者	三级	心血管科	焦点小组访谈
B09	34	男	门诊患者	二级	消化科	个人深度访谈
B10	51	男	住院患者	三级	神经内科	个人深度访谈
B11	27	女	门诊患者	二级	口腔科	个人深度访谈
B12	38	女	门诊患者	一级	全科	个人深度访谈
B13	46	女	住院患者	三级	胸外科	焦点小组访谈
B14	49	男	住院患者	三级	骨科	焦点小组访谈

---

① Glaser B G. Theoretical sensitivity: advances in the methodology of grounded theory[J]. Journal of Investigative Dermatology,1978,2(5):368-377.

续表

序号	年龄(岁)	性别	患者类别	就诊医院等级	就诊科室	访谈方式
B15	57	男	住院患者	三级	肿瘤科	个人深度访谈
B16	37	男	门诊患者	二级	内科	个人深度访谈
B17	39	女	住院患者	二级	外科	个人深度访谈
B18	29	女	门诊患者	一级	全科	个人深度访谈
B19	47	男	住院患者	三级	神经外科	个人深度访谈
B20	28	女	门诊患者	三级	五官科	个人深度访谈
B21	33	女	门诊患者	二级	内分泌科	个人深度访谈
B22	51	男	住院患者	三级	肾内科	个人深度访谈
B23	47	女	住院患者	三级	血液内科	个人深度访谈

三、访谈提纲

最终的访谈提纲是在咨询同行专家与医院管理者意见的基础上,对预访谈的内容进行了修改而成:

您认为医方(包括医生、护士、医技人员等)在诊疗中有哪些主要因素会影响您对医方的信任?

您认为医院有哪些方面会影响您对医方的信任?您认为患方自身有哪些因素也会影响对医方的信任?

您认为医疗纠纷处理方面有哪些因素会影响您对医方的信任?

除了医方因素与患方因素外,还有哪些其他的因素会影响您对医方的信任?

您会提出哪些建议来提高对医方的信任?

对于刚才的讨论,您还有什么补充吗?

访谈提纲用于指导和引导访谈过程,访谈内容不限于此提纲。

四、数据收集

采用个人深度访谈与焦点小组访谈相结合的方式。共访谈了 23 人次,其中个人深度访谈总共开展了 17 人次,每次访谈时长约为 20 分钟,焦点小组访谈总共开展了 2 组(每个焦点小组 3 人),每次访谈时长约为 40 分钟。在访谈完成后对所记录的材料进行整理(在尊重访谈对象要求的基础上,对访谈内容没有进行录音,只进行电脑记录),并形成了超过 3 万字的访谈记录(总体而言,患者在访谈中没有医务人员那么健谈)。2/3 的访谈材料(12 次个人深度访谈和 1 次焦点小组访谈,共15 份访谈材料)被随机抽取进行编码分析,另外 1/3 的访谈材料(5 次深度访谈和

1次焦点小组访谈,共8份访谈材料)被保留用于理论饱和度检验。

第三节　数据分析

通过对访谈记录资料进行开放式编码、主轴编码、选择性编码,从而构建了患方视域下医患信任违背影响因素模型。

一、开放式编码

根据卡麦兹的观点,开放式编码是对原始访谈资料给予概念化标签[①]。首先整理原始访谈资料,共获得500多条原始语句;其次,对原始语句进行整理和归纳,形成了196条代码;再次,按照意思相同或相近的原则,对代码进一步提炼,标签化形成了54个正式概念;最后,找出各概念之间的内在关联,把上述概念进一步归纳为17个范畴。为节约篇幅空间,每个范畴只节选3条原始语句和相对应的概念,具体见表4-2。

表 4-2　开放式编码范畴化

范畴	原始语句(初始概念)
医疗道德异化	B19. 医生之所以受人尊敬,除了医术外更重要的是医德,可现在却有很多人将这个职业当作纯粹的赚钱工具(唯利主义)
	B02. 某些医生的作为可恶到了极致,为了自我丝毫不顾病人的病情(行为可恶)
	B15. 谁不需要养家糊口,怎么你养个家、糊个口就得干缺德事呢(医德滑坡)
服务态度不良	B08. 最气人的是他们不允许你多问一句,颠覆了我对医生的态度(缺乏耐心)
	B14. 检查的医生态度恶劣,问结果也不告诉,很生硬地说去问医生(相互推诿)
	B10. 我们担心病痛的同时,还要忍受某些医生的冷脸,你给我黑脸,难道还要求我微笑(缺少尊重)
人文关怀弱化	B01. 现在医生给个反馈都不行,询问病情,爱理不理(冷漠相待)
	B13. 在家属对患者牵肠挂肚的时候,医生却还如此凶神恶煞,这不是白衣天使,你要求我们理解医生,医生又何时理解过病患(理解欠缺)
	B15. 我们是身体不舒服甚至是人命关天的事,在医生那里习以为常(缺少共情)
知情同意受损	B05. 医院手术签字都是霸王条款(强制合同)
	B09. 作为医生,能把检查报告单更改而不告知家属和患者吗(知情权受损)
	B16. 凭什么我花了钱,我得不到应该有的医疗选择权(同意权受损)

---

① 卡麦兹. 建构扎根理论:质性研究实践指南[M]. 边国英,译. 重庆:重庆大学出版社,2009:42.

续表

范畴	原始语句(初始概念)
医疗质量缺陷	B14. 没想到手术时,医生还和护士聊天,中途还接了个电话(责任质量缺陷) B12. 现在的医生只会靠仪器看病,医生开药不能根据我的病情对症下药(技术质量缺陷) B19. 现在科室分得太细而且各扫门前雪,我是老病号可我现在病了不知看哪科(协同质量缺陷)
医疗安全事件	B13. 换位思考,如果自己的至亲,手术出现了并发症,找了两个小时却找不到医生,心情还怎么平静(诊疗事件) B20. 吃了医生开的药后出现过敏反应,造成我病情加重(药事事件) B12. 护士给我孩子打针,打了四五次才找到血管,把孩子打的一直哭个不停(护理事件)
临床技能失范	B01. 砍医生的多还是医疗事故死的患者多(医疗事故) B08. 花钱没治好病,治标不治本,我对那些主治医师没有好感,治不好病还吸钱一大堆(疗效不佳) B02. 看病去了三个科室挂了三个号,曾经失误说我是癌症(误诊错诊)
沟通能力阻滞	B21. 其实多数检查都是常规的,只是他们懒得跟病人解释,造成了患者觉得受了委屈(沟通意愿不强) B10. 你懂还是我懂?医生觉得患者莫名其妙(沟通态度恶劣) B09. 医生的词汇含糊,是自己专业不精通,还是本来行业内就用词含糊(沟通技巧欠缺)
医方过度逐利	B14. 我们说钱过几天就有了,医院说没钱就停止治疗(唯利至上) B15. 医院能叫垄断行业吗?基本上符合这个标准,有哪个垄断行业不是暴利(垄断型暴利) B13. 当你每月就赚 3000 元时,看一次病几万元就没了,生一次病几乎要了我们全部积蓄(费用巨大)
医方过度医疗	B21. 排了一个多小时队,我都还没有说具体怎么回事,医生就直接开很多检查单,然后叫我出去(过度检查) B22. 开了一堆药吃不好,我花了钱是想治好病的(过度用药) B10. 我不怕花钱,就怕花冤枉钱,现在医生治病靠的是排除法,这要多花多少冤枉钱(过度诊疗)

续表

范畴	原始语句(初始概念)
就医弱式公平	B19.问题是你态度总那么恶劣吗?你见了官老爷,态度咋那么好呢?给领导开了各种各样的绿色通道(特权就医) B20.掏出电话向朋友求救,所有的队都不用排,马上上药缓解痛苦,半天确诊,当晚手术(医疗照顾) B15.病患在诊室里呻吟没一个人来照管,而特需病房里有专人值守(特需医疗)
调解中立偏离	B01.现在我能理解那些医闹了,或许有些确实无理取闹,有些却是因为投诉无门,只能依靠闹事与武力了(投诉渠道不畅) B08.医调委是医生给医生调解,改来改去,变成了兄弟调解(调解不公正) B20.都是通过口头调解,没有提供专家咨询,也无专业意见报告(调解不专业)
鉴定中立偏移	B21.医学会的鉴定专家几乎都是医院的医生,今天你鉴定我,明天我鉴定你(鉴定不中立) B14.鉴定中藐视法律和规则,在责任归属鉴定中随意推理(不依法鉴定) B22.在已被事实证明错误的情况下,而且有关专家指出了正确的手术方案后,鉴定结论仍然认定二次手术的方案正确(罔顾医学标准)
赔偿中立偏差	B05.没有医生为失误负刑事责任,只是赔点钱让他们长长记性(交易性赔偿) B01.医方愿意部分退还医疗费用,但对后期复诊费用不予支持(部分赔偿) B19.为什么相似的案件,赔偿差距如此之大(二元化赔偿)
社会信任危机	B16.各行各业都以钱为基准,救死扶伤的美德有时候被金钱打败(利益至上) B05.在那么多潜规则下道德显得苍白,人与人之间的信任越来越恶化(人际不信任) B15.相当数量的国人没有底线,要钱已成为一群人唯一的底线(底线失守)
媒体负面报道	B19.为吸引公众眼球,夸张报道、结论轻率,丑化医生形象(媒体专业性缺失) B08.媒体过于"一边倒"向患者,医方声音常常缺席(媒体公正性不足) B10.媒体的负面报道加大了医患信任的裂痕(媒体催化剂)
弱势心态泛化	B21.我们没有资金,没有医疗专业知识,没有与政府的关系,取证困难,拖不起时间,这些对医院来说都不是问题,请问这种官司怎么打(经济弱势) B14.在医院病人就是绝对的弱势群体,就像待宰的羔羊(角色弱势) B10.患者斗得过医院吗?治死几个没关系,反正有治安保卫着,还怕你们医闹(人格弱势)

注:"B××"表示第××位受访者在访谈中的原始语句,每个原始语句末尾括号中的词语为该原始语句编码后获得的概念。

二、主轴编码

开放编码的目的是发掘范畴,而主轴编码则是对开放编码形成的范畴进行聚类分析,以建立不同范畴之间的关联,形成更大的类属①。本部分的研究主题是探讨患方视域下医患信任违背的影响因素,依据这一模式,把开放编码形成的 17 个范畴聚类为五大关系即 5 个主范畴,具体见表 4-3。

表 4-3 各主范畴及其对应的开放式编码范畴

主范畴	范畴	关系内涵
医方行医善意	服务态度不良	医生对患者不尊重、不关心,缺乏耐心,推诿患者等
	人文关怀弱化	医生对患者冷漠、爱理不理,对患者病情缺乏情感共鸣等
	知情同意受损	患者知情权与同意权享有不充分,知情同意书往往是强制合同
	医疗道德异化	医生唯利主义,为自己利益不顾患者利益
医方行医正直	医方过度逐利	医院开单提成且垄断获利,治疗费用巨大,且缺钱就停止治疗
	医方过度医疗	医生在医疗服务过程中过度检查、过度用药、过度诊疗等
	就医弱式公平	特权就医、关系就医、特需医疗盛行
医方行医能力	医疗质量缺陷	医疗质量缺陷既有责任质量缺陷,也有技术质量缺陷
	医疗安全事件	医疗安全事件以诊疗事件、药事事件与护理事件为主
	临床技能失范	治疗效果不佳,误诊率高,并发症与医疗意外处置能力不强
	沟通能力阻滞	沟通技巧欠缺,专业通俗表达能力不强,沟通意愿不高
医疗纠纷处置	调解中立偏离	调解渠道不畅通,调解公正性差,而且调解专业水准不高
	鉴定中立偏移	鉴定的中立性不强,有的鉴定不依据相关法律法规与医学标准
	赔偿中立偏差	医疗损害赔偿存在二元化赔偿、部分赔偿,甚至是交易性赔偿
社会环境因素	社会信任危机	整个社会利益至上、道德滑坡、底线失守,人与人之间不信任
	弱势心态泛化	患者就是弱势群体,无论是武力还是诉诸法律都斗不过医院
	媒体负面报道	媒体有关医疗报道的公正性与专业性不足加剧了医患不信任

三、选择性编码

选择性编码是为了进一步具象化主轴编码发展的类属关系,并总结出可以统领所有范畴的故事线。卡麦兹认为,故事线应该具有连贯性,这不仅可以概念化各

---

① 陶厚永,李燕萍,骆振心.山寨模式的形成机理及其对组织创新的启示[J].中国软科学,2010(11):123-135.

范畴之间的关联,而且可以使分析性故事理论化,"故事线"提炼完成后意味着发展出新的理论框架。

　　贯穿"患方视域的医患信任违背"这一核心范畴的"故事线"为:医方行医善意、医方行医能力、医方行医正直、医疗纠纷处置与社会环境因素5个主范畴对医患信任违背存在显著影响。其中,医方行医善意、医方行医能力与医方行医正直3个主范畴构成"医方行医形象",是医患信任违背的内驱因素,它直接决定医患信任违背程度;医疗纠纷处置是影响医患信任违背的内部情境因素,它影响医患信任违背的强度与方向;社会环境因素是影响医患信任违背的外部情境因素,它也影响医患信任违背的强度与方向,会加剧医患信任违背的发生。以此"故事线"为基础,本章建构和发展出一个新的医患信任违背理论框架,称为"患方视域的医患信任违背影响因素模型",如图4-1所示。

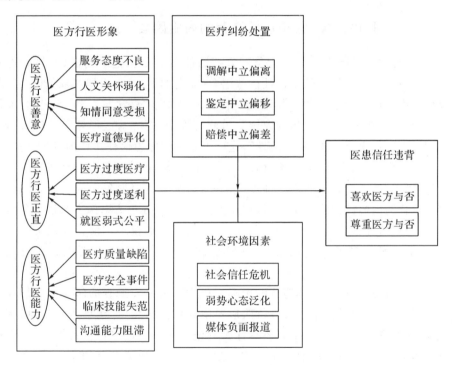

图 4-1　患方视域的医患信任违背影响因素模型

四、理论饱和度检验

　　根据格莱瑟和施特劳斯的观点,理论饱和度是指不能再获得额外数据以使研究者进一步发展某一范畴的特征①。用余下 1/3 的访谈记录资料进行理论饱和度检验后的结果表明,模型中影响医患信任的 5 个主范畴得到了充分发展,没有发现新的范畴和关系,5 个主范畴内部亦未发现新的构成因子。因此可以确定,上述患方视域下医患信任违背影响因素的理论模型是饱和的。

第四节　患方视域下医患信任违背的影响因素模型阐释

根据扎根理论的分析发现,患方对医方行医形象的认知并不是简单的"医方行医形象等于或不等于信任"的逻辑,除了医方行医形象因素外,医疗纠纷处置与社会环境因素对于患方而言同样具有重要的信任诊断价值。

一、医方行医形象:医患信任违背的内驱因素

医方行医善意、医方行医正直与医方行医能力 3 个主范畴构成"医方行医形象",是医患信任违背发生的动机性诱致因素(即内驱因素)。根据罗森伯格的印象形成分向度理论②,社会属性会影响其对目标人物做出"喜欢与否"的评定,智能属性会影响"是否尊重"目标人物的评定。由此可推论,医方行医形象中的医方行医善意与医方行医正直属于"社会属性",这些因素导致医患信任违背的发生,将会让患方对医方产生"不喜欢"的评价,而医方行医能力是"智能属性",会让患方对医方产生"不尊重"的评价。从印象整饰理论来分析,医方行医形象中的不同信息对医患信任违背的内驱性影响也不同,依据印象整饰理论,在患方对医方行医形象认知过程中,有些特性影响力更大。安德森的印象形成的加权平均模型理论可以解释这一点,加权平均模型理论说明,一些特征在影响印象形成方面比其他特征更重要③。

(1)负性信息对医患信任违背的影响力更大。按照安德森的印象形成加权平均模型理论,患方通常会给予医方行医形象中的负性信息(即消极否定信息)更大的权重,安德森认为,不管一个人还有什么其他特质,消极否定的特质都会给人产生负面印象。Fiske 等人提出的负性效应指出,人们在形成整体印象时,对负性信

①　费小冬.扎根理论研究方法论:要素、研究程序和评判标准[J].公共行政评论,2008,1(3):23-43.

②　Rosenberg J, Egbert N. Online impression management: personality traits and concerns for secondary goals as predictors of self-presentation tactics on facebook[J]. Journal of Computer mediated Communication,2011,17(1):1-18.

③　Anderson, Neil R. Interviewer impression formation and decision making in the graduate selection interview: a theoretical and empirical analysis[J]. Journal of the Japanese Association for Infectious Diseases, 1988,61(9):1079-1090.

息比对正性信息给予更大的权重①。也就是说,患方对医方的一些负性否定信息的印象更深,在评价医方行医形象时,往往不自觉地会以医方做错了什么来评价,这些否定的负性信息在医患信任违背中会更具影响力。如"B21.医生问都没有问,就让测过敏源,检测真菌。不进行一番检查,出了问题不就担责任了吗? 同时也更准确了,哪怕他知道没啥事,医院也创收了,多美的事";"B14.你说你的工作辛苦,苦就对了,所有奋斗的人都苦;大家都不容易,其他行业就不苦吗? 人不能生活在象牙塔里";等等。

(2)第一印象对医患信任违背的影响力更大。患方在对医方行医形象的形成中,并不会同等地看待医方所有特征,根据首因效应,首先被患方关注的医方行医特征将影响患方处理其他医方信息的方式。也就是说,如果患方对医方行医形象的第一印象差,就会印象特别深刻,即患方会赋予医方行医形象的第一印象更大的权重,如果患方对医方第一印象不好,将会对医患信任违背产生更大的影响,患方预设不信任就是这种现象的体现。如"B08.不要责怪那些带摄像头去看病的患者,因为我已经后悔了,如果我记录下当时的情况,他们还能辩驳吗";"B13.当时看病时医生说话口气特别生硬,像要打仗似的,我当时就是忍着,本来我就是病人,心情不好,看了病以后心情更不好,时不时地就会想到当时医生的那个态度,每每想起就气得不行,加重病情";等等。

(3)中心特性对医患信任违背的影响力更大。对医方行医形象形成的印象因素中有些是"中心特性",其对医患信任违背的影响力会更大。实验研究发现,有些特性的信息通常更有分量,可以改变整体印象,这些特性被称为中心特性。患方在对医方行医形象形成的过程中,必然会有中心特性,这些中心特性对医方行医形象更具影响力。在医方行医形象的3个主范畴、11个范畴中,并不是所有的特性都是中心特性,从患方在访谈中的反馈来看,服务态度不良、医疗质量缺陷、医疗安全事件、临床技能失范、过度逐利与过度医疗等在患方对医方行医形象的形成过程中更有分量,属于中心特性。一旦这些中心特性在患方视域中属于负性信息,则相比其他非中心特性的负性信息,其对医患信任违背会产生更大的影响力。如"B19.医生甚至都没看我是男是女就开出一堆单子,难道一切检查都是必需的? 病没查出来,我还花了一大笔钱,你说你尽力了,不是鬼话吗"等。

(4)力量向度强对医患信任违背的影响力更大。奥斯古德等人运用语义分析法,发现人们进行印象评价有三个基本向度:评价向度是"坏—好",力量向度是

---

① Fiske S T,Neuberg S L. A continuum of impression formation,from category-based to individuating processes:influences of information and motivation on attention and interpretation [J]. Advances in Experimental Social Psychology,1990,23(1):1-74.

"弱—强",活动向度是"消极—积极"①。患方对医方行医形象的印象也会存在这三个基本向度,即好与坏、强与弱、消极与积极。影响医患信任违背的医方行医形象往往是坏的印象,医方服务态度不良、医学人文关怀欠缺、知情同意受损、医疗道德异化、医疗质量缺陷、医疗安全事件、临床技能失范、沟通能力阻滞、医方过度逐利、就医弱式公平、医方过度医疗等,这些医患信任违背的影响因素都属于患方对医方行医形象"坏"的评价,但是否一定会导致医患信任的违背,实际上还取决于力量向度即"强度",一般而言,患方对医方行医形象坏的评价的强度越大,越容易导致医患信任违背的发生。如"B15.病人多说一句、多问一句,医生就会不耐烦,不解释也不沟通";"B01.去了两次医院,对医院彻底没信心了,那就是一个烧钱的地方,还治不好病";等等。

二、医疗纠纷处置与社会环境因素:医患信任违背的情境因素

医疗纠纷处置是影响医患信任违背的内部情境因素,医疗纠纷处置中的调解的中立性偏离、医疗损害鉴定的中立性不高、医疗损害的选择性赔偿等都会加剧医患信任违背的发生;社会环境因素是影响医患信任的外部情境因素,社会环境因素中的社会信任危机加深、弱势心态泛化、媒体有关医疗的负面报道等因素也都会加剧医患信任违背的发生。

医疗纠纷处置与社会环境因素这两个情境变量都通过影响医患信任违背的关系强度或关系方向而起作用,属于调节变量。有关情境变量的调节效应,在个人深度访谈中还获得了具有启发意义的两点结论:其一,调节效应受医方行医形象特征(包括行医形象的来源、强度与结构)的影响。当医方行医形象的强度较弱,或行医形象主要来自患方的间接经验而非亲身经历,或行医形象结构只包含认知成分但缺乏情绪情感成分时,情境变量的调节效应相对较强,即医患信任违背更多地受情境因素的影响;相反,情境变量的调节效应则相对较弱。进一步说,情境变量的调节效应与医方行医形象之间存在此消彼长的关系。其二,调节效应的强弱还会受到情境变量特征(包括来源、强度与结构)的影响。当情境变量"来源"自患方亲身经历时,调节效应相对较强,如"B16.医生居然用百度,查看该药品治疗什么病";若情境变量的"强度"很大,调节效应也会相对较强,如"B14.我去医院看病,医生态度非常不好,我还得强装笑脸迎合";如果情境变量的"结构"方面不只包含认知成分还包含情感成分,其调节效应也相对较强,如"B22.本来大家都在紧张状态下,焦急烦躁,你觉得你黑着一张脸别人会喜欢看吗",再如"B10.主治医师经常找

---

① 崔光成.管理心理学[M].北京:人民卫生出版社,2013:76.

不到,低声下气去问其他医生,也根本不理睬你"。当这些情境变量的影响微弱时,
医患信任违背主要受医方行医形象的影响;当情境变量极为有利或极为不利时,则
会抑制或促进医患信任违背的发生。换言之,情境变量与医患信任违背之间呈正
向线性关系。

第五章　医方视域下医患信任违背影响因素的统计分析

第一节　引　言

医患信任违背是医患双方对于对方未能履行其期望中与医方及患方身份相称的一种或多种责任的主观感知。就医方视域的医患信任违背（简称患方信任违背）而言，医患信任违背是"医方对于患方未能履行医方对其期望中与患者身份相称的一种或多种责任的主观感知"，当医方感知到患方并没有履行患方应该履行的就医责任时，医患信任违背就产生了[①]。而且医患信任违背还可以在不存在事实上的期望破坏时出现，换言之，影响医患信任违背发生的有时可以是医方认为患方破坏就医形象的想法，且不论实际的就医形象破坏是否发生。也就是说，医患信任违背可以是客观的，也可以是主观的，也即医方视域的医患信任违背是指患方未履行或未完全履行其在就医中医方期望的承诺条款，包括真实承诺和心理承诺（且以心理承诺为主）。当然，有些未履行或未完全履行的承诺条款是构成医患信任违背的核心要素，而有些是普通条款[②]。简言之，即医方想象中的就医形象破坏事实出现，也可能导致医患信任违背的发生。

那有哪些因素在医方视域中是影响医患信任违背的关键因素呢？前文已通过扎根分析进行了探索性分析，而扎根分析属于定性分析，其信度与效度还未经过较大样本数据的统计检验，本部分对扎根分析提炼出的模型中涉及的范畴进行变量化并开发出测量量表，采用较大规模问卷调查以检验模型中变量之间的关系。此外，定量分析还可以发现影响医患信任违背的关键因素的重要性排序，这是扎根分析等定性研究所不能做到的。

---

① Turnley W H, Feldman D C. Psychological contract violations during organizational restructuring [J]. Human Resource Management,1998,37：71-83.

② 钟晶灵.民企员工心理合同的缺失与补救[J].企业改革与管理,2014(1):52-54.

第二节 研究基础与研究假设

一、患方就医善意对医患信任违背的主效应

（一）患方低依从性对医患信任违背的影响

"依从"指在服务过程中,一方接受或遵从另一方特殊要求的程度[①]。患方依从指患方在特定的就医情境中对医方的遵从,表现出与医方期望一致的行为或态度。依据 Kochanska 等人的理论,可把患方依从行为细分为两类:①自愿依从,表现为对医方的乐意遵从;②情境依从,表现为基本按医方要求去做,但是需要协助或提醒才会遵从[②]。这两种患方依从在动机上有差异,按照 Kuczynski 等人的描述:自愿依从是患方内部驱动的依从,具有自我控制力;情境依从是外部驱动的依从,患方往往迫于外界压力而依从,是一种由外部动机诱发的外控行为[③]。自愿依从反映了患方真正愿意接纳医方的要求与指令,是一种发自内心的义务感。情境依从则是由外控而非内控所驱使,只表示患方对当前命令的遵从。

患方依从是医疗服务顺利进行的必要条件。根据情境同一性理论,每个社会情境都有一种合适的社会行为模式,这种行为模式表达了一种特别适合于该情境的同一性[④],并表现出相应的社会角色行为。患方的角色决定了患方"依从"医方是符合就医情境的合适的行为模式。因为医学高度专业化,依从医方在一定程度上就是遵从专业权威。

而患方低依从性,会让医方对这类患方产生消极的预期,认为患方就医善意不足,会让医方认为患方不相信他们的专业权威,导致医方对依从性低的患方有排斥感。医方在情感上也不喜欢依从性低的对抗性患方,根据姜鸿文等人的调查,在医生所不期望的患方类型中,就有"质疑医生、固执己见、不听从医嘱"类型的患方;与此同时,医生最希望患方能够遵从医嘱,即指患方能够听从医生的专业建议,而不

---

① Hewett K, Bearden W O. Dependence, trust, and relational behavior on the part of foreign subsidiary marketing operations: implications for managing global marketing operation[J]. Journal of Marketing,2001,65(10):51-66.

② Kochanska G,Askan N,Koenig A L. A longitudinal study of the roots of preschooler's conscience: committed compliance and emerging internalization[J]. Child Development,1995,(66):1752-1769.

③ Kuczynski L,Kochanska G. Development of children's noncompliance strategies from toddler hood to age 5[J]. Developmental Psychology,1990,126(3):398-408.

④ 宋官东,杨志天,崔淼. 服从行为的心理学研究[J]. 心理科学,2008(1):249-252.

是一味地质疑[①]。而医患信任是一种面向未来的积极期望,依从性低的患方,会让医方认为这类患方在未来医疗过程中充满更多的风险,会给医疗服务带来消极预期,因为患方低依从性不利于医疗服务的顺利开展,最终会影响到疾病的治疗效果,从而导致医患信任违背的发生。综上分析,提出如下研究假设。

假设1a:患方低依从性,会让医方认为患方不相信他们的专业权威,致使医方认为这类患方在未来医疗过程中充满更多的风险,会给医疗服务带来消极预期,从而导致医患信任违背的发生。

(二)患方预设不信任对医患信任违背的影响

患方预设不信任是指在医患交往中,患方未经历实际的医患互动,不经过对医方认识的验证,患方仅通过对医方所在医院、职称、职务、年龄、性别、声誉、利益关系等因素,仅凭患方的"社会记忆"就先验性地推定医方是不可信的,导致在医患互动交流中倍加防范的心理态度与行为取向[②]。"社会记忆"主要来自患方自身的就医经历、他人关于看病的言论、媒体有关医疗报道,特别是医患关系紧张、医德滑坡、过度医疗、医方过度逐利等内容,这些"社会记忆"元素的综合作用,导致患方对医方的预设不信任[③]。

患方预设不信任会产生显著的刻板效应。刻板效应是一种特定的认知图式,指人对某一社会群体成员的特征形成固定而概括的看法。从刻板效应推论,患方预设不信任指患方还没有与医方进行实质性的互动就会对医方群体形成固定而概括的观点,定型地去衡量和推断医方的一切行为,就如同戴上有色眼镜。这种医患互动交往前先入为主的主观预设不信任,不管正确与否,都会对后续的医患互动产生心理定式作用。

患方预设不信任先验性地置医方于不可信的困境,这种预先性不信任是患方单向性对医方的判断,不管是理性的还是非理性的,预设不信任都会给患方带来就医危机感,这种就医危机感来自患方对医方可能的"背叛"的推定[④]。患方预设不信任导致患方在就医前预先性运用各种防御措施,有的患方甚至带录音笔等就医,录音、拍照以保留证据;对医生诊断的专业权威性持怀疑态度,不遵从医嘱甚至对抗医生的诊治;对医生诊断的善意也持猜疑态度,常常会把诊断处方拿去找熟人或到多家医院就诊反复验证才放心,更会怀疑医生为逐利给患方提供不必要也不合

---

① 姜鸿文,王凌云,孙少晶.医患期望及沟通能力研究:基于深度访谈与问卷调查[J].新闻大学,2013 (3):90-95.

② 王敏,兰迎春,赵敏.患者预设性不信任与医患信任危机[J].医学与哲学,2015,36(3):47-50.

③ 崔香芬,姚兆余.农民就医过程中关系资本运作的行动逻辑——以江苏省A县X村为个案[J].中国农业大学学报(社会科学版),2010,27(4):49-55.

④ 李德玲,卢景国.从患者视角看预设性信任/不信任及其根源[J].中国医学伦理学,2011,24(2):201-203.

理的医疗。预设不信任包含着患方对医疗道德与医疗行为不信任的主观推定与预期，这会使正常的医疗行为也被蒙上阴影。

患方预设不信任对医患信任违背有重要影响，预设性不信任导致医患双方情感的对立与疏离，不仅会使患方自己在诊疗过程中不协作，影响疾病的诊治效果，还会导致医方对患方产生消极预期，根据"以牙还牙"策略，医方也会对患方产生预设不信任，因为人通常都不喜欢并尽力回避与自己不信任的人打交道，从而导致医患信任违背的发生。综上分析，提出如下研究假设。

假设 1b：患方预设不信任先验性地置医方于不可信的困境，导致医患双方情感的对立与疏离，根据"以牙还牙"策略，医方也会对患方产生预设不信任，从而导致医患信任违背的发生。

（三）患方过度自利对医患信任违背的影响

过度利己是一种违反就医公平、损害其他患者就医利益的自利。当患方在就医中考虑如何自利并付诸行动时，会出现善与恶的问题：有的患方会选择损人利己的方式自利，这就属于恶；有的患方会选择利己而不损人或也利人的方式自利，这就属于非恶或正当。按照韩东屏的观点推论，若把前一种自利方式作为就医原则，则属于过度的就医利己主义行为；若把后一种自利方式作为就医原则，则属于理性的利己主义就医行为[①]。在就医实践中，过度的就医利己主义行为并不鲜见，在医方看来目前就医个人主义盛行，有的患方要求过高，把自己当作上帝，只要未满足其要求哪怕是不合理诉求，也会投诉医方服务态度不好；有的患方就医态度蛮横，对医方缺乏应有的尊重。

就医中的自利行为具有传导性，就医自利行为的传导效应是指被其他患方自利对待过的患方也会自利地对待无辜的其他患方。导致就医自利行为传导效应发生的机制主要来自两方面：一方面，其他患方的自利就医行为对患方形成了一种不良的示范性效应，患方接受并认同这种自利就医行为是普遍的且是合理的，进而患方自己也会这样去执行。不良的示范性效应会向患方暗示，不道德的自利就医行为在一些就医情境中是可行的，并且不会受到惩处，由此弱化了患方遵守就医道德与就医规则的内在动机，反而激活了患方追求当下就医利益的内在动机。另一方面，患方就医自利行为传导效应的发生也是患方的受害者角色让其获得了更多的心理权利，即被其他患方在就医中自利地对待会导致患方产生一种受害者的心理权利，使患方觉得自己在就医中的权益已经有所损失，在之后的就医中就应该争取获得更多的就医利益以挽回损失，因而在实施就医自利行为时不会有常态情形下

① 韩东屏.反思"人性自利"[J].伦理学研究,2016(6):120-125.

感知到的道德压力,患方自我会减少对就医自利意图与行为的抑制①。当然,从自私行为的传递效应理论来看,在就医实践中,被其他患方自利对待并不一定会激活患方的就医自利行为,这说明就医自利的传导效应还会受到调节因素的影响:如患方的公正敏感性、道德认同感、情境中的道德凸显与匿名性等②。

而医患信任是一种面向未来的积极期望,患方就医中过度自利,会让医方认为这类患方在未来医疗过程中充满风险,过度利己的患方会给医方带来严重的消极预期,因为患方就医中过度自利的行为不仅会影响其本人诊疗行为的顺利开展,还会严重影响其他患方治疗行为的顺利进行,从而导致医患信任违背的发生。综上分析,提出如下研究假设的。

假设 1c:患方过度的就医利己主义行为,不利于诊疗行为的顺利开展,也违反就医公平并损害其他患方就医利益,以致给医方带来严重的消极预期,从而导致医患信任违背的发生。

(四)患方非科学就医期望对医患信任违背的影响

就医期望是指患方对将要接受的医疗服务过程与结果的期望,是患方就医需求与愿景的反映③。就医期望的内容广泛,既包括就医流程方面的,也包括医疗服务要素方面的。首先,在就医流程方面,患方对就医全流程中各环节都会寄予就医期望,就医前对医院环境、医方声誉等有期望,就医中对候诊时间、医务人员的服务态度、医疗费用与医疗水平等有期望,就医后对诊疗结果、后续回访服务等有期望④;其次,医疗服务要素方面,主要指医疗服务的关键因素,包括医疗服务态度、医患沟通、医疗质量与安全等对患方就医期望有重要影响的关键因素的期望。如Bostan 等人认为患方就医期望要素主要包括医疗服务、参与治疗的权利、患者知情权和管理服务四个方面⑤。Zcbiene 等人提炼出患方就医期望的四个要素:信息沟通、理解与解释、情感支持和诊断治疗⑥。国内学者徐苏等人提出的患方就医期望要素内涵更符合我国患方的认知情况,包括医疗服务质量、诊疗费用、治疗效果和住院时间等方面⑦。张金华等人的研究更深入一步,他们对就医期望六要素赋

---

① Zitek E M, Jordan A H, Monin B, et al. Victim entitlement to behave selfishly[J]. Journal of Personality and Social Psychology,2010,98(2):245-255.

② 余俊宜,寇彧.自私行为的传递效应[J].心理科学进展,2015,23(6):1061-1069.

③ 张金华,许军,彭学韬,等.患者就医期望的研究现状及进展[J].中国医院管理,2017,37(8):50-53.

④ Kravitz R L. Patients' expectations for medical care: an expanded formulation based on review of the literature[J]. Medical Care Research and Review,1996,53(1):3-27.

⑤ Bostan S, Acuner T,Yilmaz G. Patient(customer) expectations in hospitals[J]. Health Policy,2007,82(1):62-70.

⑥ Zebiene E, Razgauskas E, Basys V, et al. Meeting patient's expectations in primary care consultations in Lithuania[J]. International Journal for Quality in Health Care,2004,16(1):83-89.

⑦ 徐苏,王学明.患者期望值管理在预防医疗纠纷中的应用[J].中国医院,2011,15(8):63-65.

予了权重,就医期望维度按权重大小依次为诊疗过程、诊疗结果、价格收费、医务人员、就医环境、配套服务等,权重顺序体现了患方对不同医疗服务要素的期望度[①]。

医疗是高风险且高未知的,许多疾病只能缓解而不能治愈,否则不会有那么多不治之症。医方往往认为患方期望过高。研究者指出,患方由于医学知识贫乏以及对医疗水平的过高估计,医生被赋予高角色期待[②],对医疗风险预估不足等因素也都会使患方及家属对医疗服务有着过高期望;而且,现在的患方常常将医疗服务简单等同于一般的"消费行为",认为所花医疗费用越高,医疗效果就应该越好。一旦治疗结果达不到其期望,就会出现失望、崩溃等情绪,易迁怒于医疗机构,这给医务人员带来巨大的执业压力。就医期望过高确实容易引发医患冲突,Hickson 等人认为医患冲突与患方就医期望得不到满足有密切关系[③]。研究者在总结许多医院医疗经验的基础上发现猝死、急性病发作患者制造的医患冲突比例远高于久治不愈死亡、慢性病的患者,这主要是因为猝死、急性病发作患者及家属对疾病没有充分的认识,期望值高而且缺乏风险意识,往往难以接受这样的医疗结果,进而引发医患冲突[④]。而医患信任是一种面向未来的积极期望,就医期望值过高的患方会让医方认为这类患方在未来医疗服务中有更多的医患冲突的可能,会带来极高的执业风险。也就是说,就医期望值过高的患方会给医方带来消极预期,从而导致医患信任违背的发生。综上分析,提出如下研究假设。

假设 1d:患方就医期望值过高,会让医方认为这类患方在未来医疗服务中爆发医患冲突的可能性更大,会给医方带来消极预期,从而导致医患信任违背的发生。

(五)医德绑架对医患信任违背的影响

医者仁心仁术,在患方看来医生之所以受人尊敬除了医术外,更重要的是医德。医生职业关乎生命,因此,医生的道德要尤其高尚,但现在的医德滑坡严重,一些医生的医德不能为患方所信任。

当然,医方并不否认医德的重要性,但同时医方认为患方对医德期望过高。在医方看来,医者是千百万种职业中的一种,只是这种职业事关生死,其实质仍是上班族。医方认为做医生必须有医德,但不要道德绑架,不要站在道德的制高点来指责医方,将医方的道德置于圣人境界。因为医德绑架的结果是让患方理直气壮地

① 张金华,孙昌朋,彭学韬,等.层次分析法在确定就医期望评价指标体系权重中的应用研究[J].现代预防医学,2017,44(18):3346-3350.

② 汪新建,王丛.医患信任关系的特征、现状与研究展望[J].南京师大学报(社会科学版),2016(2):102-109.

③ Hickson G B,Federspiel C F,Pichert J W. Patient complaints and malpractice risk[J]. The Journal of the American Medical Association,2002,28(7):2951-2957.

④ 陈羽中,饶黎.对医疗风险度评价的探讨[J].中华医院管理杂志,2006,22(5):327-328.

认为:奉献,是医者应有的生存方式。医德绑架首先会使医方认为患方对医德期望过高,从而产生达不到要求的挫败感,进而导致医患双方在医德方面无共识而难以有效对话,使医患双方对医德的认知陷入相对主义困境,医患双方出现"你有你的道德,我有我的道德,对我来说是对的,对你来说可以是错的"的相对主义困境,走向"无所谓道德,无所谓对错,一切皆可,无可无不可"的虚无主义边缘①,进而导致医患双方在医德方面无法达成共识,会造成医方通过非理性、个性化乃至情绪化的手段确定自我的医德原则,并由此建构一套只属于医方自我的医德话语体系②。除此之外,患方医德绑架带来的更为消极的影响是,会让医方认为患方就医善意不足,是对医德不切实际的高标准要求,有"严于律医"的非理性成分,从而让医方对医德绑架观的患方有畏惧感,而信任是一种面向未来的风险委托,医德绑架观的患方,会让医方认为这类患方在未来医疗过程中充满更多的风险,从而不敢轻易信任。综上分析,提出如下研究假设。

假设1e:患方对医德期望过高,会让医方认为这类患方就医善意不足,有严于律医的非理性成分,这会使医方产生消极预期,从而导致医患信任违背的发生。

二、患方就医正直对医患信任违背的主效应

(一)暴力医闹对医患信任违背的影响

"暴力医闹"的本质在于利益博弈,其性质是非均衡的零和博弈。医闹实质上也符合血酬定律。所谓血酬,是指流血拼命所获得的报酬,是一种通过暴力掠夺的报偿与酬劳③。"暴力医闹"从性质上可分为"职业医闹"与"非职业医闹";从"闹"的手段上可分为"武攻式医闹""文攻式医闹"与"文武式医闹"④。关于"医闹"的类型,最具代表性的观点是张晶从医闹的烈度与人数将医闹划分成四种类型:集体—激进型、集体—温和型、个体—激进型与个体—温和型⑤。

处于弱势地位的患方常通过"弱者的武器""边缘暴力"等"问题化"策略进行维权。一方面,患方在医闹中会采用"弱者的武器"策略,最常用的方式是采用欺骗、逃避、假装遗忘、造谣中伤、假装顺从等手段,此外,还包括诉苦、故意示弱、暗中威胁、变通、展示痛苦而利用他人同情心等⑥。患方会利用"弱势势能"的潜在力量,主要是突出医疗损害给患方造成的不良后果以及患方自身资源匮乏的弱势,以赢

①　邱杰.医德冲突的悖论性状及排解路向[J].哲学动态,2009(9):56-60.
②　包利民,斯戴克豪思.现代性价值辩证论[M].上海:学林出版社,2000:4-7.
③　曹慧.血酬定律视角下"职业医闹"产生机理研究[J].医学与哲学,2016,37(4):45-47.
④　栾永,孟华.医闹种类、特征、危害与成因对策研究[J].医学与哲学,2012,33(5):28-30.
⑤　张晶.正式纠纷解决制度失效、牟利激励与情感触发——多重面相中的"医闹"事件及其治理[J].公共管理学报,2017,14(1):61-74+156-157.
⑥　聂洪辉."医闹"事件中"弱者的武器"与"问题化"策略[J].河南社会科学,2010,18(5):127-130.

取社会广泛的同情和关注,从而争取更多的经济赔(补)偿。另一方面,处于弱势地位的患方也常通过"边缘暴力",如在医院设灵堂、堵门、拉横幅、静坐、跟踪骚扰、设置障碍物等阻碍医务人员正常工作[①]。此外,还包括患方长时间拖延不出院、霸占床位、拒交医疗费等"冷暴力医闹"。在医闹实践中,患方还会将"边缘暴力"与"弱者的武器"合并使用,以获取最大利益。在医闹中,有些患方还会使用"配套策略":经常利用政府对于维稳的需要,有目的地选择在政治敏感时机进行反复"医闹"。需要说明的是,在国家近年来的严厉打击下,患方过去常采用的"热暴力医闹"有所下降,如集体冲击医院、打砸医院设备设施、扰乱医疗秩序、暴力袭击医生、集体下跪等,因为这些热暴力医闹最常受到国家力量的介入,使热暴力医闹者因风险太大而谨慎选择。

医闹极大地推高了医方的执业风险。在医方看来,医闹者有多重诉求,既有经济性诉求、伦理性诉求,还有情感性诉求[②],有些患方只要未达到其就医期望,就会采用暴力对待医方,而且患方在医疗过程中发现医方过错就会极力放大,采取过度维权的方式而暴力对待医方。医方认为现在越来越多的患方用暴力解决问题,有些患方法律意识与医疗常识不足却又在医闹中获得了利益,从而强化了医闹。这让医方有深深的执业恐惧,医闹让医方面临极高的执业风险,这种风险既有人身安全的风险,还有财产损失的风险,这会让医方对患方产生高度不信任。综上分析,提出如下研究假设。

假设 2a:患方诉诸暴力医闹,极大地推高了医方的执业风险,会给医方带来严重的消极预期,从而导致医患信任违背的发生。

(二)患方不守规章对医患信任违背的影响

患方有自由意志与自由权利,为什么要遵守就医规则? 正如康德所言,只有自觉遵守那些具有普遍有效性的律令,才能真正自由。包括法律在内的一切就医规则对患方就医行为具有约束功能,然而就医规则的本质不是约束而是自由,是通过约束而实现就医自由,因为只有在就医规则范围内就医才能获得自由。涂尔干认为"自由是规范下的权利表达"[③],而就医规则恰恰是患方追求就医自由的保障,就医自由与就医规则并不冲突。

但在现实的就医情境中,有的患方缺少规则意识,就医中对就医规则遵从性低。所谓就医规则意识,是指患方在认同与接受就医规则的基础上,形成自觉遵守

[①] 陈昶,周燕.利益相关者理论视角下"医闹"治理策略[J].中国卫生事业管理,2016,33(10):746-748+791.

[②] 张晶.正式纠纷解决制度失效、牟利激励与情感触发——多重面相中的"医闹"事件及其治理[J].公共管理学报,2017,14(1):61-74+156-157.

[③] 高兆明."规则意识"八议[J].浙江社会科学,2017(7):98-103+158-159.

就医规则的行为。就医规则意识的形成过程是就医规则通过患方的心理活动内化为意识、外化为遵守规则的习惯，表现为"自我实施"的行为①。就医规则意识的价值主要在于有助于就医秩序的建构，只有当就医规则内化为患方的内心法则并上升为一种理性自觉，才能使制度化的就医规则与患方的就医价值取向相耦合，实现外在就医规则转变为患方内心有序的就医秩序②。

但在现实就医中会出现潜规则来消解就医规则，有些患方看待就医规则，只看到其约束性与绝对性，看不到其公平性与公正性。有的患方认为，理论上的规则（即制度规定的就医规则）与就医实践中的"规则"是不同的，制度规定的就医规则是明的规则，就医实践中遵守的是潜规则或关系规则。就医规则之所以存在"两张皮"，根源就在于"关系"这一中国独有的文化心理机制③。患方就医规则意识不强，关键原因是价值观扭曲与潜规则盛行相互交织，从而破坏了就医规则意识的价值基础。因为如果一部分患方因不遵守就医规则而获利，就会形成"劣币驱逐良币"的现象，产生集体违规的"广场效应"④。而医患信任是一种面向未来的积极期望，患方就医规则意识不强会给诊治医生带来消极预期，因为一个连基本的就医规则都不遵守的患方，有很高的可能性会给接诊医生带来潜在的消极结果，会让医方认为这类患方在未来医疗过程中充满更多的风险，从而导致医患信任违背的发生。综上分析，提出如下研究假设。

假设2b：患方就医规则意识不强，会让医方认为这类患方在未来医疗过程中充满不确定性，会给医方带来潜在的消极结果，从而导致医患信任违背的发生。

（三）关系就医对医患信任违背的影响

关系就医是指患方按照"特殊主义"原则，基于一定的就医行为预期而调动和利用的只为特定患方服务的关系资源。为什么需要关系就医？其根本原因就在于就医中的关系具有工具性价值，而且医疗服务的独特性也加剧了工具性关系就医的采用。按照崔香芬等人的观点，关系就医是一种理性行为，遵循收益最大化与损失最小化的理性行为动机，关系就医能给患方带来的收益是就医流程"方便化"、医患沟通"去紧张化"、就医成本"节约化"以及就医效果"满意化"等，关系就医的损失即"欠人情"⑤。程瑜等人的研究结果也表明，关系就医能给患方提供特殊医疗途径，能够使医方在顾及人情中改变过度医疗倾向，节省不必要的医疗开支，而且就

① 袁国玲.制度经济学视角下的规则意识探析[J].学术交流，2011(8)：93-96.
② 刘泾.法治与德治的互动：规则意识培育的双重维度[J].理论与改革，2017(6)：83-90.
③ 李绍燕.公民规则意识培育的障碍及对策[J].人民论坛，2018(1)：70-71.
④ 黄晨熹.哪些因素阻碍了规则意识培育[J].人民论坛，2018(22)：74-76.
⑤ 崔香芬，姚兆余.农民就医过程中关系资本运作研究[J].南通大学学报（社会科学版），2009，25(6)：109-117.

医中关系运作还能够带来一定程度的医疗"照顾",如方便患方的诊疗流程①。关系就医通过降低医患双方的风险感知、提高医患双方收益感知而影响医患初始信任的水平,而医患双方初始信任水平的高低进一步决定了医患信任的未来演变②。杨中芳等人的观点也表明,在医患互动中,关系的功能意味着相互的义务,而义务感会使医方做出值得信任的医疗服务行为③。关系就医是患方通过患方—医方关系"拟熟人化",冷漠的医患关系就具有了熟人关系的色彩,拉近患方跟医方之间的人际距离,从而实现其就医利益的策略性行动。

关系就医除了具有工具性价值外,同时也会对诊疗规范具有冲击性甚至具有违背医疗公德的否定性价值。一方面,关系就医对诊疗规范具有冲击性。因为"关系"的介入使得本应严谨的医疗变得充满"灵活性",从批判医学人类学的视角看,关系就医不只是涉及"医疗照顾"层面,也会影响治疗方案等深层次内容,关系就医的运作会改变医生规范的诊疗实践,如检查作为一种医疗技术手段,在关系就医中有可能导致检查的随意减免,如此容易造成误诊、漏诊。屈英和在调查中发现,关系就医给医生造成"心理压力大而影响临床发挥""省略某些应该开展的检查""减少用药"等④。"省略某些应该开展的检查"和"减少用药"都与治疗规范相悖,最终会影响治疗效果。另一方面,关系就医还具有违背医疗公德的否定性价值。关系就医表明患方并非很信任制度化的就医规则,而是努力运作"私域性"的关系资本⑤。关系就医会使制度化就医规则大打折扣,造成一定的冲突与张力。而且关系就医会造成患者与患者之间的就医不公平,这有悖伦理公正。在关系就医中,医务人员受关系所托,有可能会将剩余医疗资源转换为关系资源,从而扩大医务人员自身的社会资源网⑥。

概而言之,关系就医不只具有工具性价值的一面,还具有冲击诊疗规范、违背医疗公德的否定性价值的另一面。而医患信任是一种面向未来的积极期望,关系就医会让医方认为这类患方在未来医疗过程中充满难以预料的风险,关系就医的患方给医方带来某种难以言说的消极预期,从而导致医患信任违背的发生。综上分析,提出如下研究假设。

假设2c:患方关系就医会对诊疗规范形成冲击,并具有违背医疗公德的否定

①　程瑜,邹翔.关系就医:诊疗的本土化实践[J].思想战线,2015(2):37-42.

②　王华,王丛.关系就医对医患初始信任及信任演变的影响[J].现代财经(天津财经大学学报),2019,39(2):70-83.

③　杨中芳,彭泗清.中国人人际信任的概念化:一个人际关系的观点[J].社会学研究,1999(2):3-23.

④　屈英和."关系就医"取向下医患互动的错位与重构[J].社会科学战线,2010(2):242-245.

⑤　崔香芬,姚兆余.农民就医过程中关系资本运作的行动逻辑——以江苏省A县X村为个案[J].中国农业大学学报(社会科学版),2010,27(4):49-55.

⑥　王秋芬,王伟杰,钱丽荣,等.医患博弈视角下的"关系就医"现象调研——以丽水市某医院为例[J].中国医学伦理学,2013,26(3):305-307.

性价值,会给医方带来难以预料的消极预期,从而导致医患信任违背的发生。

三、患方就医能力对医患信任违背的主效应

(一)医患信息不对称对医患信任违背的影响

医患双方知识背景的差异,使得医患之间具有天然的信息不对称。医患信息不对称体现在多方面,既有疾病信息、诊断信息等方面的信息不对称,还有药物信息等多方面的信息不对称[①]。医患信息不对称必然导致对病情的认知存在极大差异,患方对疾病的认知是"普知",受过专业训练的医方对疾病的认知是"专知",医患双方在疾病认知方面存在很大的认知能力落差。

患方对疾病的"普知"解读与医方的"专知"解读,是两套不同的认知体系,医患双方互为"知识异乡人",由此导致患方难以充分理解医方对病情的解释与诊治[②]。患方对疾病的"普知"是切身体验疾病,其对疾病的认知主要通过日常生活和身体功能来界定,包括通过自我感知、求医经历、社会文化、对生物医学的想象等因素来认知,也就是说,患方对疾病的"普知"是社会视阈的[③]。然而医生作为受过系统化的医学专业教育、并积累了丰富临床经验的专业人士,对医学的认知是"专知",医生眼中的疾病是自然视阈的,医生所接受的医学教育会使其按照医疗行业的"专业思维",以量化的、客观的疾病指标数据来认知疾病。比如,医生认知概率风险会从医学专业角度解读,不超过15%的失败率和超过75%的成功率都不会被忽略。然而,更多采用启发式策略处理概率风险的患方很难理解这一点,因为患方通常将低于15%的风险视为"绝对"无风险,将高于75%的风险视为"绝对"有风险[④]。

医患信任是一种面向未来的积极期望,患方对医学的"普知"与医方对医学的"专知"的差距,本质上反映了患方与医方的认知能力落差,这种认知能力落差越大,越会让医方认为这类患方在未来医疗过程中充满未知风险,会给医方带来难以通约的消极预期。根据研究者的调研发现,医生在描述期望的患方时,都期望患方认知能力与知识水平高一些,能理解医生说什么,并更好地遵从医嘱[⑤]。综上分析,提出如下研究假设。

① Talen M R, Grampp K, Tucker A, et al. What physicians want from their patients: identifying what makes good patient communication[J]. Families, Systems, Health, 2008, (26):5866.

② 严予若,万晓莉,陈锡建.沟通实践与当代医患关系重构——一个哈贝马斯的视角[J].清华大学学报(哲学社会科学版),2017(3):172-178+203.

③ 屈英和."关系就医"取向下医患互动的错位与重构[J].社会科学战线,2010(2):242-245.

④ 王丹旸,朱冬青.医患沟通障碍的心理解析:信息交换视角[J].心理科学进展,2015,23(12):2129-2141.

⑤ 姜鸿文,王凌云,孙少晶.医患期望及沟通能力研究:基于深度访谈与问卷调查[J].新闻大学,2013(3):90-95.

假设 3a：医患信息不对称导致医患对病情的认知存在"普知"与"专知"的差异，反映了患方与医方对医学的认知能力落差，会给医方带来难以通约的消极预期，从而导致医患信任违背的发生。

（二）知识伪装者对医患信任违背的影响

医学是一门专业学科，但问题的另一方面是，几乎每个人都觉得自己"懂"一点医学，或是久病成医获得的医疗经验，或是亲戚朋友的治疗经验，或是百度搜索获取的医疗知识，但这都属于"一知半解"的表现，属于医学知识伪装者。此外，患方的丧失感会加剧知识伪装，因为患病通常体现为丧失感，包括行动自由的丧失、控制感的丧失、熟知世界的丧失、整体感的丧失等。患方丧失感会让其想重新找回控制感，而健康知识是重要的支持力量，患方会搜寻与所患疾病相关的知识，来重新找回对身体的控制感。

信息时代下患方习惯性地在就医之前进行健康知识搜寻，患方"不先问医生而先问百度"的情况普遍存在，这使医务人员制定的医疗方案普遍受到患方使用线上健康知识的再确认。根据 2016 年度《中国网民科普需求搜索行为报告》的调查数据，健康与医疗是各年龄段用户关注的最受欢迎的科普话题，而互联网成为常见疾病的最主要的问询平台[1]。越来越多的人在生病或感觉身体不舒服时，都会先求助互联网而非医生，互联网成为一定意义上的替代性医疗工具[2]。首先要承认，健康知识搜寻对患方具有不可否认的正向影响。健康知识搜寻有助于提升健康素养与建立起良好的健康观，也有助于早期自我诊断并降低健康行为改变的感知障碍，还有助于增加患方自我效能与建立更好的健康信念等。但与此同时，健康知识搜寻也具有不可忽视的负向影响。Hardey 认为互联网提供健康知识会产生"去专业化""去神圣化"的效应[3]，会对医务人员的专业权威性产生消极影响，有时患方甚至因为自身所获取的健康知识的错误而质疑医务人员的诊疗方案，一些患方还会优先信任在线健康知识，而不是医务人员的医疗建议[4]。患方不遵从医嘱甚至迷信不完善的健康知识，不仅会加剧医患信任违背，还会影响医疗服务的顺利进行，最终危害自身健康。

---

[1] 韩景倜,樊卫国,罗晓兰,等.用户健康信息搜寻行为对健康行为影响的研究进展[J].情报资料工作,2018(2):48-55.

[2] 胡雨濛.网络健康信息的"使用"与"恐慌"——基于疑病者疾病叙事的文本分析[J].当代青年研究,2018(1):112-118.

[3] Hardey M. Doctor in the house: the internet as a source of lay health knowledge and the challenge to expertise[J]. Sociology of Health and Illness,1999(6):820-835.

[4] Haluza D, Naszay M, Stockinger A, et al. Digital natives versus digital immigrants: influence of online health information seeking on the doctor-patient relationship[J]. Health Communication,2016,(11):1-8.

随着信息社会与学习型社会的到来,一知半解的知识伪装者越来越多,医方如何面对这些"聪明"的患方是个难题,这些"聪明"的患方往往会对医方的诊断提出质疑,甚至给出自认为合理的治疗方案。根据消极互惠理论,医方对这类知识伪装者也会有更多怀疑,在医方眼里,相对于无知的患方,与一知半解的知识伪装者沟通的难度更大,不怕患方不懂,就怕患方懂一半还以为自己全懂,这样的患方无论怎么进行解释都不行。综上分析,提出如下研究假设。

假设 3b:就医中的知识伪装者会对医生的诊断提出质疑,甚至给出自认为合理的治疗方案,这类患方会给医方带来去专业化的消极预期,从而导致医患信任违背的发生。

(三)患方沟通困难对医患信任违背的影响

医患沟通是指医务人员与患方之间信息交流与情感交换的过程。Cegala 认为,医患之间的沟通有两大目标:信息交流与情感交流[1]。

从医方视域看,在信息交流能力方面,主要是患方向医方提供病情信息的能力,包括向医方描述相关疾病的病史、疾病的症状等;在情感交流能力方面,主要指患方能不能在医患沟通中投入较多的情感。Greenfield 早在 1985 年就研究发现,有良好沟通能力的患方往往可以获得更好的医疗照顾乃至健康结果[2]。那些善于提问、善于表达关心、善于讨论自己健康经验以及乐于表达自身偏好的患方,医方会对这类患方的健康需求与期望有更好的理解,自然这类患方就能够在与医方的沟通中获得更多的医疗信息与支持[3],那些主动与医方沟通了解病情的患方,更容易获得有效的疾病管理。

但在医疗实践中,还存在诸多医患沟通障碍。一方面,在医方看来,医患沟通障碍来源于患方情感交流能力的缺陷。医生希望患方能够遵从医嘱、给予医生足够的尊重,而实践中有的患方在沟通中表达出对医生医术怀疑、不遵医嘱等,使得医生"心凉"。有的医生反映,与患方沟通很累,有的患方很难沟通,有的患方无论说什么都不听。很多情况下同一个问题不仅要跟患方本人说,还要重复跟患方家属说,而医方的工作强度很大,没有时间就同一个问题重复解释。这些沟通困难本

---

① Cegala D J. A study of doctors' and patients' communication during a primary care consultation: implications for communication training[J]. Journal of Health Communication,1997,2(3):169-194.

② Greenfield S. Expanding patient involvement in care: effects on patient outcomes[J]. Annals of Internal Medicine,1985,102(4):520-528.

③ Sharf B F. Physician-patient communication as interpersonal rhetoric: a narrative approach[J]. Health Communication,1990,2(4):217-231.

质上是患方情绪能力与医方视域下的医患沟通需求的结构不匹配[①]。

另一方面,在医方看来,医患沟通障碍更源于患方信息交流能力的不足。医学是高度复杂的学科,患方对于医方有关病情的诠释亦不尽理解。医方认知的疾病是自然视阈中的,是一系列生化指标;而患方所认知的疾病是社会视阈的,是患方自我的全部身心体验。彭红等人也认为,医患双方眼中的疾病体现了生活体验与科学解释的分歧[②]。就沟通模式而言,患方与医方往往采用不同的策略沟通医疗信息,医方表现为客观沟通,关注生化指标,重视提供客观准确的信息,沟通中倾向说"为什么";而患方表现为主观沟通,关注心理感受,对情绪体验更敏感,沟通中强调清晰、详细,倾向问医方"是什么"与"怎么样"[③]。这说明患方与医方的沟通不在一个层面上对话,从而导致医患沟通障碍。

而医患信任是一种积极预期,相信对方能给自己带来积极结果,即从理性计算出发,是相信对方带来的收益会大于损失;患方因沟通能力不足而造成医患沟通障碍,这不仅会破坏医方对患方的积极预期,反而会产生消极预期,会让医方预期患方在诊疗过程中难以理解医方对病情的解释与诊治,从而导致医患信任违背的发生。综上分析,提出如下研究假设。

假设3c:患方沟通能力越弱,越容易造成医患沟通障碍,会让医方预期与患方沟通不在同一层面上对话,患方对医方有关病情的解读难以理解,从而导致医患信任违背的发生。

四、医学固有特征对医患信任违背的调节效应

(一)医疗高风险对医患信任违背的调节影响

医疗风险是指可能会导致患者或医疗机构各种损害的一切不安全事件。美国杜克大学将医疗风险界定为,在医疗过程中遭受损害的可能性,并认为医疗风险包括三因素:潜在的损失、损失的概率、潜在损失发生的不确定性[④]。医疗高风险表现在不仅有医源性风险,还有非医源性风险[⑤]。而医源性风险既包括医方过错造成的风险,也包括非因医方过错造成的风险。其中,由医方过错造成的医疗风险按照研究者的观点又可细分为4种:医方疏忽大意造成的、医方缺乏责任感造成的、

---

①　Mazzi M A, Bensing J, Rimondini M, et al. How do lay people assess the quality of physicians' communicative responses to patients' emotional cues and concerns? An international multicentre study based on videotaped medical consultations[J]. Patient Education and Counseling,2013,90(3):347-353.

②　彭红,李永国.医患沟通障碍的现象学诠释及对话调适[J].医学与哲学,2008,29(12):20-22.

③　王丹旸,朱冬青.医患沟通障碍的心理解析:信息交换视角[J].心理科学进展,2015,23(12):2129-2141.

④　周长波,张雪,尹梅,等.美国医疗风险管理制度及启示[J].医学与哲学,2013,34(11):56-58.

⑤　张博源,陈伟,刘宇,等.医疗风险预防中的信息规制及其立法完善[J].中国医院,2017(1):53-55.

医方过于自信造成的、医方的医疗水平不达标造成的[①]。非因医方过错造成的风险,吕群蓉将其称为"医疗固有风险",医疗固有风险是医学本身的不可控或意外产生的医疗风险[②],如并发症尤其是医疗意外。医疗固有风险有可能是医疗服务不完善导致的,但更多的是疾病本身存在的内在风险所致的。

对于医疗风险,不只是对因医方过错造成的风险,即使对医疗固有风险(如医疗意外与并发症),患方都难以接受[③],因为不管哪种医疗风险都具有"负外部性"特征,医疗风险发生往往以患方个体生命健康利益的损害为后果。患方从维护自我利益角度出发,很难接受医疗风险带来的损害或潜在损害。另外,患方个体差异也会导致对相同的医疗风险刺激有不同的反应。

患方对因差错造成的医疗风险不能接受,医方能够认同;但患方对固有医疗风险也难以接受的态度,这在医方看来是难以认同的。因为医方往往共识性地认为医学是一种有自身缺陷的技术。医疗技术的应用,不仅能使患方达到预期的疗效,同时也会带来不期望的不良医疗风险。有时医疗技术甚至不能产生预期的医疗效果,相反会产生严重的医疗损害后果。而且,由于医疗技术难度的增加,医务人员犯错的概率也会增加,这也极大地增加了医疗风险。然而,医学是基于患者的利益而为患者提供有缺陷的医疗技术服务,因此它具有受害人和受益人的同一性的身份特征,患者既是医疗服务的受害者,又是医疗服务的受益者,为了追求自身利益,因此应该容忍医疗技术的缺陷[④]。医患信任是一种积极预期,相信对方能给自己带来积极结果,而患方难以接受医疗风险的态度,会让医方难以认同并对其产生消极预期,从而加剧医患信任违背的发生。综上分析,提出如下研究假设。

假设 4a:医疗具有高风险的固有特征,医疗风险的负外部性让患方难以接受,而患方难以接受医疗风险的态度,又会让医方难以认同并对其产生消极预期,从而加剧医患信任违背的发生。

(二)患方高焦虑对医患信任违背的调节影响

患方高焦虑主要是指患方会因其身体健康状况不良导致负性情绪增加,而负性情绪增加又会加剧医患信任度的降低。

患方身体健康状况不良会导致负性情绪增加。从具身认知观分析,患者的身体状况必然会对其情绪产生影响。具身认知观认为,人的认知加工受到包括大脑

①　钟鸣,蔡昱."自冒风险原则"审视下医疗风险的分配——兼论对知情同意原则的新诠释[J].医学与哲学,2015,36(7):40-42.

②　吕群蓉.论医疗风险分担的理论基础[J].东南学术,2012(3):174-184.

③　归纯漪,孙梅.我国医疗风险及其影响因素研究现状综述[J].中国卫生资源,2017,20(3):272-275+280.

④　杨立新.论医疗过失损害赔偿责任的适当限制规则[J].法学论坛,2008(6):30-36.

在内的身体的影响[①]，"人的认知过程植根于身体，是由身体和世界在感知和行动过程中相互作用塑造出来的"[②]，身体状态直接影响着认知过程的进行[③]。具身认知观认为，身体在情绪理解过程中有着重要的作用，身体所处的状态不同，会影响个体对情绪的加工和理解。最早的有关身体对于情绪影响的理论是 James 和 Lange 的情绪外周理论，他们认为情绪是对身体变化的感知，当外部刺激引起身体变化时，人对这些变化的感知就是情绪[④]。身体对于情绪的重要性不断地为 Niedenthal 所开展的具身情绪实验所证实[⑤]。国内研究者还通过具体的疾病，如糖尿病[⑥]、癌症[⑦]、脂肪肝[⑧]等证实患病会给患方带来无助感，使患方产生严重的心理压力，让患方伴发焦虑与抑郁情绪，从而负性情绪增多。尤其是长期遭受严重病痛困扰的患者，不仅会造成生理功能的损害，还会造成由于身体失能而带来的耻辱感、身心障碍、污名化，以及伴随的焦虑、恐惧和社会排斥感等负性情绪。

另一方面，患方负性情绪增加又会导致医患信任度降低。这可从"情绪对信任等社会判断"的影响的研究中得到证实，Schwarz 等人提出了"情感信息模型"，他们认为，当个体需要做出信任等社会判断时，情绪可以提供相应的信息来源[⑨]。不同效价的情绪提供的信息是不同的，正性情绪表明世界是安全和可预测的，这会增加信任；负性情绪表明存在危险，这会减少信任[⑩]。负性情绪相比正性情绪具有更强的传递性，患方的负性情绪会传递给医方，让医方也会产生难以自我排解的负性情绪，负性情绪又会让医方感觉医疗服务中存在危险，从而降低对患方的信任。而

---

①　Glenberg A M. Embodiment as a unifying perspective for psychology[J]. WIREs Cognitive Science, 2010(1):586-596.

②　Alban M W, Kelley C M. Embodiment meets metamemory, weight as a cue for metacognitive judgments[J]. Journal of Experimental Psychology, Learning, Memory, and Cognition, 2013, 39(5):1628-1634.

③　Shapiro L. The embodied cognition research programme[J]. Philosophy Compass, 2007, 2(2):338-346.

④　安德斯. 情绪理解[M]. 北京:科学出版社, 2007:124.

⑤　Niedenthal P M. Embodying emotion[J]. Science, 2007, 316(5827):1002-1005.

⑥　孙云红, 葛家璞, 陈晓英. 2 型糖尿病患者抑郁情绪障碍的相关因素[J]. 中国老年学杂志, 2013, 33(7):1614-1617.

⑦　杨智辉, 王建平. 癌症患者情绪状况及其影响因素分析[J]. 中国临床心理学杂志, 2011, 19(1):72-74.

⑧　姚宗良, 王斌. 健康教育对脂肪肝患者抑郁情绪的影响[J]. 中国心理卫生杂志, 2006, 20(8):548-551.

⑨　Schwarz N, Clore G L. Mood, misattribution, and judgement of well-being: informative and directive functions of affective states[J]. Journal of Personality and Social Psychology, 1983, 45(3):513-523.

⑩　何晓丽, 王振宏, 王克静. 积极情绪对人际信任影响的线索效应[J]. 心理学报, 2011, 43(12):1408-1417.

且受"心境一致性"影响①,医方对于那些与当前负性情绪信息相一致的内容表现出选择性敏感,表现为医方会产生与负性情绪相一致地认知判断,即负性情绪会使医方更消极地认知患方及其就医行为,使得医方对患方的认知产生负偏向,降低对患方的信任。综上分析,提出如下研究假设。

假设 4b:患方因其身体健康状况不良会导致负性情绪增加,而负性情绪所具有的强传递性会让医方也产生负性情绪,负性情绪的增加会使医方更消极地认知患方,从而加剧医患信任违背的发生。

(三)患方高参与对医患信任违背的调节影响

基于参与概念,患方参与是指患方依据自己的能力参与医疗决策。从过程观的角度来看,患方参与是患方发挥最大潜力介入医疗决策制定与实施,通过与医方的交互作用,参与和影响医疗决策的行为过程,是患方在医疗决策中分享权力程度的表征②。从刘小康论述的公众参与理论来分析,患方参与的实质就是通过患方参与权制约医疗决策权,构建"开放嵌入互动"的过程模型,开放的本质是"赋权",嵌入的本质是"充权","赋权"与"充权"越充分,表示患方参与度越强③。

不过,在医疗实践中,患方参与医疗决策存在两方面的问题:一是过度参与的问题,二是参与能力不足的问题。①患方过度参与的问题。患方过度参与尤其表现在一些特殊患方身上,如儿童就诊,特别当患儿病情较重时,除了患方父母高度参与外,还有借由亲缘勾连而来的社会关系网络,也会参与医疗决策,而其中情感对于"集体高度参与"行为具有动员效应。另外,社会地位高的患方,往往也能借由业缘,以及地缘、亲缘联结的社会资本网络而共同参与患方的医疗决策。再者,某些背景特殊的患方,能基于地方文化的自我保护感,动员亲属甚至族属共同参与患方的医疗决策。在这些患方高度参与的医疗服务中,情感的传染与互动是强烈的,特别是在重大突发且造成恶性后果的医疗事件(如猝死)中,借由亲缘、地缘与业缘等勾连起来的患方之间的情绪共鸣效应会显著放大,更可能出现应激反应。此时,患方中如果出现意见领袖号召闹事,就极可能导致"医闹"事件的形成。应该说,患方的高度参与会让医方倍感压力,产生情绪震荡,给医方带来严重的消极预期。②患方参与能力不足的问题。患方高度参与但参与能力又有限,毕竟医学是一门科学,医疗决策是风险性极高、专业化程度也很高的复杂性决策。本质上,患方参与是通过患方参与获得医疗决策优化④,但推进医疗决策的患方参与,并不必然会

---

① Bower G H. Mood and memory[J]. American Psychologist,1981,36(2):129-148.

② 陈万思,余彦儒.国外参与式管理研究述评[J].管理评论,2010,22(4):73-81.

③ 刘小康.论行政决策公众参与度及其影响因素——基于中国经验的分析[J].北京行政学院学报,2017(4):54-62.

④ 赵光勇.参与式治理的实践、影响变量与应用限度[J].甘肃行政学院学报,2015(2):43-51+126.

提高医疗决策质量,有时还会与医疗决策效率相冲突。如果过于强调患方参与权力,突出医疗决策向患方参与开放,追求患方参与权力与医方医疗决策权力的平衡,实现以患方参与权力制约医方决策权力,推动医疗决策从"医方决策"走向"医患共同决策",这对医疗决策质量将产生不可预估的风险,因为患方医疗决策的能力存在严重短缺。刘佳论述的参与式治理理论给予理想的医疗决策的启示是:患方应该有限参与,不能过分强调患方实质性参与医疗决策①。

医患信任是一种积极预期,相信对方能给自己带来积极结果,而患方参与能力有限却又要高度参与,会让医方产生严重的消极预期,从而加剧医患信任违背的发生。综上分析,提出如下研究假设。

假设 4c:患方高度参与医疗决策,而参与能力又不足,会让医方倍感压力并产生医疗决策质量难以保证的消极预期,从而加剧医患信任违背的发生。

五、制度社会因素对医患信任违背的调节效应

(一)制度失灵对医患信任违背的调节影响

在解决医患矛盾时,在医方看来有时制度会失灵。医方将医疗服务视为具有特定规律的专业行为,所关注的多为"程序责任",即诊疗操作规范是否符合制度规定,因此认为医患冲突的处理应该按照制度规定进行。

但在实践中,医患冲突的处理存在制度失灵的问题。首先,医患冲突处理的制度失灵来自患方非制度化解决医患冲突的压力。有的患方持"医院邪恶论",在"原生怨恨"与"次生怨恨"的双重作用下,加上理性计算与情感触发等多重因素影响,患方常常求助于非制度化解决医患冲突的策略。正式的医患冲突处理制度的弊端,增加了通过非制度化渠道处理医患冲突的可能性。当处理医患冲突的正式渠道不能及时有效地回应患方的多重诉求时,非制度化甚至暴力化的维权方式成为患方的一种有价值的替代性选择②。其次,医患冲突处理的制度失灵问题也源于政府维稳的压力。从政府回应看,偏好采用"去政治化"的经济手段来处理大部分医患冲突,一方面导致患方对于经济理赔额的期望值被过度拔高,国家的治理成本也增加了;另一方面,如李本教授的实证研究结果表明的,许多医患冲突在法律制度框架以外得到了处理。政府对维稳的过度追求,导致当医患冲突有可能会引发社会不稳定时,则医患冲突往往不是依据法律制度进行处理,而是法、理、情综合考量。如果医患冲突升级到抗议,法官也会被困在"患方需求与法律要求"之间,而且常常还会受到当地政府"介入"的压力,法院如果硬性适用法律来解决医患冲突,会

---

① 刘佳.参与式治理理论探析[J].湖北民族学院学报(哲学社会科学版),2014,32(4):129-132.

② 张晶.正式纠纷解决制度失效、牟利激励与情感触发——多重面相中的"医闹"事件及其治理[J].公共管理学报,2017,14(1):61-74+156-157.

把他们的政治地位置于危险的境遇。法院对许多医务人员没有过错的医患冲突案件做出的判决赔偿金折射出了公正问题[①]。总之,在多重压力下,致使许多医患冲突在法律制度框架以外得到解决。

医患信任是一种积极预期,相信对方能给自己带来积极结果。而在多重压力下,医患冲突的处理存在制度失灵的情形,在医方看来,即使他们相信自己在医患冲突中没有法律责任,但为了避免患方群体抗议,医方也会同意支付比法律制度规定的额度更多的医疗损害赔偿金,以达成和解。医方会无奈地认为,当患方采取群体抗议时,法律制度是会失灵的。医患冲突处理中的制度失灵会让医方产生严重的消极预期,医方的合法权益会受到潜在损害,从而加剧医患信任违背的发生。综上分析,提出如下研究假设。

假设5a:多重压力会导致在医患冲突处理中制度失灵,这会让医方产生自我的合法权益受到潜在损害的消极预期,从而加剧医患信任违背的发生。

(二)医疗纠纷的经验调解对医患信任违背的调节影响

近年来,国家大力推进医疗纠纷人民调解工作,提出建立以人民调解为主体,院内调解、人民调解、司法调解与医疗风险分担机制相衔接的"三调解一保险"的医疗纠纷处理体系,以妥善化解医疗纠纷,构建和谐医患关系。医疗纠纷人民调解作为"三调解一保险"的主体,在医方看来,在调解实践中,医疗纠纷人民调解的专业性即科学性对医患信任有重要的调节影响。

医疗纠纷调解本身要求专业化程度高,专业性是调解结论权威性的重要保障。医疗纠纷调解的专业性主要表现为医疗纠纷调解既要懂法还要懂医,这也是医疗纠纷调解的难点,亦是医疗纠纷为什么会成立专门的调解组织即医疗纠纷人民调解委员会(下简称医调委)的根本原因。社会纠纷种类很多,如金融纠纷、交通纠纷、婚姻纠纷、财产纠纷、土地纠纷等,各行各业都有自己的纠纷,而到目前为止仅有医疗纠纷在全国范围成立了专门的调解组织。这除了医疗纠纷近年呈多发性、暴力性等特点之外,另一原因就是其具有高度专业性,一般的人民调解组织很难进行专业化调解。调解的专业性一是要尊重医学标准,二是要尊重法制标准。杨立新认为,"责任自负"是现代法制的一个基本原则[②],要求每个人对其行为造成的损害后果负责,在医疗损害责任中,医方只有在具有违法性的医疗行为与患方人身损害后果之间存在因果关系的情形下,才就其医疗违法行为负损害赔偿之责。而因

---

① 肖柳珍.域外视野:中国医闹之医疗纠纷解决机制探讨——兼与哥伦比亚大学李本教授商榷[J].证据科学,2016,24(3):297-308.

② 杨立新.《最高人民法院关于审理医疗损害责任纠纷案件适用法律若干问题的解释》条文释评[J].法律适用,2018(1):38-51.

果关系可分为法律因果关系与事实因果关系[①]，其中事实因果关系又可分为直接因果关系与间接因果关系[②]。关于法律因果关系，马宁还重点分析了介入原因与取代原因[③]。

但在现实中调解出现了异化，医疗纠纷人民调解随意性大，凭"经验"调解，调解重"合意"而偏离"法治"，强调"秩序恢复"而忽视"权利保障"[④]。有的地方的医疗纠纷人民调解的工作原则是"纠纷调解、定赔不定责"[⑤]，其中有些案件会在医疗纠纷人民调解机构内组织鉴定，但对外不做定性，不管医院的是非对错，只求解决问题。医疗纠纷人民调解采取模糊的处理方式，而医疗侵权行为认定的根本原则是要坚持"责任法定原则"。强调责任法定原则，排除无法律依据的责任，即排除"责任擅断"和"非法责罚"（或"以情代法"），此即法无明文不为罪。

医患信任是一种积极预期，相信对方能给自己带来积极结果。有的医疗纠纷人民调解员认为只要医患双方达成合意即可，不必严格遵守相关法律法规，这是调解科学性缺乏的集中表现，而且这种"合意"高度依赖于医患冲突双方的博弈能力，伤害既定的规则制度，不利于让医患冲突双方产生稳定的预期，会让医方产生严重的消极预期，医方的合法权益难以得到有效保障，从而加剧医患信任违背的发生。综上分析，提出如下研究假设。

假设5b：医疗纠纷人民调解重"合意"而偏离"法治"，不遵循科学性调解所要依据的医学标准与法制标准，这会让医方产生严重的消极预期，从而加剧医患信任违背的发生。

（三）医疗损害司法鉴定的非专业性对医患信任违背的调节影响

医疗鉴定存在医学会开展的"医疗事故鉴定"与司法鉴定机构开展的"医疗过错司法鉴定"的二元化模式。在实践中，医患双方对鉴定模式存在选择偏好。根据王晓燕的研究发现，在医方提起的鉴定中，62.2%选择医学会进行医疗事故鉴定；而在患方提起的鉴定中，61.9%选择司法鉴定机构进行司法鉴定[⑥]。医方首选医学会进行鉴定，说明医方对医学会鉴定方式的可接受程度更高。

而医方为什么不首选司法鉴定？其深层次原因是医方对司法鉴定的"专业性"有质疑，主要体现为司法鉴定的"科学性"与"中立性"不强。首先，医方对司法鉴定的中立性有质疑。在医方看来，司法鉴定的中立性存在一定问题。2005年我国司

① 朱广友.医疗纠纷鉴定:因果关系判定的基本原则[J].法医学杂志,2003(4):232-236.

② 薛贵滨.医疗损害因果关系的法理研析——以英美法为视角[J].江西社会科学,2010(9):188-192.

③ 马宁.论作为医疗过失责任构成要件的因果关系中的法律原因[J].河南社会科学,2016,24(5):55-59+123.

④ 许尧.当代中国医患纠纷的治理机制:现状、问题及建议[J].中国行政管理,2016(3):126-130+155.

⑤ 张云林,张杏玲.北京医疗纠纷第三方调解援助及探讨[J].中国医院,2009,13(2):2-6.

⑥ 王晓燕.现行医疗损害鉴定制度的反思与重构[J].南通大学学报(社会科学版),2016,32(1):53-60.

法鉴定体制改革后,涌现了一大批面向社会服务的司法鉴定机构,这些机构面临鉴定业务的竞争压力,因为统计表明医疗损害司法鉴定的服务对象更多的是患方,因此医疗损害的司法鉴定意见更迎合患方利益,一般认定医方的责任较重,司法鉴定存在委托主体倾向①。其次,相比中立性,司法鉴定的科学性更受到医方的质疑。医疗损害鉴定最重要的是科学性,科学性是前提,然后是公正性②。尽管对于患方死亡原因的推断与伤残等级的鉴定是司法鉴定人员所长,但是,医方的诊断和治疗行为是否存在过错,以及医疗行为与患方的损害后果之间是否存在因果关系,这种鉴定需要鉴定人员具备丰富的临床经验③。高桂林等人也认为,医疗损害鉴定很大程度上依赖于临床经验,只有具备较高医学知识水平与丰富临床经验的医生才能做出专业判定④。而医疗损害的司法鉴定还做不到就"专门性问题"进行"专业评议",因为司法鉴定人员常常不是临床医学专业出身,也不具有临床经验。随着医学科学知识技术的高速发展,现代医学日益呈现出分科越来越细的特点(尽管现在也提整体医疗),导致即使具备一定医学知识的人也往往难以胜任医疗损害的鉴定工作。而司法鉴定人员一般情况下都不具备开展医疗损害鉴定所需要的医学专业知识与技术,更不具备临床医学分支学科的知识技术与临床经验⑤。不具备临床知识与临床经验的司法鉴定人员判定临床医生的诊疗行为是否存在过错,自然缺乏科学性。

医患信任是一种积极预期,相信对方能给自己带来积极结果。在医方看来,医疗损害的司法鉴定中立性不强,更缺乏科学性,在某种程度上是对患方利益的迎合,这会让医方产生严重的消极预期,医方的合法权益难以得到有效保障,从而加剧医患信任违背的发生。综上分析,提出如下研究假设。

假设5c:医疗损害的司法鉴定中立性不强,科学性更欠缺,医方的合法权益难以得到有效保障,这会让医方产生严重的消极预期,从而加剧医患信任违背的发生。

(四)医疗损害的限额赔偿对医患信任违背的调节影响

在医疗损害的选择性赔偿中,以前最大的问题是医疗损害的"安抚性赔偿",出于维稳的需要,当遭遇患方群体性医闹,尤其是政治敏感期的医闹,有时尽管医疗

---

① 刘兰秋,赵然.我国医疗诉讼鉴定制度实证研究——基于北京市三级法院司法文书的分析[J].证据科学,2015,23(2):224-238.

② 张冲,陈敏.医疗损害鉴定的现状、困境与展望——首届医疗损害鉴定学术研讨会综述[J].证据科学,2013,21(2):240-247.

③ 环建芬.论我国医疗损害举证责任缓和规则的建立[J].政治与法律,2011(5):145-152.

④ 高桂林,张靖.对我国医疗损害技术鉴定制度的思考[J].河北法学,2010,28(1):99-103.

⑤ 刘兰秋,赵然.我国医疗诉讼鉴定制度实证研究——基于北京市三级法院司法文书的分析[J].证据科学,2015,23(2):224-238.

无过错，医院也需要承担赔偿责任，在实践中，一般称之为人道主义补助，通过赔（补）偿对患方进行安抚。而现在，随着医疗责任保险的大力推进，医疗损害选择性赔偿的最大问题是医疗责任保险的"限额赔偿"，"限额赔偿"的实质是医疗责任保险的"部分赔偿"。

医疗责任保险是美国等发达国家医生执业的前提。而我国在 1989 年，中国人民保险公司广西邑宁县支公司就推出了区域医疗责任保险，这是我国实施医疗责任保险最早的地区[①]；2000 年，中国人民保险公司在全国范围内推出《医疗责任保险条款》；2007 年，卫生部、中国保监会等部门共同出台了《关于推动医疗责任保险有关问题的通知》，为医疗责任保险的发展提供了正式的政策支持；2014 年，国家卫生计生委、司法部、中国保监会等五部门联合发布《关于加强医疗责任保险工作的意见》，对医疗责任保险的发展做出了更为精细的规定。国内外实践证明，医疗责任保险是转移医疗风险、解决医疗纠纷的有效制度[②]。

但是，医方通常不认可医疗责任保险的限额赔偿。保险公司对医疗责任保险采取限额赔偿方式，对于每次事故造成的每人损失，保险人在每次事故赔偿限额内计算赔偿，其中对每人的赔偿金额不得超过每次事故每人赔偿限额；而且在保险期间内，保险人对多次事故损失的累计赔偿金额不得超过累计赔偿限额。超过赔偿限额的赔偿款项，由医疗机构自行负责解决，这导致医疗责任保险的理赔难以满足医疗机构对医疗损害的赔偿要求[③]。

面对越来越多的医疗损害天价索赔案，为防止出现美国式医疗责任保险危机：在高额的索赔基础上做出的高额判决，而高额判决使保险公司增加保费，保费增加又加重了医疗机构与医生的负担，这种负担最终通过医疗费用的提高而转嫁给了患者，以致恶性循环[④]。医方也认可医疗侵权具有特殊性，需要对医疗损害进行限制赔偿。但与此同时，医方也很难真正认同医疗责任保险的限额赔偿，医疗责任保险的赔偿限额一般包括医疗责任每人人身伤亡赔偿限额和累计赔偿限额、法律费用每次索赔赔偿限额和累计赔偿限额，尽管赔偿限额一般由投保人与保险人协商确定，并在保险合同中载明。但因为行业行情决定，赔偿限额一般都不高，难以有效化解越来越高且越来越多的医疗损害赔偿。

医疗责任保险的限额赔偿不能满足医方对医疗损害的赔偿要求，会让医方购买医疗责任保险的目的难以实现。陈绍辉与刘方等人在各自的研究结论中提出，

①　郭超群.论我国医疗责任保险制度的构建[J].中南大学学报（社会科学版），2015,21(3):65-71.

②　完颜瑞云,孙祁祥.医疗责任保险研究评述[J].保险研究，2016(10):109-118.

③　吕群蓉.我国医疗责任保险现状分析及制度完善[J].暨南学报（哲学社会科学版），2014,36(7):66-73.

④　唐强,李飞.医疗责任保险在美国——兼谈对我国医疗改革的启示[J].中国保险管理干部学院学报，2003(5):55-56.

医方购买医疗责任保险的目的主要是转嫁医疗风险,将集中于自身的赔偿风险通过医疗责任保险转嫁到保险公司,从而实现医疗风险责任承担的社会化[1][2]。如果医方购买医疗责任保险的目的难以实现,自然会让医方产生消极预期,从而加剧医患信任违背的发生。综上分析,提出如下研究假设。

假设 5d:医疗损害需要限制赔偿,但医疗责任保险的限额赔偿让医方购买医疗责任保险以转嫁医疗风险的目的难以实现,会让医方产生消极预期,从而加剧医患信任违背的发生。

第三节　数据来源与变量

一、问卷设计

本书在前文扎根分析的基础上,参考了 Thom 等人开发的"医生对患者的信"测量量表[3],设计了"医方视域下医患信任违背影响因素调查问卷"(见附录)。需要说明的是,根据前文的扎根理论分析,影响医患信任违背的因素都为负性信息,皆为否定性价值判断;但如果问卷都为否定性价值判断,会对调研对象产生诱导性;为减少题目对调研对象的诱导干扰,题目设计时以价值中立为指导,有的题目设计为中性问题,仅部分题目保持为否定性价值判断。

二、数据来源

本书采用多段分层抽样法,以人口规模、社会经济发展状况和地理位置分布为选择向度,分别选择我国东部、中部、西部与东北的城市作为调查地区;之后,在每一个城市按医院等级进行分层抽样;然后,在被抽中的医院中,采取分组等量调查;最后,以随机抽样方式抽取出被调查的医方。由专业教师组成调查组负责调查的具体实施,并聘用了调查所在地的温州医科大学学生经过培训后担任入院访问员。

(一)调查地区与样本规模

以人口规模、社会经济发展状况和地理位置分布为选择向度,分别选择我国东部、中部、西部和东北四大地区的 15 个城市作为调查地区。东部选择了上海、江

---

①　陈绍辉.影响医疗责任保险解决医疗纠纷的因素及对策[J].卫生经济研究,2006(6):30-31.

②　刘方,洪宓,郑雪倩,等.强制实施医疗责任保险的必要性和可行性[J].中国医院,2007(9):9-11.

③　Thom D H,Wong S T,Guzman D,et al. Physician trust in the patient: development and validation of a new measure[J]. The Annals of Family Medicine,2011,9(2):148-154.

苏、浙江,中部选择了河南、江西、湖南,西部选择了云南、广西、陕西,东北选择了吉林。然后在选中的省(市)又选择了具体的城市作为调查地区,分别为:东部选择了上海市,江苏省的南京市,浙江省的温州市、台州市、杭州市与宁波市;中部选择了河南省的郑州市、江西省的南昌市、湖南省的株洲市与长沙市;西部选择了云南省的昆明市、广西壮族自治区的桂林市、陕西省的西安市;东北选择了吉林省的长春市与辽源市;共计 15 个城市。

(二)抽样方法

根据医务人员分布特点,本次抽样调查采用分层、分组、等量随机抽样调查方法。

1. 分层确定调查样本

根据医院等级,每个城市按医院等级分别选择三级医院、二级医院、一级医院或社区卫生服务中心各一家作为调查医院。考虑样本的代表性,根据抽样设计的目的性原则、调查经费的限制以及调查操作的可行性,本次抽样调查的医务人员样本为 675 份,具体为:在每个抽样的三级医院发放调查问卷 25 份,在每个抽样的二级医院发放调查问卷 15 份,在每个抽样的一级医院或社区卫生服务中心发放调查问卷 5 份。

2. 分组等量调查

医院的医务人员按岗位性质可分为三类:一是临床科室的医务人员,主要是医生和护士;二是医技科室的医务人员,主要是影像与检验人员等;三是管理人员。相同等级的医院做等量调查,即发放相同数量的问卷进行调查。在三级医院发放的 25 份调查问卷中,调查医生和护士 20 人,调查医技人员 2 人,调查管理人员 3 人;在二级医院发放的 15 份调查问卷中,调查医生和护士 12 人,调查医技人员 1 人,调查管理人员 2 人;在一级医院或社区卫生服务中心发放的 5 份调查问卷中,调查医生和护士 3 人,调查医技人员(包括药房人员)1 人,调查管理人员(包括挂号人员)1 人。

3. 样本的选取调查

在选定的医院中,医生和护士、医技人员、管理人员采用随机抽样调查方法。共发放问卷 675 份,回收问卷 603 份,回收率为 89.3%。删除无效问卷及无法匹配的问卷后,最后收回的有效问卷 581 份,有效回收率为 86.1%。

三、变量描述

(一)因变量

因变量 1 个:患方信任违背。测量题项为:总的来说,我对患者及患者家属不信任。采用 7 点量表计分,1＝完全反对,7＝完全赞同。

(二)自变量

自变量共有 11 个,分为 3 类:患方就医善意、患方就医正直、患方就医能力,均采用 7 点量表计分。

患方就医善意共有 5 个自变量,分别为:患方依从性、疗效预期、信任预设、就医自利性、医德期望。①患方依从性的测量题项为:您认为患者会按医嘱规定进行服药、检查与治疗吗?分别赋值:1＝非常高,7＝非常低。②疗效预期的测量题项为:您认为患者对医疗结果的期望程度如何?分别赋值:1＝非常低,7＝非常高。③信任预设的测量题项为:您认为患者在就医之前与就医初始对医务人员的信任度如何?分别赋值:1＝非常信任,7＝极不信任。④就医自利性的测量题项为:您认为患者是否只关心自己的就医利益而不考虑其他患者的就医需求?分别赋值:1＝完全不赞同,7＝非常赞同。⑤医德期望的测量题项为:您认为患者对医务人员的医德要求的标准如何?分别赋值:1＝非常低,7＝非常高。

患方就医正直共有 3 个自变量,分别为:暴力医闹、不守规章、关系就医。①暴力医闹的测量题项为:您认为患者过度维权、暴力对待医务人员的情况如何?分别赋值:1＝非常少,7＝非常多。②不守规章的测量题项为:您认为患者不遵守医院相关制度、破坏就医秩序的情况如何?分别赋值:1＝非常少,7＝非常多。③关系就医的测量题项为:您认为患者在就医中通过朋友荐、套近乎、表身份、拉领导等手段以期获得就医照顾的情况如何?分别赋值:1＝非常少,7＝非常多。

患方就医能力共有 3 个自变量,分别为:知识伪装者、医患沟通、医患信息不对称。①知识伪装者的测量题项为:您认为患者借助百度、朋友治疗经验或久病成医经验对医生诊断提出质疑的情况如何?分别赋值:1＝非常少,7＝非常多。②医患沟通的测量题项为:您认为医患之间的沟通顺畅度如何?分别赋值:1＝非常顺畅,7＝非常困难。③医患信息不对称的测量题项为:您认为医患之间对疾病的认知了解对称吗?分别赋值:1＝非常对称,7＝严重不对称。

(三)调节变量

调节变量共有 7 个,分为 2 类:医学固有特征与制度社会因素,均采用 7 点量表计分。

医学固有特征共有 3 个自变量,分别为:高风险、高焦虑、高参与。①高风险的测量题项为:您认为医疗服务中会遇到各种不确定性事件(如医疗意外与并发症等)的情况如何?分别赋值:1＝非常少,7＝非常多。②高焦虑的测量题项为:您认为患者患病后产生焦虑、恐惧、怀疑等负性情绪的情况如何?分别赋值:1＝非常少,7＝非常多。③高参与的测量题项为:您认为患者就医中家属、亲戚甚至整个家族都会参与其中的情况如何?分别赋值:1＝非常少,7＝非常多。

制度社会因素共有 4 个自变量,分别为:制度失灵、经验调解、非专业鉴定、选择性赔偿。①制度失灵的测量题项为:您认为医疗纠纷的解决存在不依据法律法规来处理的情况如何? 分别赋值:1＝极少,7＝极严重。②经验调解的测量题项为:您认为医疗纠纷调解的专业化程度不高、凭经验调解的情况如何? 分别赋值:1＝非常少,7＝非常多。③非专业鉴定的测量题项为:您认为医疗损害的司法鉴定的专业化程度如何? 分别赋值:1＝非常高,7＝非常低。④选择性赔偿的测量题项为:您认为医院是否经常承担无责任赔偿与安抚性赔偿? 分别赋值:1＝完全反对,7＝完全赞同。

(四)控制变量

控制变量为一些人口学资料,包括性别、年龄、文化程度、岗位、工作医院等级。不同人口学特征的医务人员对医患信任违背的归因有所区别。

①性别。分别赋值:1＝男,2＝女。②年龄。参照世界卫生组织关于青年、中年与老年的分类标准,分别赋值:1＝青年(21～44 岁),2＝中年(45～59 岁),3＝老年(60 岁及以上)。③文化程度。分别赋值:1＝高中或中专,2＝大学(包括大专及本科),3＝研究生(包括硕士与博士)。④岗位。按照医院主要的工作岗位分类,分别赋值:1＝医生,2＝护士,3＝医技人员,4＝管理人员。⑤医院等级。按照医院等级进行分类,分别赋值:1＝一级医院或社区卫生服务中心,2＝二级医院,3＝三级医院。调研样本的情况如表 5-1 所示。

表 5-1　调研样本描述

变量	选项	样本量	占比/%	变量	选项	样本量	占比/%
性别	男	259	44.6	岗位	医生	301	51.8
	女	322	55.4		护士	141	24.3
年龄	44 岁及以下	489	84.2		医技人员	55	9.4
	45～59 岁	85	14.6		管理人员	84	14.5
	60 岁及以上	7	1.2	医院等级	三级	336	57.8
文化程度	高中或中专	15	2.6		二级	183	31.5
	大学	373	64.2		一级或社区卫生服务中心	62	10.7
	研究生	193	33.2				

四、测量的有效性评价

本书通过 Cronbach's α 系数来分析信度,以评价研究中所采用的测量量表的有效性。荣泰生等人认为,当 Cronbach's $\alpha \geqslant 0.70$ 时,属于高信度;当 $0.35 \leqslant$ Cronbach's $\alpha < 0.70$ 时,属于尚可;当 Cronbach's $\alpha < 0.35$ 时,属于低信度[1]。不过大多数学者如张文彤等人认为,若 Cronbach's α 系数在 0.9 以上,则该量表信度甚佳;若在 0.8 以上,则该量表是可接受的;若在 0.7 以上,则该量表应进行较大修订,但不失其价值;若低于 0.7,则说明该量表需要重新设计了。按照张文彤等人的观点,如果是大型量表,往往用一组问题来集中测量某一方面的信息,此时信度分析应当按问题组来进行,即分析同一组问题的信度如何,而不是分析整个量表的信度[2]。因为本书的研究量表不属于大型量表,只是进行了较大规模的问卷调查,因此信度分析不需要按"问题组"进行。

采用统计软件 SPSS 22.0 测度了调查问卷的信度,Cronbach's $\alpha = 0.893$,说明本研究的调查数据是可接受的。

第四节   数据结果及分析

一、患方就医善意对医患信任违背的主效应分析

本书从两个方面分析了患方就医善意对医患信任违背的主效应:首先进行描述性分析,然后开展线性回归分析。需要特别说明的是,线性回归一般使用"数值变量",而本书采用的是 7 点量表,根据荣泰生等研究者的观点,当变量的量尺等于或超过 7 点以上时,即可视为连续量尺(即数值变量)[3]。有因于此,本书有关患方就医善意以及下文的患方就医正直、患方就医能力等因素对医患信任违背的影响均采用线性回归分析方法。

(一)患方就医善意对医患信任违背影响的描述性分析

表 5-2 是描述性分析的统计结果,包括医患信任违背的均值与标准差,其中均值越大,表明医患信任违背度越高。表 5-2 数据表明,总体来看,患者就医善意越低,医患信任违背的可能性就会越高。

均值数据表明,总体表现为随着患方依从性降低,医患信任违背呈现出曲线上升趋势。

类似地,随着患方对医方的预设信任度降低,医患信任违背也呈现出曲线上升趋势。

---

① 荣泰生. AMOS 与研究方法[M]. 2 版. 重庆:重庆大学出版社,2010:82.
② 张文彤,董伟. 高等学校教材:SPSS 统计分析高级教程[M]. 2 版. 北京:高等教育出版社,2013:366.
③ 同①49.

医德期望与医患信任违背的关系，也与患方依从性与医患信任违背的关系类同。随着患方对医德期望提高，甚至达到医德绑架的程度，则医患信任违背的可能性也就会曲线提高。

患方就医利己性与医患信任违背的关系，也类似。即患方在就医中的自利性提高，医患信任违背的可能性就曲线提高。

患方对医疗效果的期望与医患信任违背的关系不同于上述 4 种就医善意因素与医患信任违背的曲线上升关系，两者主要表现为直线上升关系，患方对医疗效果期望越高，医患信任违背度就越高。

表 5-2　患方就医善意对医患信任违背影响的描述性统计

变量	选项	均值	标准差	变量	选项	均值	标准差
患方依从性	非常高	3.21	1.12	信任预设	非常信任	3.11	1.54
	高	1.67	0.58		信任	3.20	1.64
	较高	3.57	1.03		较信任	3.29	1.49
	一般	3.17	1.33		一般	2.98	1.29
	低	3.88	1.58		较不信任	3.79	1.50
	较低	3.50	1.58		不信任	3.58	1.66
	非常低	3.87	1.81		极不信任	3.95	1.76
疗效预期	非常低	2.53	1.06	医德期望	非常低	1.23	1.52
	低	3.21	1.85		低	3.25	2.06
	较低	2.61	1.22		较低	2.88	1.45
	一般	3.25	1.38		一般	3.43	1.39
	较高	3.39	1.40		较高	3.38	1.57
	高	3.72	1.70		高	3.69	1.59
	非常高	4.57	1.65		非常高	3.84	1.72
就医自利性	完全不赞同	3.50	2.12				
	不赞同	4.11	1.64				
	较不赞同	3.42	1.58				
	一般	3.25	1.39				
	较赞同	3.17	1.53				
	赞同	3.94	1.67				
	非常赞同	3.89	1.67				

(二)患方就医善意对医患信任违背影响的线性回归分析

为进一步分析不同维度的就医善意对医患信任违背的影响,本书以患方信任违背为因变量,以患方信任预设、患方依从性、疗效预期、医德期望、就医自利性为自变量,以性别、年龄、文化程度、岗位与医院等级为控制变量进行了线性回归分析(见表5-3)。模型1～模型5以患方信任违背为因变量;其中,模型1以患方信任预设为自变量,模型2以患方依从性为自变量,模型3以疗效预期为自变量,模型4以医德期望为自变量,模型5以就医自利性为自变量。5个模型的F值均在1‰的统计水平上显著,表明模型有统计学意义;调整后的R^2值均大于0.05,表明模型较为理想。5个模型的回归系数都为正数且都具有统计学意义,表明患方就医善意5个因素都对医患信任违背有显著性正向影响,不过5个因素对医患信任违背的影响力不同。以上分析证明,假设1a、假设1b、假设1c、假设1d与假设1e成立。

表5-3   患方就医善意对医患信任违背影响的线性回归分析

变量	模型 1	模型 2	模型 3	模型 4	模型 5
常数	4.916*** (0.672)	4.99*** (0.684)	3.887*** (0.627)	4.724*** (0.71)	4.695*** (0.672)
信任预设	0.145*** (0.059)				
患方依从性		0.123** (0.056)			
疗效预期			0.331*** (0.042)		
医德期望				0.136*** (0.06)	
就医自利性					0.174*** (0.059)
性别	−0.065 (0.142)	−0.06 (0.142)	−0.045 (0.135)	−0.071 (0.143)	−0.081 (0.143)
年龄	−0.147*** (0.166)	−0.143*** (0.167)	−0.129*** (0.158)	−0.134*** (0.167)	−0.145*** (0.165)
文化程度	−0.14*** (0.138)	−0.128** (0.138)	−0.127** (0.131)	−0.131** (0.138)	−0.145*** (0.138)

续表

变量	模型 1	模型 2	模型 3	模型 4	模型 5
岗位	0.001 (0.056)	0.009 (0.056)	0.007 (0.053)	0.019 (0.056)	0.029 (0.056)
医院等级	0.062 (0.11)	0.066 (0.11)	0.056 (0.104)	0.064 (0.11)	0.063 (0.109)
F 值	6.551***	5.963***	17.227***	6.255***	7.509***
调整后的 R^2 值	0.064	0.059	0.153	0.061	0.073

注:①＊＊表示 $P<0.01$,＊＊＊表示 $P<0.001$。

②括号内的数字是标准误。

在患方就医善意的因素中,患方对医疗效果的非科学期望对医患信任违背的影响力最大,其次是就医中的过度自利行为,再次是患方对医方的预设不信任,然后是医德绑架即患方对医方过高的医德期望,最后是患方对医方的低依从性。这表明,在医患信任违背的归因中,需要重点关注患方对医疗效果的预期,这与之前的研究观点相近,都强调了医患信任是结果导向的,医疗效果未达到患方预期会使医患信任发生逆转。患方无论是患者本人还是患者家属,因为缺乏最基本的医学常识,常常认为进入医院就到了保险箱。事实上,虽然医院是治病救人的地方,但并不意味着所有的疾病都能治好,对于有的疾病,医学也无能为力,否则就不会有那么多不治之症。但患方过高的医疗期望,对医方造成过大的压力,使医方不敢信任患方。在医方视域下,患方疗效预期已成为影响医患信任违背的患方就医善意的首要因素。

其次,在患方就医善意因素中,患方在就医中过度自利对医患信任违背的影响力也不小。这是一个意外的发现,也是以前研究所忽略的。患方在就医中过度利己,不仅对其他患方的就医利益产生冲击,更会让医方对患方的就医品德产生极大的再思考。这表明,在影响医患信任违背的就医善意因素中,也需要重点关注患方在就医中的过度自利行为。整个社会包括患方要提升道德,尤其是就医道德,在关注自我的同时,也要关注医方及其他患方的诉求,不能眼里只有自我。

再次,患方对医方的预设不信任,根据消极互惠理论,这会让医方对患方也保持高度警惕,不敢信任患方,因为信任是相互的。另外,过高的医德期望与过低的患方依从性对医患信任违背的影响力虽然较小,但也具有显著性影响,属于不能忽略的因素。

二、患方就医正直对医患信任违背的主效应分析

本书从两个方面分析了患方就医正直对医患信任违背的主效应:首先进行描

述性分析，然后开展线性回归分析。

（一）患方就医正直对医患信任违背影响的描述性分析

表 5-4 是描述性分析的统计结果，包括医患信任违背的均值与标准差，其中均值越大，表明医患信任违背度越高。表 5-4 数据表明，总体来看，患方就医正直度越低，医患信任违背的可能性就越高。

表 5-4   患方就医正直对医患信任违背影响的描述性统计

变量	选项	均值	标准差	变量	选项	均值	标准差
暴力医闹	非常少	2.01	1.76	关系就医	非常少	2.77	1.74
	少	3.25	1.71		少	3.55	1.60
	较少	3.23	1.69		较少	2.98	1.43
	一般	3.13	1.23		一般	3.18	1.39
	较多	3.76	1.57		较多	3.51	1.70
	多	3.26	1.62		多	4.22	1.56
	非常多	4.02	1.69		非常多	4.29	1.70
不守规章	非常少	2.02	1.71				
	少	4.67	1.63				
	较少	3.41	1.18				
	一般	2.93	1.48				
	较多	3.44	1.57				
	多	3.76	1.64				
	非常多	3.89	1.69				

均值数据表明，总体呈现出患方暴力医闹越多，医患信任违背的可能性越高。两者呈现的并非是直线上升关系，而是曲线上升关系。

患方越不遵守就医规章，医患信任违背的可能性越高；两者也呈现曲线上升关系。不过，从不守规章的频率"一般"到频率"非常多"，两者呈现直线上升关系。

患方关系就医越多，医患信任违背的可能性也越高。类同于患方不守规章与医患信任违背的关系，从关系就医频率"较少"到频率"非常多"，两者呈现出直线上升的关系。

（二）患方就医正直对医患信任违背影响的线性回归分析

为进一步分析不同维度的患方就医正直因素对医患信任违背的影响，本书以患方信任违背为因变量，以暴力医闹、不守规章与关系就医为自变量，以性别、年龄、文化程度、岗位与医院等级为控制变量进行了线性回归分析（见表 5-5）。模型

6～模型 8 以患方信任违背为因变量;其中,模型 6 以暴力医闹为自变量,模型 7 以不守规章为自变量,模型 8 以关系就医为自变量。3 个模型的 F 值均在 1‰ 的统计水平上显著,表明模型有统计学意义;调整后的 R^2 值均大于 0.05,表明模型较为理想。3 个模型的回归系数都为正数且都具有统计学意义,表明患方就医正直 3 个因素都对医患信任违背有显著性正向影响,不过 3 个因素对医患信任违背的影响力不同。以上分析证明,假设 2a、假设 2b 与假设 2c 成立。

表 5-5　患方就医正直对医患信任违背影响的线性回归分析

变量	模型 6	模型 7	模型 8
常数	4.649***(0.682)	4.867***(0.685)	4.296***(0.637)
暴力医闹	0.166***(0.055)		
不守规章		0.138***(0.056)	
关系就医			0.273***(0.042)
性别	−0.062(0.141)	−0.068(0.143)	−0.067(0.138)
年龄	−0.148***(0.166)	−0.143***(0.166)	−0.133***(0.162)
文化程度	−0.127**(0.138)	−0.129**(0.138)	−0.115**(0.134)
岗位	0.012(0.055)	0.014(0.056)	0.021(0.054)
医院等级	0.06(0.109)	0.061(0.11)	0.067(0.106)
F 值	7.300***	6.358***	12.750***
调整后的 R^2 值	0.071	0.062	0.118

注:① ** 表示 $P<0.01$,*** 表示 $P<0.001$。

②括号内的数字是标准误。

在患方就医正直的因素中,患者关系就医对医患信任违背的影响力最大。这是一个意外的发现,也是以前研究所忽略的。从表层分析,关系就医应该会使医患双方有高信任的起点,但正因为这种高信任起点,会忽略许多应该遵守的医学常规与就医秩序,从而导致许多医患信任违背的行为被暂时掩盖,而在未来某个时间点集中爆发。关系就医的反转对医患信任的破坏力很大,需要引起高度关注。

暴力医闹对医患信任违背的影响力要稍小,这与常识判断不同。其原因可能是,在被调查的对象中,真正发生在医方自己身上的暴力医闹的情况并不多见,甚至可能没有真正遇到过,对暴力医闹的认知多来自媒体报道或口耳相传的间接经验,毕竟暴力医闹发生的绝对数不多。2018 年,门诊、急诊近 80 亿人次,真正发生暴力医闹的还是极少的,不过暴力医闹一旦发生带来的破坏力极大。因为缺乏切身感受,暴力医闹虽然会被认为是医患信任违背的重要影响因素,但影响力并不是太高。

相比较而言,患方在就医中不守规章对医患信任违背的影响力最小。其可能的原因是在医方看来,患方在就医中不守规章如插队就医等,这种就医行为最主要的影响是对其他患方就医权益的侵害,而对医方权益侵害并不十分突显。因此在医方看来,尽管患方不守规章对医患信任违背也有显著影响,但影响力稍弱。

上述分析表明,在影响医患信任违背的就医正直因素中,首先,需要重点关注患方的关系就医行为,这与之前的研究观点不同。应该说,关系就医具有工具理性的一面,能帮助患者获得更安全、更友善的医疗服务,通过关系就医能将医务人员角色更多转变为熟人角色,将医务人员从冷漠的医疗场域拉到关系场域。但关系就医也存在对于诊疗规范效力发生冲击,而且有违就医公德的另一面,是对就医规则的隐性违反,因此,需要重构良性的关系就医。其次,暴力医闹也需要高度关注,因为暴力医闹一旦发生,对当事医方的破坏力极大,医患信任度会有断崖式下降。另外,患方在就医中不守规章的行为也不容忽视,因为尽管其对医患信任违背的影响力相对较小,但毕竟对医患信任违背也有显著性影响。

三、患方就医能力对医患信任违背的主效应分析

本书从两个方面分析了患方就医能力对医患信任违背的主效应:首先进行描述性分析,然后开展线性回归分析。

(一)患方就医能力对医患信任违背影响的描述性分析

表5-6是描述性分析的统计结果,包括医患信任违背的均值与标准差,其中均值越大,表明医患信任违背度越高。表5-6数据表明,总体来看,患方就医能力越弱,医患信任违背的可能性越高。

表5-6　患方就医能力对医患信任违背影响的描述性统计

变量	选项	均值	标准差	变量	选项	均值	标准差
知识伪装者	非常少	3.02	1.31	医患沟通	非常顺畅	3.22	0.83
	少	2.38	0.92		顺畅	2.88	1.37
	较少	3.22	1.32		较顺畅	3.01	1.50
	一般	3.73	1.35		一般	3.44	1.40
	较多	3.60	1.54		较困难	3.60	1.69
	多	3.68	1.71		困难	4.09	1.71
	非常多	3.85	1.83		非常困难	4.14	1.69

变量	选项	均值	标准差	变量	选项	均值	标准差
信息对称性	非常对称	2.50	0.71				
	对称	3.33	1.53				
	较对称	3.55	1.60				
	一般	3.11	1.40				
	较不对称	3.90	1.41				
	不对称	3.39	1.81				
	严重不对称	3.93	1.63				

均值数据表明，总体呈现出患者如果知识伪装度越高（如用百度看病、用亲戚朋友的经验看病等），医患信任违背的可能性就越高。两者并未呈现出直线上升关系，而是曲线上升关系。

不同于患者知识伪装者与医患信任违背的关系，医方在与患方的沟通中困难度越大，医患信任违背的可能性越高，而且两者呈现出直线上升关系。

医患之间有关医疗的信息越不对称，医患信任违背的可能性也就越高，两者呈现为曲线上升关系。

（二）患方就医能力对医患信任违背影响的线性回归分析

为进一步分析不同维度的患方就医能力因素对医患信任违背的影响，本书以患方信任违背为因变量，以知识伪装者、医患信息不对称、医患沟通为自变量，以性别、年龄、文化程度、岗位与医院等级为控制变量进行了线性回归分析（见表5-7）。模型9～模型11以患方信任违背为因变量；其中，模型9以知识伪装者为自变量，模型10以信息不对称为自变量，模型11以医患沟通为自变量。3个模型的 F 值均在1‰的统计水平上显著，表明模型有统计学意义；调整后的 R^2 值均大于0.05，表明模型较为理想。3个模型的回归系数都为正数且都具有统计学意义，表明患方就医能力3个因素都对医患信任违背有显著性正向影响，不过3个因素对医患信任违背的影响力不同。以上分析证明，假设3a、假设3b与假设3c成立。

表5-7　患方就医能力对医患信任违背影响的线性回归分析

变量	模型9	模型10	模型11
常数	5.295***（0.65）	5.13***（0.663）	4.821***（0.626）
知识伪装者	0.117**（0.054）		
信息不对称		0.125**（0.055）	

续表

变量	模型 9	模型 10	模型 11
医患沟通			0.238*** (0.046)
性别	−0.063(0.143)	−0.062(0.143)	−0.058(0.139)
年龄	−0.157*** (0.168)	−0.148*** (0.167)	−0.148*** (0.163)
文化程度	−0.135** (0.139)	−0.141*** (0.139)	−0.143*** (0.136)
岗位	0.006(0.056)	0.009(0.056)	−0.005(0.055)
医院等级	0.059(0.11)	0.057(0.11)	0.051(0.108)
F 值	5.791***	6.003***	10.601***
调整后的 R^2 值	0.057	0.059	0.100

注:①** 表示 $P<0.01$,*** 表示 $P<0.001$。

②括号内的数字是标准误。

在患方就医能力因素中,因患方沟通能力不强造成的医患沟通障碍对医患信任违背的影响力最大。即在医方视域下,医患沟通障碍已然成为影响医患信任违背的患方就医能力中的首要因素,这同样需要引起患方的高度关注。以前的研究在涉及医患沟通时,都认为医患沟通改善的侧重点是医方沟通能力的加强,应该说这种观点不无道理,毕竟在医患沟通中,主导方仍然是医方;但医患沟通改善若只有医方努力,显然还不够。因为医患沟通毕竟是医患双方的互动,沟通改善需要医患双方共同努力。

医患信息不对称对医患信任违背的影响力也较大,这是由医学高度复杂且高度专业化所致,其他领域也存在或多或少的信息不对称,但医学领域的信息不对称尤为显著。医患信息不对称造成医方与患方对病情的认知存在"专知"与"普知"的鸿沟式的认知能力落差,致使患方与医方的沟通很难在一个层面上对话,导致患方缺乏能力理解医方有关病情的解释,以致医方对患方产生消极预期,激化医患信任违背的发生。

知识伪装者虽然对医患信任违背的影响力相对较小,但对医患信任违背仍具有显著性影响。这也是一个不可忽视的"新常态原因"。这个观点在以前的研究结论中很少论及,而现在却成为医患信任违背中一个需要关注的因素,这与现在的知识获取相对较易有关。在"互联网十"时代,各方面的知识包括医学知识的获取渠道更便利、更多元化,有的患者在就医前会通过互联网搜寻疾病相关信息,如通过百度等进行自我初期诊断,当医方的诊断结论与其初期自我诊断结论不一致时,就会质疑医方的诊断。另外,有的患者出于对医方的不信任,会咨询相关亲戚朋友类似病情的诊断结论,然后将之与医生对自己病情的诊断进行比较,若不一致则会提出质疑。这类患者可称为医学知识伪装者,医方对这类患者非常反感,在医方眼里,此类患者属于一知半解、不懂装懂,让医方很难信任患方就医的诚意。

以上分析表明,在影响医患信任违背的患方就医能力因素中,首先,需要重点关注患方沟通能力不强造成的"医患沟通障碍";其次,不能忽略因医患信息不对称导致患方对医方病情诊断理解能力欠缺而对医患信任违背的影响;最后,需要关注知识伪装者这类影响医患信任违背的新常态因素。

四、医方视域下医患信任违背的调节效应分析

医患信任违背的调节效应,主要是指在患方就医形象对医患信任违背的影响中,各因素所起的加强或减弱等作用。本研究分析了医学固有特征、制度社会因素在患方就医形象对医患信任违背影响中的调节效应。

(一)医学固有特征在患方就医形象对医患信任违背影响中的调节效应分析

因为要分析的调节效应是医学固有特征因素在患方就医形象对医患信任违背影响中的作用,所以第一步需通过数据转换构造"患方就医形象"这一新的自变量。具体操作是将患方就医善意、患方就医正直与患方就医能力所包含的11个自变量加总后再均值化,形成新的自变量——"患方就医形象"。第二步,数值中心化处理。因为做调节效应分析时,通常需要将自变量和调节变量做数值中心化处理,因此将新的自变量"患方就医形象",以及调节变量医学固有特征的"高风险""高焦虑""高参与"分别做了数值中心化处理。第三步,进行层次回归分析。根据理论需要确定不同变量进入回归方程的顺序,第一层放入"自变量",第二层放入"调节变量",第三层放入"自变量×调节变量"。

模型12~模型14都以患方信任违背为因变量,以患方就医形象为自变量;其中,模型12以高风险、患方就医形象×高风险为调节变量,模型13以高焦虑、患方就医形象×高焦虑为调节变量,模型14以高参与、患方就医形象×高参与为调节变量,如表5-8所示。3个模型的F值均在1‰的统计水平上显著,表明模型有统计学意义;调整后的R^2值均大于0.05,表明模型较为理想。

表5-8　医学固有特征在患方就医形象对医患信任违背影响中的调节效应

变量	模型12	模型13	模型14
常数	3.591***(0.075)	3.582***(0.075)	3.611***(0.074)
患方就医形象	0.241***(0.089)	0.211***(0.083)	0.355***(0.078)
高风险	0.105(0.096)		
高焦虑		0.154**(0.089)	
高参与			0.092(0.086)
患方就医形象×高风险	0.088*(0.055)		

续表

变量	模型 12	模型 13	模型 14
患方就医形象×高焦虑		0.092*(0.061)	
患方就医形象×高参与			0.068(0.064)
F 值	18.515***	20.175***	19.999***
调整后的 R^2 值	0.083	0.090	0.089

注:① * 表示 $P<0.05$,** 表示 $P<0.01$,*** 表示 $P<0.001$。

②括号内的数字是标准误。

模型 12 与模型 13 的回归系数都为正数且都具有统计学意义,说明高风险与高焦虑这 2 个医学固有特征在患方就医形象对医患信任违背的影响中存在调节效应,即高风险与高焦虑这 2 个医学固有特征与患方就医形象对医患信任违背具有叠加效应,而回归系数为正数则说明,高风险与高焦虑会增强患方就医形象偏离在医患信任违背中的作用。模型 14 的回归系数不具有统计学意义,说明"高参与"在患方就医形象对医患信任违背的影响中不具有调节效应,即高参与在患方就医形象影响医患信任违背中不发挥增强或减弱的效应。上述分析表明,假设 4a 与假设 4b 得到了证明,而假设 4c 不成立。

(二)制度社会因素在患方就医形象对医患信任违背影响中的调节效应分析

因为做调节效应分析时,需要将自变量和调节变量做数值中心化处理,因此将新的自变量"患方就医形象",以及调节变量制度社会因素的"制度失灵""经验调解""选择性赔偿""非专业鉴定"分别做了数值中心化处理;然后进行了层次回归分析。根据理论需要确定不同变量进入回归方程的顺序,第一层放入"自变量",第二层放入"调节变量",第三层放入"自变量×调节变量"。

模型 15～模型 18 都以患方信任违背为因变量,以患方就医形象为自变量;其中,模型 15 以制度失灵、患方就医形象×制度失灵为调节变量,模型 16 以经验调解、患方就医形象×经验调解为调节变量,模型 17 以选择性赔偿、患方就医形象×选择性赔偿为调节变量,模型 18 以非专业鉴定、患方就医形象×非专业鉴定为调节变量,如表 5-9 所示。4 个模型的 F 值均在 1‰ 的统计水平上显著,表明模型有统计学意义;调整后的 R^2 值均大于 0.05,表明模型较为理想。

表 5-9　制度社会因素在患方就医形象对医患信任违背影响中的调节效应

变量	模型 15	模型 16	模型 17	模型 18
常数	3.64***(0.072)	3.619***(0.072)	3.597***(0.071)	3.626***(0.072)
患方就医形象	0.236***(0.074)	0.26***(0.074)	0.203***(0.073)	0.231***(0.074)
制度失灵	0.116(0.08)			

续表

变量	模型 15	模型 16	模型 17	模型 18
经验调解		0.082*(0.085)		
选择性赔偿			0.221***(0.074)	
非专业鉴定				0.136*(0.086)
患方就医形象× 制度失灵	0.033 (0.067)			
患方就医形象× 经验调解		0.067* (0.064)		
患方就医形象× 选择性赔偿			0.089** (0.066)	
患方就医形象× 非专业鉴定				0.056* (0.066)
F 值	18.759***	17.815***	26.064***	19.154***
调整后的 R^2 值	0.084	0.080	0.115	0.086

注:①*表示 $P<0.05$,**表示 $P<0.01$,***表示 $P<0.001$。
②括号内的数字是标准误。

模型16、模型17与模型18这3个模型的回归系数都为正数且都具有统计学意义,说明经验调解、选择性赔偿、非专业鉴定这3个制度社会因素在患方就医形象对医患信任违背的影响中存在调节效应,即经验调解、选择性赔偿、非专业鉴定这3个制度社会因素与患方就医形象对医患信任违背具有叠加效应,而回归系数为正数则说明,经验调解、选择性赔偿与非专业鉴定会增强患方就医形象偏离在医患信任违背中的作用。这说明,需要加强经验调解的管控、选择性赔偿的调控以及非专业鉴定的重构与完善。

模型15的回归系数不具有统计学意义,说明制度失灵在患方就医形象对医患信任违背的影响中不具有调节效应,即制度失灵与患方就医形象对医患信任违背不具有叠加效应,制度失灵不会增强患方就医形象在医患信任违背中的作用。一方面是因为经过多年的努力,与国家加强制度的执行力,制度失灵的情况少了;另一方面,更重要的原因在于制度失灵过于宽泛,指代并不清晰明了,不如医疗纠纷调解、医疗损害赔偿与医疗损害鉴定更为具象。上述分析表明,假设5a不成立,假设5b、假设5c与假设5d得到了证明。

第五节　医方视域下医患信任违背的讨论

医方视域的医患信任违背的实质是"心理契约"的违背,这可从两个递进的层面进行理解:首先,医方视域的医患信任其实质是一种心理契约。心理契约是一种隐含的、非正式的、未公开说明的积极期望,是决定医方态度和行为的重要因素,是"未书面化的契约"即内隐契约①。医方视域的医患信任就是医方对患方存在着隐含的、非正式的、未公开说明的积极期望,是决定医方态度和行为的重要因素,是医方对患方的"未书面化的内隐契约",是医方对患方一种内在的、未曾表述的积极期望。然后,医方视域的医患信任违背的实质是"心理契约"的违背。心理契约违背是指未能履行对方对其期望中与其身份相称的一种或多种责任的主观感知②,医方视域下的医患信任违背是"医方对于患方未能履行医方对其期望中与患者身份相称的一种或多种责任的主观感知"。对医患双方来说,当医方感知到患方并没有履行患方应该履行的就医形象时,医患信任违背就产生了。医患信任违背还可以在不存在事实上的期望破坏时出现,换言之,影响医患信任违背的发生有时可以是医方认为患方破坏就医形象业已发生的"想法",且无论这一想法是否有理,以及无论实际的患方就医形象破坏是否发生。也就是说,医患信任违背可以是"客观"的,也可以是"主观"的。简言之,若医方"想象"中的患方就医形象破坏事实出现,也可能导致医患信任违背的发生。也就是,医方视域下医患信任违背是指医方对患方就医期望中承诺条款的不履行或不完全履行,其中承诺条款包括真实承诺和心理承诺且以心理承诺为主,不履行或不完全履行的承诺条款,有的是导致医患信任违背的核心因素,有的则是一般因素。

本书借鉴 Robinson 提出的经典的心理契约违背形成过程模型来分析医方视域下医患信任违背的形成过程,首先分析医方视域下医患信任违背的类别;其次分析显著性和警觉性对医方视域下医患信任违背的影响;然后是医方视域下医患信任违背的比较过程分析;最后是医方视域下医患信任违背的解释过程分析。

一、医方视域下医患信任违背的类别

根据 Robinson 的心理契约违背形成过程模型的经典理论,从医患信任违背的患方主观故意角度来划分,即从医患信任违背主体的因素来划分,医方视域下医患

---

① 赵鑫,马钦海.基于心理契约违背的顾客行为[J].技术经济,2012,31(9):104-108.
② 李原.心理契约违背的理论模型及其应用[J].经济与管理研究,2006(8):82-85.

信任违背可概括为三种情况:有意违约、无力兑现和理解歧义[①]。

（一）有意违约

有意违约主要表现为患方就医正直因素与就医善意因素对医患信任违背的影响。少数患方在就医中会存在一些偏离行为,包括不文明就医行为、辱虐行为等。患方不文明就医行为是指来自患方的低强度的、伤害意图模糊的偏差行为;患方辱虐行为是指带有敌意的语言及非语言性的行为[②]。患方在就医过程中故意违反医疗规范,此类行为会对医务人员造成心理伤害甚至身体伤害[③]。总之,患方就医中的偏离行为是一类故意违反社会公德、就医规范的不良行为,违背就医正直与就医善意,但其严重性和危害性还没有达到犯罪水平,往往处于监管的"灰色地带"[④],这种"灰色地带"的行为会导致医患信任违背的发生。

（二）无力兑现

无力兑现主要表现为患方就医能力欠缺对医患信任违背的影响。患方就医能力的高低关系到医疗服务过程完成的顺利度。医疗高度复杂且高度专业化,患方并不需要对医学达到"专知"程度,但如果对医疗服务缺乏最基本的理解能力、欠缺最基本的健康素养等,则还是会影响就医过程的顺利进行。例如,患方对医务人员给出的解释不明白,这会影响医方对患方就医能力形象的判断,有可能由此导致无力兑现就医过程中应该由患方承担的就医责任,从而导致医患信任违背的产生。

（三）理解歧义

理解歧义主要体现为医方对患方就医形象的表现存在理解上的差异,从而导致医患信任违背的发生。医方视域下的医患信任违背是医方对于患方就医形象的一种认知,或者说是一种主观感知,而不完全是患方就医形象这一事实本身。人脑的认知加工并不是一个理性的过程,由于人脑的认知加工水平有限,医方并不会记录客观世界的所有信息,而是根据自己大脑中基于过去的经验知识形成的认知图式,选择性地认知加工当前的信息,并力求对当前信息做出有意义的主观解读。当面对模糊或过于复杂的信息时,人们会使用认知图式进行推测,以填补缺失的信息内容。由于不同医务人员的经历不同,已形成的有关医患信任违背的认知图式也

①　Robinson M S L. When employees feel betrayed: a model of how psychological contract violation develops[J]. The Academy of Management Review,1997,22(1):226-256.

②　李育辉,王桢,黄灿炜,等.辱虐管理对员工心理痛苦和工作绩效的影响:一个被调节的中介模型[J].管理评论,2016,28(2):127-137.

③　Robinson S L,Bennett R J. A typology of deviant workplace behaviors: a multidimensional scaling study[J]. The Academy of Management Journal,1995,38(2):555-572.

④　黄蝶君,马秋卓,李桦,等.辱虐管理、心理契约违背及工作场所偏离行为:基于基层公务员职位特征的分析[J].管理评论,2018,30(7):183-190.

会不同，因此对医患信任违背与患方履行就医形象的信息进行认知加工也会存在区别，由此造成理解歧义。

二、医方视域下医患信任违背的显著性与警觉性

无论是理解歧义、有意违约还是无力兑现，都会造成医方对患方就医形象的期望与实际结果之间出现差异。不过，医方是否能够"真正感知"到两者之间的差异，还会受到"显著性"和"警觉性"这两个因素的影响。

（一）显著性的影响

显著性指医方对患方就医形象的期望与实际结果之间的差异值，差异越大，表明医患信任违背越显著，也就越容易被医方感知到，这就是 Turnley 等人提出的差异模型中的"差异幅度"①。这种差异幅度又会受医患信任违背内容的"意义"的影响，如果患方就医形象中的某项因素被医务人员视为重要的内容（即意义重大的内容），则当期望的这一因素与实际结果出现差异时，越容易被医方感知到；相反，如果患方就医形象中某项因素被医务人员视为意义不大，那么这一因素即使与实际结果有较大差异，也容易在医患信任违背中被医方所忽视。而医务人员对医患信任违背内容"意义"的价值判断具有很大的个体差异性，这就能说明，为什么不同个体的医务人员对相同的医患信任违背现象有着相当不同的反应。例如，有的医务人员对差异幅度很小的医患信任违背现象高度重视，而对差异幅度很大的医患信任违背现象却视而不见。又如，比如有的医生特别在意患方就医善意与就医正直的问题，而有的医生会特别关注患方就医能力不足的问题。

（二）警觉性的影响

警觉性指的是医方对患方是否履行期望的就医形象的监控程度。医方警觉性高更容易发现医患信任违背的发生，而警觉性低，会导致医方对医患信任违背的感知性降低，即使期望的患方就医形象未履行，医方也可能视而不见。对医方警觉性有重要影响的因素有：医疗环境的不确定性、医患关系的性质等。医疗环境的不确定性易引起医务人员的焦虑，如在医疗改革过程中，当医务人员面临人员调整和薪酬变化时，常常会导致医务人员更加警觉，也就更容易发现期望的患方就医形象未履行的情况。医患关系紧张也会让医务人员特别警觉，对患方就医善意、就医能力与就医正直等有关不符合患者就医形象的因素更为警觉。

① Turnley W H, Feldman D C. The impact of psychological contract violations on exit, voice, loyalty, and neglect[J]. Human Relations, 1999, 52(7): 895-922.

三、医方视域下医患信任违背的比较过程

理解歧义、有意违约和无力兑现会造成医方期望的患方就医形象与实际结果之间出现差异,这是一种"客观差异",而"显著性"和"警觉性"决定了医方能否真正感知到这种"客观差异",这属于"主观差异";医方主观感知到的期望的患方就医形象与实际结果之间的差异,是否一定会被医方视为医患信任违背,还会取决于一个"比较过程"①,即医方对患方履行就医形象的程度进行比较。如何比较呢? 医方会把患方实际表现的就医形象与其应该表现的就医形象之比,和医方实际的医疗服务付出与其应该的医疗服务付出之比,进行比较(见图 5-1)。如果发现方程左边的比例小于右边的比例,医方则会确认为医患信任违背发生。如果医方尽管感知到患方未表现出其应该的就医形象,但同时也认为自己并未尽职尽责,即实际的医疗服务付出也不多时,则不会将其视为医患信任违背。这说明,患方就医形象是否会被医方视为导致医患信任违背发生的因素,还取决于医方的医疗服务付出,当医方实际的医疗服务付出远低于其应该的医疗服务付出时,一般而言,医方会有一种内疚感,这会降低医方对患方就医形象的要求,从而也会减弱医患信任违背的可能性。

$$\frac{患方实际的就医形象}{患方应该的就医形象} \quad 对比 \quad \frac{医方实际的医疗服务付出}{医方应该的医疗服务付出}$$

图 5-1　医患信任双方履行责任的比较

四、医方视域下医患信任违背的解释过程

医方主观感知到的期望的患方就医形象与实际结果之间的差异,且被医方视为医患信任违背,那么这种医患信任违背会让医方产生三种反应。第一,认知反应(知)。医患信任违背首先是一种认知评价,这种认知评价是医方对患方应该履行的就医形象进行理性计算的结果②,医患信任违背会导致医务人员工作满意度降低③。第二,情感反应(情)。医患信任违背也是一种情绪体验,是指医方感到被患方背叛,产生失望、悲痛、愤怒等情绪体验,是一种短期的、相对激烈的情绪或情感

---

①　李原,郭德俊.组织中的心理契约[J].心理科学进展,2002(1):83-90.

②　杨杰,凌文辁,方俐洛.心理契约破裂与违背刍议[J].暨南学报(哲学社会科学版),2003(2):58-64.

③　Tekleab A G,Takeuchi R,Taylor M S. Extending the chain of relationships among organizational justice,social exchange,and employee reactions:the role of contract violations[J]. Academy of Management Journal,2005,48(1):146-157.

反应①。第三,行为反应(意)。从社会交换关系的角度看,医患双方在医疗服务互动中存在着义务和权利的交换,医方认为患方在就医中没有表现出应有的就医形象②,比如不遵守就医秩序、对医务人员没有以礼相待等,此时会产生医患信任违背,从而导致医方也会对患方实施不文明行为,会形成"以牙还牙"的消极的医患互惠关系。而且资源损耗理论表明,个体具有有限的资源来调控自身的行为,需要组织对个体资源进行调控与补充③。医务人员感知医患信任违背发生之后,会使医务人员资源受损,削弱面对挑战发挥自我的能力④。医务人员个人资源的消耗常常使他们无法集中精力,从而会引发医务人员的消极行为⑤。根据 Hagger 等人的观点,当医务人员耗尽资源时,由于缺乏自我控制的资源来解决他们所面临的压力,他们的后续行为和绩效都将受到损害⑥。一旦医务人员的个人资源遭到破坏,攻击性冲动就会增加,会影响到随后的行医行为⑦。在医患互动过程中,医方资源的消耗会导致医务人员自我调节的失败,从而诱发一些对患方的攻击性与报复性行为⑧,对患方实施不文明行为就会成为医务人员缓释压力、保持资源平衡的重要途径。

医患信任违背是否会让医方产生上述三种反应,还取决于医方对患方违背医患信任的解释,而这一解释过程又会受到以下三方面因素的影响:医务人员个人特质、医院组织情境以及医患信任违背内容本身。

(一)医务人员个人特质的影响

Huseman 等人认为,个体间的差异会使不同的个体对同一事物产生不同的认

① Freese C,Schalk R. Implications of differences in psychological contracts for human resource management[J]. European Journal of Work and Organizational Psychology,1996,5(4):501-509.

② 占小军,曹元坤,李志成. 心理契约破裂与顾客不文明行为:基于自控视角[J]. 管理评论,2017,29(10):132-142.

③ Baumeister R F,Bratslavsky E,Muraven M,et al. Ego depletion:is the active self a limited resource? [J]. Journal of Personality and Social Psychology,1998,74(5):1252-1265.

④ Muraven M,Tice D M,Baumeister R F. Self-control as a limited resource:regulatory depletion patterns[J]. Journal of Personality and Social Psychology,1998,74(3):774-789.

⑤ 李育辉,王桢,黄灿炜,等. 辱虐管理对员工心理痛苦和工作绩效的影响:一个被调节的中介模型[J]. 管理评论,2016,28(2):127-136.

⑥ Hagger M,Wood C,Stiff C,et al. Ego depletion and the strength model of self-control:a meta-analysis[J]. Psychological Bulletin,2010,136(4):495-525.

⑦ Barnes C M,Lucianetti L,Bhave D P,et al. "You wouldn't like me when I'm sleepy":leaders' sleep,daily abusive supervision,and work unit engagement[J]. Academy of Management Journal,2015,58(5):1419-1437.

⑧ Walker D D,Jaarsveld D D V,Skarlicki D P. Sticks and stones can break my bones but words can also hurt me:the relationship between customer verbal aggression and employee incivility[J]. Journal of Applied Psychology,2017,102 (2):163-179.

知,因为每个人的偏好存在很大差异[①]。①公平敏感性的影响。公平敏感性是指不同个体对公平的偏好不同,有的医务人员对公平特别敏感,这种偏好导致医务人员对公平与否有稳定且个性化的倾向性反应。根据 Restubog 等人的观点,公平敏感性强的医务人员一旦发现医患信任违背,就会倾向于做出消极的反应[②]。②自我控制的影响。自我控制是指医务人员克制自己消极反应倾向的能力,因为这些消极反应容易导致医患信任违背问题进一步复杂化甚至产生破坏性的后果。自我控制能够约束偏差行为,即当医患信任违背发生时,自我控制能力弱的医务人员更容易产生偏差行为,而自我控制能力强的医务人员能有效约束自己的偏差行为[③]。③归因风格的影响。归因是寻找事物原因的过程,而归因风格是指归因的倾向性[④],可以反映医务人员对特定事件的成功与失败的原因进行分析的倾向性。如果医务人员的归因风格具有敌意倾向,那么医患信任违背发生后,医务人员会有强烈的消极反应。

(二)医院组织情境的影响

医院组织情境因素对医患信任违背发生后医务人员的反应会产生重要影响,而这些因素当中主要包括组织政治行为、程序公平等,尤其是医院对医患信任违背处理的"程序公平"对医务人员的反应具有更为显著的影响。按照 Kickul 等人的观点[⑤],医患信任违背发生后,医院作为组织在对待因患方未履行应该的就医形象而导致医患信任违背的发生时,是力求保证处理程序的公平性,还是会偏袒患方,这会对医方在医患信任违背发生后的反应有重要影响,因为公平性处理反映了医患信任违背结果的可接受度。

(三)医患信任违背内容的影响

上文所述的因理解歧义、有意违约、无力兑现造成医方对患方就医形象的期望与实际结果之间出现差异,及两者之间的差异的"显著性"等都属于医患信任违背

① 张晓旭.心理契约违背感知的个体差异:研究进展与模型构建[J].江西社会科学,2012,32(11):185-189.

② Restubog S L D,Bordia B S. The interactive effects of procedural justice and equity sensitivity in predicting responses to psychological contract breach: an interactionist perspective[J]. Journal of Business and Psychology,2009,24(2):165-178.

③ Bordia P,Restubog S L D,Tang R L. When employees strike back: investigating mediating mechanisms between psychological contract breach and workplace deviance [J]. Journal of Applied Psychology,2008,93(5):1104-1117.

④ Chiu S F,Peng J C. The relationship between psychological contract breach and employee deviance: the moderating role of hostile attributional style[J]. Journal of Vocational Behavior,2008,73(3):426-433.

⑤ Kickul J R,Neuman G,Parker C, et al. Settling the score: the role of organizational justice in the relationship between psychological contract breach and anticitizenship behavior[J]. Employee Responsibilities and Rights Journal, 2001,13(2):77-93.

内容本身,这些因素的强度对医患信任违背发生后医务人员的反应都有重要影响。本书从李原论述的心理契约违背的理论模型出发,对医患信任违背进行合理推论:医方期望的患方就医形象未履行的强度直接影响到医患信任违背发生后医方的情绪反应,而且差异越大,医方的负性情绪反应越强[①]。医方期望的患方就医形象未履行对医方个体的认知意义,以及由此会产生的系列派生后果,也会显著影响到医方的消极反应强度。另外,无论医患信任违背的实际因素是什么,假如医方将其归结于患方的故意行为,则医患信任违背发生后医务人员的消极反应更为强烈。

---

① 李原.心理契约违背的理论模型及其应用[J].经济与管理研究,2006(8):82-85.

第六章 患方视域下医患信任违背影响因素的统计分析

第一节 引 言

患方视域的医患信任违背(简称医方信任违背)是"患方对于医方未能履行患方对其期望中与医务人员身份相称的一种或多种责任的认知",当患方认为医务人员并未履行医方应该履行的行医责任时,医方作为代理方,并未按照委托方即患方的利益行医,医患信任违背就会产生①。也即患方视域的医患信任违背是指医方未履行或未完全履行其在行医中患方所期望的承诺条款,当然,有些未履行或未完全履行的承诺条款是构成医患信任违背的核心要素,而有些是普通条款②。医患信任违背既是一种认知评价,也是一种情绪体验。这种认知评价是患方对其实际收益和期望收益或应履行的责任进行理性计算的结果③。而情绪体验则是指患方"感到被医方背叛后产生失望、悲痛、愤怒等情绪体验",是一种短期的、相对激烈的情绪或情感反应。

那有哪些因素在患方视域中是影响医患信任违背的关键因素呢?前文已通过扎根分析进行了探索性分析,而扎根分析属于定性分析,其信度与效度还未经过较大样本数据的统计检验,本部分对扎根分析提炼出的模型中涉及的范畴进行变量化并开发出测量量表,采用较大规模问卷调查以检验模型中变量之间的关系。此外,定量分析还可以发现影响医患信任违背的关键因素的重要性排序,这是扎根分析等定性研究所不能实现的。

---

① Turnley W H, Feldman D C. Psychological contract violations during organizational restructuring [J]. Human Resource Management,1998,37: 71-83.

② 钟晶灵.民企员工心理合同的缺失与补救[J].企业改革与管理,2014(1):52-54.

③ 杨杰,凌文铨,方俐洛.心理契约破裂与违背刍议[J].暨南学报(哲学社会科学版),2003(2):58-64.

第二节　研究基础与研究假设

一、医方行医善意对医患信任违背的主效应

（一）医德异化对医患信任违背的影响

医生职业关乎生命，医生之所以受人尊敬除了医术外，更重要的是医德。因此，在患方看来，医生的道德要尤其高尚，但现在医德滑坡严重，蒋戈利总结了医德异化的五种表现形式：科技的至高权威化、诊疗的过度物理化、医疗的局灶分割化、经营的资本商业化和医患关系的对立与激化①。

关于医德异化的根源，主流研究将其归结为"环境诱导"，如脑体倒挂的不公平说、社会转型过程中的诱因说、制约与监管不力说等②。国外学者 Trevino 提出医德异化是情景因素和个体因素相互作用的结果③。从微观分析，医德异化与医院绩效评估导致的压力等也有密切关联，Brickley 等人发现，医院组织结构决定医院员工的行为选择④，包括那些关乎医疗道德意义的行为选择⑤。

另外，医德异化与医德本身的特点也高度相关。最具代表性的是邱杰的医德悖论观，他的观点与大多数学者不同，他独到地分析了医德存在的道德悖论⑥。医务人员作为医德的主体，常常面临着不同道德原则的冲突，易陷入医德原则选择的两难困境。有时，根据医德标准和法律标准，会获得不同甚至相反的选择和评价结果。医德选择与法律选择之间存在着双重悖论，例如"拒签事件"，反映了医生特殊干预权与患者自主权的冲突。为何会形成这种医德的双重悖论困境？其根本原因在于不同的"公认正确的背景知识"，医德的双重悖论有其客观性与无奈性，但这种医德的双重悖论困境是医德异化不可忽视的原因，因为医德的双重悖论困境会导致医务人员无论做出哪种选择都可能处于道德异化的境地。

医患信任是一种积极预期，相信对方能给自己带来积极结果。在患方看来，医

---

①　蒋戈利. 现代医德的异化根源及消解路径[J]. 道德与文明，2015(6)：120-124.

②　潘云华. 新形势下加强医德医风建设的探讨[J]. 中山大学学报论丛，2004(5)：233-236.

③　Trevino L K. Ethical decision making in organizations：a person-situation interactionist model[J]. Academy of Management Review，1986，11(3)：601-617.

④　Brickley J A，Smith C W，Zimmerman J L. Business ethics and organizational architecture[J]. Journal of Banking and Finance，2002，26(9)：1821-1835.

⑤　刘学，史录文. 医疗费用上涨与医德医风下降：组织架构变革角度的解释[J]. 管理世界，2005(10)：41-49+73+171-172.

⑥　邱杰. 医德冲突的悖论性状及排解路向[J]. 哲学动态，2009(9)：56-60.

德异化带来的消极影响是,会让患方认为医方行医善意不足,是对医德的不尊重与不遵守,让患方对医德异化的医方有恐惧感。医德异化的医方,会让患方对这类医者在未来医疗服务过程中产生消极期望,从而导致医患信任违背的发生。综上分析,提出如下研究假设。

假设 6a:医德异化会让患方认为医方行医善意不足,让患方对医德异化的医方有恐惧感,这会让患方产生严重的消极预期,从而导致医患信任违背的发生。

(二)医疗服务态度不良对医患信任违背的影响

医疗服务态度的内涵很丰富,患者非常关注医务人员在医疗服务提供中能否给患者一些安慰,关心患者的感受,让患者感到放松,给患者以信心;是否愿意帮助患者,理解患者的心情,与患者平等交流;回答患者的问题是否详尽,是否会告知患者想知道的医疗信息,及时解答患者的疑问,认真倾听患者的讲述,对患者耐心,给患者足够的时间沟通;是否注意保护患者的隐私等。关于医疗服务态度优劣的评判,董恩宏等人提出以医疗服务质量感知来测量[①],这种测量又常用患者对医疗服务态度的期望值与医疗服务的实际效能之间的差距值来衡量,差距值越小说明医疗服务态度越接近患者期望,即医疗服务态度越好[②]。

但医疗服务态度现状并不令患方满意。研究者探讨了医疗服务态度存在问题的原因,胡波从微观视角分析了职称压力对医疗服务态度的消极影响,在职称与岗位挂钩后,职业生存压力与岗位发展压力,导致医务人员对职称的全身心追求,进而导致医务人员对患者服务态度淡漠,从“努力保护患者”转为“努力保护自己”[③]。王文娟等人从宏观角度分析后认为,我国医疗服务态度困境的根本原因在于市场化不足,市场化不足导致缺乏竞争,而缺乏竞争又使医疗服务态度缺乏改善的外在压力[④]。从医方角度看,医疗服务态度差与医疗工作强度过大也有直接关联。第四次全国卫生服务调查表明,医务人员平均工作时间每周为 53.4 小时,每月值 7 个夜班,超过法定工作时间的 33.5%[⑤]。医疗职业不同于其他普通职业的特别之处是“24 小时健康值班”,医务人员的夜班时间是所有职业中最长的[⑥]。因为医务人员工作负荷过大,会导致医方对患方产生心理疏离感,“注意能量分配模型”说明人的认知系统的加工能力或资源是有限的,根据该模型,个体的工作负荷增加时,

①　董恩宏,鲍勇.医疗服务质量感知、维度及测量标准综述[J].现代管理科学,2011(10):105-107.

②　彭锦绣,唐乾利,王粤湘.从医疗服务态度探讨和谐医患关系的建立[J].中国卫生事业管理,2011,28(4):261-262.

③　胡波.医务人员态度淡漠现象原因浅析[J].中国医院管理,2004(11):53-54.

④　王文娟,付敏.“健康中国”战略下医疗服务供给方式研究[J].中国行政管理,2016(6):58-61.

⑤　李雯.多管齐下促人事薪酬制度改革[J].中国卫生人才,2015(11):22-24.

⑥　叶向明,徐龙仁,李鹏,等.基于问题导向的公立医院薪酬分配现状与制度设计——以浙江省为例[J].中国卫生事业管理,2016,33(10):749-753.

完成任务上升为第一要务,而无暇处理人际关系。也就是说,医务人员工作强度过大会让医方把注意力、努力与其他认知资源用于处理对患者的疾病治疗工作中,从而会降低医方对患者服务态度的改善[①]。

医患信任是一种积极预期,相信对方能给自己带来积极结果。在患方看来,有的医生服务态度差,对待患者冷漠、语言生硬,对患者缺少热情与关心。询问病情时爱理不理,对患者的提问不耐烦,甚至不允许患者多问一句[②]。遇到没有责任感的医生,患者刚开口讲述病史就会被打断,直接告之患者需要做什么检查。有的医生眼里只有病没有人,患者在担心自己病痛的同时,还要忍受医方的冷脸。医疗服务态度不友善,会让患方对这种医疗服务产生消极期望,从而导致医患信任违背的发生。综上分析,提出如下研究假设。

假设 6b:医疗服务态度不友善,医疗服务的实际效能与患方对医疗服务态度的期望值之间存在较大差距,让患方对这种医疗服务产生消极预期,从而导致医患信任违背的发生。

(三)医学人文弱化对医患信任违背的影响

医学人文关怀的本质是以患者为中心,表现为对患者作为人的存在的生存价值、患者的权利与需求、患者的人格与尊严的关心[③]。卢建敏更是明确提出:医学人文关怀是指在医疗服务中除了为患者提供诊疗方面的技术服务之外,还为患者提供心理的、情感的服务,以满足患者的健康需求[④]。医学人文是医学技术中凝结的对人的生命关爱与尊重的精神。

为什么需要医学人文关怀? 因为当代医学是对人的生命要素的立体关怀,所以周赞等人提出,心身医学和人文医学是精神上的邻居[⑤]。许小凤等人则提出,医疗服务如果缺少必要的人文关怀,医学就会失去应有的人性温暖,就会导致医疗技术进步与医学人道主义的疏离[⑥]。屈英和等人的论述更为全面:患者生病体现为身体控制感的丧失,医疗服务需要通过人文关怀的复归,使医生能从患者的生活世

---

① 王敏,李淑敏.工作负荷对个体感知到的团队内冲突的影响——控制点及情感信任的调节作用[J].管理评论,2017,29(4):122-133.

② 郑群,竺红宇,刘红,等.278 例住院患者医疗投诉原因分析[J].重庆医学,2013,42(33):4073-4074.

③ 张悦.从麻木到复苏——对医学人文关怀的关注与期待[J].医学与哲学(人文社会医学版),2006(8):59-60.

④ 卢建敏.医疗服务中的人文关怀与制度创新[J].中华医院管理杂志,2005,21(3):66-67.

⑤ 周赞,龚鹏.越是高科技越需要人文关怀——中华医学会心身医学分会第十二届年会纪要[J].医学与哲学(人文社会医学版),2007(1):77-78.

⑥ 许小凤,惠礽华.论医疗行为中的职业冷漠与人文关怀[J].医学与哲学(人文社会医学版),2010,31(3):26-27.

界的角度来理解患者的失控感,以帮助患者重获控制权哪怕是有限的部分控制权①。

当代医学人文关怀弱化、边缘化问题逐渐突显,中国传统文化赋予医生悬壶济世的内涵,在当下业已淡化。现代医学技术使诊疗碎片化,很多医生看的是患者检查的片子,而忽视了片子的主人,医疗变得更类同于冰冷的检查仪器。杜治政将医学人文弱化的主要表现归纳为:重疾病,轻病人;重治疗,轻照料;重实证检验,轻病人体验;重器质的恢复,轻心理调理;重技术处置,轻伦理社会问题的思量②,因此需要促进医学与人文的复合,以克服当代医学对人性的冰冷。而且由于各种先进的医疗技术诊疗手段的应用,更致使医学的非人格化与医患关系的物化,医学人文关怀被边缘化了。

医患信任是一种积极预期,相信对方能给自己带来积极结果。在患方看来,医学人文关怀的弱化使得医学的"人性"渐失,当代医学治疗的患者与其说是病人,不如说是生物学上的缺陷与器质性损伤,疾病被简化为各种生化指标数值,医疗的技术主义倾向明显,生物医学牺牲了人文,使医患互动缺乏人文关怀的根基③。换言之,医学人文关怀的弱化,会让患方对医疗服务产生消极期望,从而导致医患信任违背的发生。综上分析,提出如下研究假设。

假设6c:医学人文关怀的弱化,会使患方感知不到医学应有的人性温暖以及医务人员对人的生命关爱与尊重的精神,会让患方对医疗服务产生消极预期,从而导致医患信任违背的发生。

(四)伪知情同意对医患信任违背的影响

知情同意包括知情与同意两个部分:知情是指医务人员应及时向患者说明解释医疗风险和替代医疗计划等情况;同意则是指患者在获得医务人员告知足够的医疗信息的基础上做出医疗同意的决定④。但在医疗实践中,规范伦理视域下的知情同意原则陷入了为追求规范而规范,知情同意成为"例行公事"的形式活动⑤,成为一种"伪知情同意"。

首先,知情同意的家庭主义模式问题。这种模式表现在知情同意的优先次序

①　屈英和,刘杰."关系就医"取向下"医生名声"的调查与分析[J].医学与哲学(人文社会医学版),2011,32(12):28-29+32.

②　杜治政.当代医学人文理念与实践论纲[J].医学与哲学(人文社会医学版),2009,30(1):2-7+80.

③　严予若,万晓莉,陈锡建.沟通实践与当代医患关系重构——一个哈贝马斯的视角[J].清华大学学报(哲学社会科学版),2017(3):172-178+203.

④　钱叶六.医疗行为的正当化根据与紧急治疗、专断治疗的刑法评价[J].政法论坛,2019,37(1):122-132.

⑤　聂文军.规范伦理视域下知情同意原则的局限及其补救[J].湖南师范大学社会科学学报,2013,42(4):11-15.

上,患者家属在知情和同意两方面都具有优先性。在知情方面,对患者家属是优先告知、充分告知,而对患者本人却是选择性告知;在同意方面,医疗决策权也主要由患者家属做出①。应该说,让患者家属参与、共享患者的知情同意权,在中国"家文化"下具有正当性的一面,另外,患者的脆弱性与依赖性,也说明知情同意的家庭主义模式有其合理性;但另一方面,知情同意的家庭主义模式难以解决医疗决策中家属之间意见不一致的矛盾,更为关键的是,患者本人的最佳医疗利益可能会与患者"家庭利益"发生冲突,而且随着人的自主权的突显,这种矛盾会越来越常见②。

其次,知情同意的告知标准问题。知情同意中的告知标准存在合理的专业标准(即合理医师标准)③、合理的个人标准(即合理患者标准)④、主观标准(即主观患者标准)⑤三种标准之争。患方自然倾向医方采用主观标准(即主观患者标准),而在医疗实践中,医方倾向采用合理的专业标准(即合理医师标准),这导致患方担心医方会滥用"知情同意权",从而使患方的知情同意权没有保障⑥。

最后,知情同意的形式化问题。知情同意存在告知义务功利化、告知方式过于形式化的问题⑦。知情同意的形式化表现在"知情"方面,为规避因疏忽可能产生的诉讼责任,医方会列举几乎所有可能会出现的医疗意外与并发症,为确保万无一失还会在知情同意书之最后加上兜底条款。知情同意的形式化表现在"同意"方面,本质上"同意"是一个医疗决策过程,但在医疗实践中,知情同意书都是格式条款,往往不是医患商量的结果,医方一般都将知情同意书事先打印好,让患方或患方家属签字,"同意"被简化为患方或患方家属"是"或"否"的表达与签名,这导致患方会出现选择不能,往往是没有选择下的不得已同意。总之,知情同意有时会异化为医方规避责任、保护自我的一种工具⑧。

医患信任是一种积极预期,相信对方能给自己带来积极结果。但在患方看来,知情同意的家庭主义模式会带来患者家属是否为患方本人医疗利益的最佳代表的问题;知情同意在医疗实践中若采用合理医师标准,患方会担心医疗机构滥用知情

① 陈化.知情同意在中国医疗实践中的介入:问题与出路[J].中州学刊,2015(6):94-99.

② 陈化,李红文.论知情同意的家庭主义模式[J].道德与文明,2013(5):103-107.

③ 冯军.病患的知情同意与违法——兼与梁根林教授商榷[J].法学,2015(8):108-125.

④ 刘小红.我国医疗侵权知情同意原则问题研究——以借鉴美国法为视角[J].暨南学报(哲学社会科学版),2014,36(7):74-82.

⑤ 庄晓平.也谈医疗的知情同意与个人自由和责任——与苏力教授商榷[J].自然辩证法通讯,2012,34(1):116-120+124.

⑥ 刘昂.论医疗知情同意权的历史嬗变及法律启示——来自美国医疗诉讼案例的考察[J].河北法学,2015,33(4):176-183.

⑦ 陈燕红.困境与出路:我国患者知情同意权法律保护与适用的完善建议[J].河北法学,2014,32(2):132-137.

⑧ 李杰.患者知情同意制度的再解释——论《侵权责任法》第55条[J].法学杂志,2017,38(8):124-131.

同意权,从而不能保障患方知情同意权的真正实现;另外,知情同意也存在形式化问题,知情同意演化为"例行公事"的形式化活动,有些情况下知情同意异化为医方规避责任、保护自我的一种工具。换言之,知情同意在医疗实践中的异化,会让患方对医疗服务产生消极期望,从而导致医患信任违背的发生。综上分析,提出如下研究假设。

假设 6d:知情同意在医疗服务中存在的家庭主义模式问题、告知标准异化问题与知情同意的形式化问题等,会让患方对医疗服务产生消极预期,从而导致医患信任违背的发生。

二、医方行医正直对医患信任违背的主效应

(一)过度医疗对医患信任违背的影响

关于过度医疗的概念,学者们从法学、经济学、医学等多角度进行了界定。李传良从法律角度认为,过度医疗是指医务人员在医疗服务活动中,违反"法定义务和合同义务",提供了超出患者实际需求的医疗服务[①]。唐要家等人从经济学角度提出,过度医疗是医者凭借其有利的市场地位诱导患者接受超过其实际需求的检查项目、治疗项目和药品品种等,从而使患者支付超过其实际需要的医疗费用[②]。杨丽珍则从医学视角出发指出,过度医疗是指医务人员在诊断和治疗疾病中,违反诊断和治疗规范或超出疾病治疗本身的实际需要,故意实施不必要的检查与治疗,从而对患者造成损害的医疗侵权行为[③]。

关于过度医疗的表现形式,雷鹏等人提出了"五不合理"类型:不合理收费、不合理住院、不合理治疗、不合理用药和不合理检查[④]。李玮等人提出了过度医疗的三种形式:大处方、大检查、过度服务[⑤]。黄胜利等人对过度医疗的类型做了更进一步的分析:一是过度用药,包括大剂量、长时间用药,联合用药,重复使用同类、同功效药品,滥开辅助用药,常开贵药等;二是过度检查,检查项目套餐化,重复检查,升级检查等;三是过度治疗,放宽住院、出院标准,不规范扩大治疗、手术适应证,超规定使用进口、高档医用材料等[⑥]。

过度医疗为何如此普遍,其根源在哪? 郭科等人认为主要源自两个方面,一是

①　李传良.过度医疗行为的认定及法律救济[J].理论学刊,2009(9):91-93.

②　唐要家,王广凤."过度医疗"的制度根源与医生声誉激励机制[J].中南财经政法大学学报,2008(4):43-48+143.

③　杨丽珍.论过度医疗侵权责任[J].人文杂志,2011(1):190-193.

④　雷鹏,吴擢春.我国公立医院过度医疗问题形成机制研究[J].中国卫生经济,2014,33(5):9-11.

⑤　李玮,伍林生.政府监管作用在防止医院过度医疗中的探析[J].重庆医学,2013,42(20):2425-2426.

⑥　黄胜利,徐建维.过度医疗行为的表现、成因及监管路径选择[J].中国卫生事业管理,2009,26(10):686-687.

医疗服务具有天然的信息不对称的特征,二是我国公立医院的医疗市场垄断地位,两方面原因共同作用使我国过度医疗现象泛滥①。医患信息不对称与公立医院的垄断地位会加剧医方的败德行为与诱导需求,使过度医疗盛行。有研究者从医患委托代理关系出发,发现有的医生会利用医患信息不对称,从而产生道德风险,在权责不对等下滥用医生自由处方权,使过度医疗不受约束②。研究者还认为医生为了获取利益最大化,会利用信息不对称与垄断地位,对患者需求进行诱导③。另外,王安富认为,除了逐利因素外,因医患关系紧张而导致防御性医疗,这也是过度医疗形成的一个不可忽视的原因,而且有越来越明显的趋势④。因为防御性医疗可以在一定程度上规避医疗风险,防止被患方起诉或在诉讼时有充分的证据免责。

医患信任是一种积极预期,相信对方能给自己带来积极结果。但过度医疗会给患方带来严重的消极预期,因为过度医疗违反诊疗规范或超越疾病治疗本身实际需要,让患方接受超过疾病实际需求的检查项目、治疗项目和药品品种等,最终使患方支付超过其实际需要的医疗费用,使患方的就医利益受到侵害,患方的合法权益难以得到有效保障,如此会导致医患信任违背的发生。综上分析,提出如下研究假设。

假设7a:过度医疗违反诊疗规范,让患方接受超越疾病治疗实际需要的医疗服务项目,使患方支付超过其实际需要的医疗费用,使患方的就医利益受到侵害,会让患方产生严重的消极预期,导致医患信任违背的发生。

(二)过度逐利对医患信任违背的影响

医方过度逐利的一个直接结果就是导致医疗费用失控性上涨,这是研究者得出的普遍一致的结论。根据研究者的分析,在1978—2013年的35年间,医疗卫生总费用年均增长率超过17.6%,高于经济与居民收入增速。按照这一增速,医疗卫生总费用在2020年将达到10万亿元,在2030年达到50万亿元⑤。谢明明等研究者也得出了类似的结论,1998—2014年医疗卫生总费用从3678.72亿元增长到35378.9亿元,年均增长率超过15%⑥。

医方过度逐利的诱因有哪些? ①从宏观因素看。学者从制度经济学角度分析

---

① 郭科,顾昕.过度医疗的解决之道:管制价格、强化竞争还是改革付费[J].广东社会科学,2017(5):176-185+255-256.

② 李文溥,谢攀,储成亮.第三方购买、内部市场与过度医疗——基于不完全信息的动态博弈视角[J].学术研究,2017(7):83-94+177-178.

③ Moy E,Bartman B A,Clancy C M,et al. Changes in usual sources of medical care between 1987 and 1992[J]. Journal of Health Care for the Poor and Underserved,1998,9(2):126-139.

④ 王安富.论过度医疗侵权行为及其法律规制[J].法学论坛,2012,27(4):138-145

⑤ 刘军强,刘凯,曾益.医疗费用持续增长机制——基于历史数据和田野资料的分析[J].中国社会科学,2015(8):104-125+206-207

⑥ 谢明明,朱铭来.医疗保险对医疗费用影响的门槛效应研究[J].江西财经大学学报,2016(4):57-65.

认为,医方过度逐利的根本原因是"机制诱导"。在财政补偿不足、医疗服务价格不合理的前提下,医疗机构为了维持生存,激发医生诱导需求、开大处方、以药养医等行为①。医疗制度性缺陷、监管缺位与医疗卫生机制设计不合理等,导致了医方过度逐利②。另外,对医疗服务行为的合理性审查手段缺乏也是医方过度逐利不可忽视的原因。②从医疗服务供给方看。一些学者认为,医方过度逐利的根源是"成本驱动",药品营销中的高定价、高回扣,医疗设备竞赛,医务人员薪酬的增加,医院对利益的追求③,医生数量的增加,药品与医疗器材价格虚高等都是医方过度逐利的直接原因④。③从医疗服务需求方看。研究者认为,医方过度逐利不是医方单方面行为,而是由供需双方即医患双方共同诱发的,患方就医期望与需求提高,助推了医方过度逐利。患者就医消费标准提高,也是推动医疗费用高速上涨的重要原因⑤。

医患信任是一种积极预期,相信对方能给自己带来积极结果。但医方过度逐利给患方带来严重的消极预期,不管医方过度逐利的根源来自制度经济学因素,或是来自医疗服务供给方因素,或是来自医疗服务需求方因素,抑或是来自多方因素,都给患方增加了难以承受的医疗费用负担,导致医患信任违背的发生。综上分析,提出如下研究假设。

假设 7b:医方过度逐利导致医疗费用失控性上涨,给患方带来了难以承受的医疗费用负担,致使患方产生严重的消极预期,导致医患信任违背的发生。

(三)就医弱式公平对医患信任违背的影响

就医公平是指所有患者的就医行为都符合道德与法律规定,从关淑芳论述的公平原则推论可知,就医公平可被解释为患者与患者之间拥有的就医权利的平等⑥。

按照苏振华的规范层面的公平观分析,就医公平是"患者应该获得什么"的价值判断,就医公平与至善为同义语⑦。而亚当斯从社会比较视角提出了影响广泛的"公平理论"⑧,从亚当斯的公平理论出发,就医公平说明患者不仅关心自己在就

---

① 徐彪,顾海."公立医院收入结构调整"能缓解看病贵吗——基于预算平衡下的医疗费用控制[J].经济与管理研究,2012(9):41-47.

② 王萍,李丽军.医疗费用增长与控制政策研究[J].宏观经济研究,2013(4):14-19.

③ 陶春海.我国医疗费用过度增长的经济分析[J].江西财经大学学报,2010(3):11-15.

④ 刘西国,刘毅,王健.医疗费用上涨诱发因素及费用规制的新思考[J].经济经纬,2012(5):142-146.

⑤ 张卓,韩玉珍,刘国栋,等.三级甲等公立医院过度医疗形成影响因素研究[J].中国医院管理,2017,37(6):29-31.

⑥ 关淑芳.论公平原则[J].杭州师范大学学报(社会科学版),2013,35(3):112-117.

⑦ 苏振华.理解社会公平感:媒体建构与公众感知[J].新闻与传播研究,2018,25(1):21-40+126.

⑧ 斯蒂芬·罗宾斯,玛丽·库尔特.管理学(第 13 版)[M].刘刚,等译.北京:中国人民大学出版社,2017:343.

医中所获得的"绝对量",而且还关注自己在就医中所获得的"相对量"。即患者会将自己在就医中所得与付出的比值,与其他患者在就医中的所得与付出的比值进行比较,若两者不相等,则患者会认为就医不公平:前者小于后者,患者会认为自己在就医中亏了;前者大于后者,患者会认为自己赚了①。通过比较,大部分患者往往都会认为自己亏了。

当然,就医公平还可分为结果公平与程序公平②。就医的结果公平即指患者个体对于就医中医疗资源分配公平性的感知③,如在就医中主治医生的分配、手术的安排、床位的安排等与患者就医相关的医疗资源安排是否公平;就医的程序公平更关注过程,是指患者个体对于决定就医结果的规则、机制、流程的公平性感知④。如患者在挂号、候诊、就诊、检查检验、拿药等就医流程各环节中所感受到的公正待遇的程度,体现出"公平过程效应"。

医患信任是一种积极预期,相信对方能给自己带来积极结果。但在医疗实践中,就医公平性的保障问题屡屡被提及,以前更多被提及的是社会资源丰富的人如财富或权力占有多的患者享有更多的就医特权,从而破坏就医公平。现在出现了一些新型破坏就医公平的现象,如高层次人才优先就诊的问题引发了社会高度关注。近年来,沈阳、西安、郑州、长沙等地出台了类似政策,为高层次人才提供"医疗绿卡"待遇。就本质而论,高层次人才优先就诊反映的是"弱式意义上的平等待遇",即要求人们按照一定的标准分类对待,同一类别的人可以得到相同的份额⑤。因此,弱式意义上的平等待遇既意味着在医疗服务中平等对待患者,也意味着差别对待患者,同类患者同等对待,不同类患者不同等对待。而现在的患者更关注"强式意义上的平等待遇",它要求尽可能避免对就医人群进行分类,从而使每个患者都可以被视为"同样的人",使每个患者在就医的利益和责任上得到平等的份额⑥。

就医公平性受损,会让患方产生消极预期,患方的合法权益难以得到有效保障,因为就医公平受损有可能使每个患者不会被视为"同样的人",每个患者不会在就医的利益和责任上分享平等的份额,如此会导致医患信任违背的发生。综上分析,提出如下研究假设。

---

① 刘得明,龙立荣.国外社会比较理论新进展及其启示——兼谈对公平理论研究的影响[J].华中科技大学学报(社会科学版),2008(5):103-108.

② 张书维.社会公平感、机构信任度与公共合作意向[J].心理学报,2017,49(6):794-813.

③ Debove S,Baumard N,Andre J B. Models of the evolution of fairness in the ultimatum game: a review and classification[J]. Evolution and Human Behavior,2016: 37(3),245254.

④ Barkworth J M, Murphy K. Procedural justice policing and citizen compliance behaviour: the importance of emotion[J]. Psychology Crime and Law,2014,21(3):1-20.

⑤ 王竹,吴涛.论中国特色社会主义民法核心价值观——基于体系论、层次论和方法论的探讨[J].中国矿业大学学报(社会科学版),2019,21(1):15-29

⑥ 关淑芳.论公平原则[J].杭州师范大学学报(社会科学版),2013,35(3):112-117.

假设 7c：就医弱式公平会使每一个患者在就医利益与就医责任方面无法分得平等的份额，患方的合法权益难以得到有效保障，会让患方产生消极预期，从而导致医患信任违背的发生。

三、医方行医能力对医患信任违背的主效应

(一)医疗质量缺陷对医患信任违背的影响

按照《医疗质量管理办法》的规定，医疗质量是指"在现有医疗技术水平及能力、条件下，医疗机构及其医务人员在临床诊断及治疗过程中，按照职业道德及诊疗规范要求，给予患者医疗照顾的程度"。李军等从患者感知角度将医疗质量界定为医疗服务在改善患者健康状况与令患者满意方面所达到的程度[①]。医疗质量的关键维度包括及时准确的诊断治疗、优质的服务、科学的管理、较高的工作效率、合理的医疗费用、社会对医院整体服务功能评价的满意程度等[②]。医疗质量是患者健康权益的保障，是医院管理成效的关键所在，关乎着医院的声誉与影响力，决定了医院的可持续发展[③]。医疗质量是医院核心竞争力的最关键体现，是评价医院整体水平的重要指标[④]。

在医疗实践中，医疗质量缺陷在不同医院不同程度地存在。医疗质量缺陷是医疗服务过程中不符合诊疗规范与技术标准的一种表现。有的医疗质量缺陷是因为医务人员"责任心不强"而导致的，如发错药、丢失病历资料、给错报告、各部门衔接不到位等，又如因离岗、脱岗、漏岗等贻误抢救时机等[⑤]。有的医疗质量缺陷是因为"医疗技术不高"导致的，主要包括医务人员专业素质低、经验不足又缺少上级医生指导，有的医生过度依赖医疗仪器的检验检查，望闻问切少了；对有些潜在危险性高的患者预后估计不足而造成不良后果；有的医务人员诊疗操作不规范，特别是手术操作不规范又不熟练而导致术后效果不理想等。有的医疗质量缺陷是因为"用药不规范"引起的，主要包括用药后出现过敏甚至死亡等不良反应，有的医生开大处方、开贵药、重复用药，或因用药不当而造成病情加重等。有的医疗质量缺陷是因为"检验检查不规范"造成的，如检验检查部位错误、检验检查报告不精准等。有的医疗质量缺陷是因为"护理不规范"导致的，如护理操作不熟练、不规范、不到

①　李军,周保利,谢苗荣,等.北京三级医院医疗质量推荐指标体系的构建[J].中华医院管理杂志,2011,27(4):254-257.

②　王汉松,江忠仪,赵列宾,等.国内外医疗质量外部评审方法比较[J].中华医院管理杂志,2015,31(8):617-619.

③　易学明,杨宝林.对医疗质量管理本质的再认识[J].中华医院管理杂志,2006,22(3):170-171.

④　闵定玉,杨敬源.某三甲医院住院病区医疗质量特征聚类分析[J].中国卫生统计,2018,35(5):737-740.

⑤　郑春雨,杨文宇.医疗投诉原因分析及医务人员管理[J].中华医院管理杂志,2005,21(6):416-417.

位,没有严格执行"三查七对"等①。医疗质量缺陷属于"灰犀牛事件",很多医疗质量缺陷往往由于太过于常见以至于医务人员习以为常,而产生潜在的巨大风险。

医患信任是一种积极预期,相信对方能给自己带来积极结果。不管哪种原因造成的医疗质量缺陷,都源于不符合诊疗规范与技术标准,都会损害患方就医利益,造成患方身心损伤,让患方对医疗服务产生严重的消极预期,从而导致医患信任违背的发生。综上分析,提出如下研究假设。

假设 8a:医疗质量缺陷属于"灰犀牛事件",会损害患方利益,使患方身心受损,会让患方对医疗服务产生严重的消极预期,从而导致医患信任违背的发生。

(二)医疗安全不良事件对医患信任违背的影响

医疗安全是指为避免、预防和改善医疗服务过程中产生的不良后果或损害而采取的措施,这些不良结果或损害包含了错误、偏差与意外等。医疗安全不良事件包括对患者没有造成损害结果的"近似失误"与"可预防的不良事件"②。其中,医疗差错是最典型与最突出的医疗安全问题。任仲杰认为,医疗差错指医疗服务过程中的任何错误,无论结果是否造成伤害③。

英国、澳大利亚等国所做的调查研究显示,医疗安全不良事件的发生率为2.9%~16.6%,均值约为10%④。世界卫生组织指出,医疗安全问题在世界各国都不同程度地普遍存在,在发展中国家尤为严重。正因为医疗安全问题突出,2004年世界卫生组织就正式成立了"病人安全世界联盟"。医疗安全不良事件可划分为两类:不可预防的医疗安全不良事件与可预防的医疗安全不良事件。据美国医学研究所报告,一半以上的医疗安全不良事件是可以预防的⑤。

传统研究将医疗安全不良事件归因于医务人员个体因素,这种归因对医疗安全不良事件发生根源的系统性与复杂性认知不足。张洪松等人认为,医疗安全不良事件既有个体因素也有系统因素⑥,其中,系统因素包括医疗管理体制因素、医院机制因素、医疗技术性因素、设施保障性因素等;医务人员的个体因素,如医疗技术水平的强弱、责任心的高低等,也都与医疗安全不良事件的发生密切相关。也有学者将导致医疗安全不良事件的因素分为人员、设备、环境、材料、管理等方面,其中材料、人员、管理是主要因素。如果说医疗质量缺陷属于"灰犀牛事件",医疗安

① 王将军,钟林涛,曾庆,等.北京某三级甲等医院 2009—2013 年医疗投诉数据分析[J].中国医院管理,2015,35(1):51-53.

② 罗秀,蒲川.美国的医疗差错报告制度及借鉴意义[J].中国医院管理,2006,26(6):26-28.

③ 任仲杰.美国的医疗差错和不良事件报告系统[J].中华医院管理杂志,2006,22(6):425-427.

④ 颜志伟.当前医疗安全现状的高危警示与立法研究[J].郑州大学学报(哲学社会科学版),2008,41(5):40-44.

⑤ 高也陶.从美国的措施看政府干预医疗差错与纠纷[J].中华医院管理杂志,2002,18(8):511-512.

⑥ 张洪松,兰礼吉.医疗差错的归因与治理:一个组织伦理的视角[J].道德与文明,2014(4):91—96.

全不良事件则属于"黑天鹅事件"，很多医疗安全不良事件虽然是小概率的、难以预料的，却能造成出乎意料的风险。

医患信任是一种积极预期，相信对方能给自己带来积极结果。在患方看来，国内的医疗安全不良事件不少，且类型多样化。田胜男等通过对 2862 例医疗安全不良事件的研究分析发现，医疗差错事件中药事事件占 74.98％、医疗事件占 5.73％、护理事件占 5.17％，三项合计共占 85.88％[①]。医疗安全不良事件往往会给患方造成不良影响或伤害，会让患方对医疗服务直接产生严重的消极预期，从而导致医患信任违背的发生。综上分析，提出如下研究假设。

假设 8b：医疗安全不良事件属于"黑天鹅事件"，一旦发生会给患方带来不良结果或损害，会让患方对医疗过程与医疗效果产生严重的消极预期，从而导致医患信任违背的发生。

（三）临床技能胜任力弱对医患信任违背的影响

临床技能是顺利完成医疗任务所必须具备的特征。医生最基本的职责是为患者做出明确的诊断，正确的治疗、康复指导和预后判断[②]。所以，医生必须掌握一定的临床诊断和治疗能力，包括病史采集、医疗操作、医学检验、体格检查、制定处方与治疗方案等。关于临床技能维度的研究，最有代表性的是 Fraser 等人于 1994 年提出的 LAP，LAP 共由 7 个部分、39 个条目构成[③]。国内学者陈丽芬等以 LAP 为基础，结合国内医疗实践提出了临床技能 7 维度理论：接诊与病史采集的能力、体格检查的能力、患者管理的能力、解决问题的能力、医生行为和与患者的关系的能力、预防性治疗的能力、病历记录的能力[④]。其中，病史采集的能力、患者管理的能力与解决问题的能力是最重要的 3 个临床技能。也有研究者从医生岗位胜任力的角度对临床技能进行了探讨。许冬武等人借鉴美国学者斯潘塞提出的被广为接受的冰山胜任力模型，论述了医生的胜任力模型，包括 6 个方面，冰山上的显性部分包括临床知识和能力两个维度，而冰山之下的隐性部分包括医生的自我概念、特质、社会角色和动机等维度，其中能力维度包括临床技能等[⑤]。王桢等人将医生的

　　① 田胜男，瞿长宝，赵春芳，等.2862 例医疗安全不良事件的研究分析[J].中国卫生统计，2016，33(5)：837-838＋841.

　　② 肖先福，刘援增，张立红，等.对医务人员能力及其提升策略的分析[J].中华医院管理杂志，2004，20(11)：645-647.

　　③ Fraser R C，Mckinley R K，Mulholland H. Consultation competence in general practice：testing the reliability of the Leicester assessment package[J]. British Journal of General Practice，1994，44(384)：293-296.

　　④ 陈丽芬，贾建国，路孝琴.列斯特评估量表及其在全科医生应诊能力评价中的应用[J].中国全科医学，2016，19(4)：447-450.

　　⑤ 许冬武，姜旭英.基于岗位胜任力的农村医学人才培养与课程设计[J].高等工程教育研究，2016(3)：116-120.

胜任特征分为基准性胜任特征与鉴别性胜任特征,基准性胜任特征是指医务人员要具备的基本的临床知识与临床技能,鉴别性胜任特征是指能把临床绩效优秀者与临床绩效平平者区分开的关键因素[①]。代绪波等人提出,医生胜任特征包括能力、知识、个性等,其中临床技能是最重要的构成部分[②]。临床技能是衡量医务人员能力的一个重要指标,是医务人员尤其是临床医生必须具备的重要能力。一名合格的、具备临床技能的医务人员,也就是我们俗称的"会看病"的医生。通俗来讲,会看病是指在医疗服务中,医务人员能够准确且熟练地运用医疗技术、医学知识、沟通技巧以及个人医疗经验,为患者提供服务。

医患信任是一种积极预期,相信对方能给自己带来积极结果。在患方看来,现在有的医务人员的临床技能不强,尤其是基层医疗机构的医务人员临床技能更弱。正因如此,国家颁发了多个提升基层医院能力的文件,要求通过建设、培训、支援等方式,推动基层医疗卫生机构(县医院为龙头)建设,加强以技术、人才与重点专科为核心的服务能力建设,提高基层医疗卫生服务能力。临床技能是医务人员必须具备的最重要的能力,医务人员临床技能不强,不会看病或看病能力弱,会让患方对医疗过程特别是医疗效果产生极其消极的预期,从而导致医患信任违背的发生。综上分析,提出如下研究假设。

假设 8c:医务人员临床技能不强,不会看病或看病能力弱,会让患方对医疗过程尤其是医疗效果产生严重的消极预期,从而导致医患信任违背的发生。

(四)医方沟通能力短缺对医患信任违背的影响

医患沟通是指医生与患者之间信息与情感交流的过程。罗宾斯等人认为医患之间的沟通有两大目标:信息交流与情感交流[③]。从患方视域看,信息交流主要是指医方在沟通中能否提供合适的医疗信息,并做出有效解释,如医方是否能够解释清楚"患者疾病的诊断结果、病因与治疗方案等",能否清晰回答患方提出的疑问;情感交流主要是指医方能否在医患沟通中投入较多的感情,患方能否在医患沟通过程中获得来自医方的情感上的助力。

但无论是在信息交流还是在情感交流方面,从患方视域看,医方都存在能力短缺的问题,即在沟通能力方面,医方存在"双维阻滞"的问题。在信息交流方面,患方普遍认为医方信息交流能力不足,尽管医方从自身角度认为他们已经给患方解释清楚了病情,而姜鸿文等人的研究发现,多数患方却认为他们听过医生的病情分

①　王桢,苏景宽,罗正学,等.临床医学学科带头人胜任特征模型建构——量化与质化结合的方法[J].管理评论,2011,23(5):70-77.

②　代绪波,周世伟,黄朝晖,等.基于胜任力的医院人才招聘与选拔模型构建[J].科技管理研究,2009,29(12):451-453.

③　斯蒂芬·罗宾斯,玛丽·库尔特.管理学(第 13 版)[M].刘刚,等译.北京:中国人民大学出版社,2017:343.

析后仍对自己的病情并不充分了解,同时在解释和重复重要医疗信息方面,患方也认为并不尽如人意[①]。例如,有的医生未向患者交代注意事项或交代不清楚,对病程的自然发展没有做出很好的解释,对并发症未能详细说明,对医学检验检查与治疗的局限性未能说明,对手术指征、特殊检查的必要性缺少解释等[②]。实际上,超负荷工作压力使得有些医生更愿意采用"医生为中心"的沟通方式[③],这导致在患方看来,"候诊三十分钟、看病三分钟"。这种医患沟通障碍必然会让患方对医疗服务产生消极预期,削弱对医方的信任。在情感交流方面,患方对医方的情感交流能力也并不满意,认为在沟通中医方缺少热情、无共感。严予若等人在对当代医患关系疏离原因的分析中提出,在传统的"生物医学"模式中,患者作为主体的"离场"致使医患沟通缺乏理性的根基,医学遗忘了"人","去人化"的倾向使得患方与医方无法平等沟通交流[④],直接导致患方对医患沟通效果不满。这与负面情绪会激活人的逆反心理有关。国外研究发现,情感反应会影响人对信息有效性的感知[⑤],这就能解释为什么负性情绪增加,患方会更质疑医生的沟通能力与诊疗能力。

医方沟通能力不强带来的消极影响是,会让患方认为医方行医能力也不足,让患方对沟通能力不强的医方产生怀疑。而信任是一种面向未来的积极期望,沟通能力不强的医方,会让患方认为这类医方在未来医疗服务中充满更多的风险而产生消极期望,从而导致医患信任违背的发生。综上分析,提出如下研究假设。

假设 8d:沟通能力不强的医方,不仅会让患方质疑其沟通能力,还会引发蝴蝶效应,延伸至对医方诊疗能力的质疑,从而导致医患信任违背的发生。

四、医疗纠纷处置对医患信任违背的调节效应

(一)医疗纠纷人民调解的中立性偏离对医患信任违背的调节影响

近十年来,医疗纠纷人民调解获得了政府的认可,在《关于做好 2012 年公立医院改革工作的通知》(卫医管发〔2012〕53 号)提出,"实现医疗纠纷人民调解制度县级以上全覆盖"。2016 年数据显示,全国共设立了医疗纠纷人民调解委员会 3917个,其中县级行政区域设立了 2393 个,实现了覆盖全国县级行政区域 80％以上的

---

①　姜鸿文,王凌云,孙少晶.医患期望及沟通能力研究:基于深度访谈与问卷调查[J].新闻大学,2013(3):90-95.

②　郑群,竺红宇,刘红,等.278 例住院患者医疗投诉原因分析[J].重庆医学,2013,42(33):4073-4074.

③　王丹旸,朱冬青.医患沟通障碍的心理解析:信息交换视角[J].心理科学进展,2015,23(12):2129-2141.

④　严予若,万晓莉,陈锡建.沟通实践与当代医患关系重构——一个哈贝马斯的视角[J].清华大学学报(哲学社会科学版),2017(3):172-178+203.

⑤　Burgoon M,Dillard J P,Ooran N E. Friendly or unfriendly persuasion:the effects of violations of expectations by males and females[J]. Human Communication Research,2010,10(2):283-294.

预定目标①。医疗纠纷人民调解相较于医疗纠纷私了（医患协商解决）、官了（卫生行政部门解决）、官司了（诉讼解决）3种传统的医疗纠纷解决方式具有特殊优势：比诉讼解决更省钱、更省时，比卫生行政部门解决更中立，比医患协商解决更柔性、更权威。

但医疗纠纷人民调解在运行中还是存在调解中立性的偏离问题。调解中立性是指在调解过程中言行不偏向任何一方当事人，平等对待医患双方当事人，不会为医患双方当事人的财富多寡、权力大小、地位高低、身份贵贱等所左右；医患双方提供的证据会平等对待；法律和法规在调解中会被公平公正地引用，而不会引用对医患任何一方特别有利的条款；调解时不会以个人主观好恶为转移，而会根据事实依据和相关法规做出裁决②。

医患信任是一种积极预期，相信对方能给自己带来积极结果。但是，很显然，调解中立并非易事。中国是一个关系型社会，要确保医疗纠纷人民调解的中立，需要排除这些外界干扰因素③。而且，在现实中的一个异化现象也会侵蚀中立性：由于资金短缺，部分医调委要接受医疗责任保险公司的补贴，由于保险公司和医疗纠纷是利益高度相关者，这将大大降低医调委调解的中立性，严重损害其合法性和有效性④。如果医疗纠纷人民调解的中立性偏离，则很难让医患双方尤其是患方（因为患方相对医方拥有的社会资本更少，调解偏向社会资本高的医方的可能性更高）相信调解结果。患方的合法权益难以得到有效保障，这会让患方产生严重的消极预期，从而加剧医患信任违背的发生。综上分析，提出如下研究假设。

假设9a：医疗纠纷人民调解的中立性偏离，会让拥有相对更少社会资本的患方认为其合法权益难以获得有效保障，导致产生严重的消极预期，从而加剧医患信任违背的发生。

（二）医疗损害的鉴定倾向性对医患信任违背的调节影响

医疗鉴定存在医学会开展的"医疗事故鉴定"与司法鉴定机构开展的"医疗过错司法鉴定"的二元化模式，在实践中，医患双方对鉴定模式存在选择偏好。根据王晓燕的研究发现，在患方提起的鉴定中，61.9%选择司法鉴定机构进行司法鉴定；而在医方提起的鉴定中，62.2%选择医学会进行医疗事故鉴定⑤。患方之所以

①　齐鲁网.全国调解员协会医疗纠纷专业委员会成立[EB/OL].(2016-10-25)[2020-12-04].http://m.iqilu.com/pcarticle/3131010.

②　张泽洪.保障医疗纠纷第三方调解机制中立性的伦理思考[J].中国医学伦理学,2010,23(1):114-115+132.

③　厉高畅,陈佳钢,严克安.刍议医疗纠纷的属性与防范[J].中国医学伦理学,2006(6):41-43.

④　许尧.当代中国医患纠纷的治理机制:现状、问题及建议[J].中国行政管理,2016(3):126-130+155.

⑤　王晓燕.现行医疗损害鉴定制度的反思与重构[J].南通大学学报(社会科学版),2016,32(1):53-60.

会首选司法鉴定,是因为患方对司法鉴定方式的可接受程度更高①。而患方为什么对司法鉴定方式接受度更高?其深层次原因是患方对医学会鉴定"中立性"的怀疑及对自行委托的司法鉴定机构的信任。在患方看来,医学会的鉴定专家构成及其所具有的行政背景不利于保障医疗损害鉴定的中立性。医学会理论上是一个中立的学术性团体,但由于医学会的专家与行政体制内的成员两者具有利益上的吻合性,使医学会具有浓厚的行政色彩。而且,医学会专家主要来自本地区医疗界专业人员,医疗事故鉴定专家与医疗事故当事方的医务人员有着诸如朋友、同事、师生之谊,如此难免会受人情关系的影响而导致鉴定结论的中立性受损②。另外,部分鉴定专家出于自身职业前途考量,还会存有畏惧心态,难免在鉴定中留有余地。医学会专家的本地人员构成模式会造成医疗损害鉴定专家既当"运动员"又当"裁判员",如此难以保证医疗损害鉴定结论的中立性③。医学会鉴定有"老子给儿子鉴定"之嫌疑,而且医学会鉴定沿用的鉴定标准与思路是行政性的而非民事性的,这些都会影响医疗损害鉴定的公信力。

医患信任是一种积极预期,相信对方能给自己带来积极结果。在患方看来,医疗损害的医学会鉴定中立性不强,鉴定结论的公正性就难以保证。这种情况在鉴定实践中的确存在,医学会因为与医疗机构之间存在着千丝万缕的联系,使医学会鉴定有明显的倾向性,影响了医疗损害鉴定的中立性。根据王晓燕的数据分析,医学会的医疗损害鉴定结论常倾向于医疗机构,与司法鉴定意见相比,医疗机构过错程度较轻在医疗事故鉴定意见中所占比例相对较大,达到68.0%(164/241),而过错程度较重,仅占10.0%(24/241)④,这会让患方产生严重的消极预期,认为其合法权益难以得到有效保障,从而加剧医患信任违背的发生。综上分析,提出如下研究假设。

假设9b:医疗损害的医学会鉴定因其身份特殊性,存在明显的倾向性,以致影响鉴定结论的公正性,患方的合法权益难以得到有效保障,这会让患方产生严重的消极预期,从而加剧医患信任违背的发生。

(三)医疗损害赔偿的交易性对医患信任违背的调节影响

医疗损害的理赔以前最大的问题是医疗损害赔偿的二元化问题,随着理赔实践的发展,医疗损害赔偿已从"二元化"逐步发展为"一元化"。目前,医疗损害赔偿项目和标准逐步实现了统一,体现了司法在现行法律框架下对医疗损害"合理赔偿

①　陈小嫦.基本原则视角下的医疗损害鉴定改革[J].江西社会科学,2014,34(3):165-171.
②　孟晶秋,姚峥嵘.对我国医疗损害鉴定制度的思考[J].中国医院管理,2012,32(4):65-67.
③　高桂林,张靖.对我国医疗损害技术鉴定制度的思考[J].河北法学,2010,28(1):99-103.
④　王晓燕.现行医疗损害鉴定制度的反思与重构[J].南通大学学报(社会科学版),2016,32(1):53-60.

标准"的理性认识过程①。

目前,随着医疗责任保险的大力推进,医疗损害理赔存在的最大问题转变为医疗损害的理赔范围(即保险责任问题)。关于医疗责任保险理赔范围,主要有三种观点:一是"医疗损害说",把无过错和有过错的医疗损害都包括在医疗责任保险理赔范围内;二是"医疗差错说",它的理赔范围包括因医务人员过失造成的医疗事故和不构成医疗事故的医疗差错,但不包括医疗意外和医疗故意事件;三是"医疗事故说",只将因医务人员过失造成的医疗事故包括在医疗责任保险理赔范围内②。

国内初始推行医疗责任保险时,理赔范围仅限于医疗事故,如云南。但实行一段时间后,云南的医疗机构普遍反映理赔范围过窄,如果只保医疗事故,解决不了大部分医疗纠纷,这是导致云南医疗机构退保的一个重要原因。在吸取云南教训的基础上,国内后来实行医疗责任保险的地区(如北京、上海、深圳、吉林、江苏、浙江等)纷纷扩大了医疗责任保险的理赔范围,理赔范围扩展到"医疗差错说"。不过,"医疗差错说"仍不能满足患方对医疗损害理赔的需要,因为"医疗差错说"不包括医疗意外。患方希望的是"医疗损害说",只要在医疗中有损害,都会诉求赔偿,而不管医方是否有过错,当然,患方也无专业能力判断医方在医疗损害中有无过错,患方只看医疗损害后果。为满足患方对医疗意外的理赔需要,保险公司(如中国人民保险集团有限公司)就推出了医疗意外责任保险,承担患者因发生医疗意外的理赔责任,使理赔范围进一步扩大,保障功能进一步增强③。

但在理赔实践中,医疗意外认定存在扩大化的倾向,将有过错责任的医疗损害认定为医疗意外,从医方来看,如果能将医疗差错认定为医疗意外,可减轻甚至免除医方因医疗损害而产生的应由其承担的行政责任甚至刑事责任,只要能认定医疗意外,许多医院宁愿对患者多赔偿,但这会伤害既定的医疗损害理赔规则。

医患信任是一种积极预期,相信对方能给自己带来积极结果。在患方看来,医疗损害的理赔范围当然应该包括患者所承受的所有医疗损害,无论是医疗差错还是医疗意外造成的医疗损害都要获得赔偿,但患方的要求不仅限于此。在医疗纠纷中,患方需求可分为经济性诉求、伦理性诉求和情感性诉求④,实践中的解决途径一般重经济性诉求,轻伦理性和情感性诉求。事实亦如此,医疗纠纷发生后,一般都会获得经济赔偿,这也导致形成了依靠经济赔偿的单一解决模式。其实,在一

①　叶向阳,亓述伟.当前医疗损害赔偿诉讼中"二元化"问题及应对之策[J].浙江社会科学,2010(2):13-16.

②　郭绍根.论医疗责任保险范围的完善[J].卫生经济研究,2008(5):33-34.

③　宋耀君,王向军,晏波,等.推行医疗事故责任保险建立医疗执业风险分担和医患纠纷处理新机制[J].中国医院,2005(6):8-10.

④　张晶.正式纠纷解决制度失效、牟利激励与情感触发——多重面相中的"医闹"事件及其治理[J].公共管理学报,2017,14(1):61-74+156-157.

些医疗纠纷理赔中,有的患方除了经济诉求外,还会有伦理性诉求,会坚决要求依法依规处理医生,而医疗意外认定的扩大化显然使患方的伦理性诉求很难实现。至于患方的情感性诉求,医方除了程序式的安慰外,几乎不给予更为妥善的情绪缓释,患方的情感性诉求往往被忽略。甚至医方对于患方的伦理性诉求与情感性诉求存在着误读,认为患方就是为了钱。综上分析,提出如下研究假设。

假设9c:医疗差错与医疗意外造成的医疗损害都应纳入医疗责任保险的理赔范围,但医疗意外认定扩大化只满足了患方的经济性诉求,而使患方的伦理性诉求与情感性诉求难以实现,这会让患方产生消极预期,从而加剧医患信任违背的发生。

五、社会环境因素对医患信任违背的调节效应

(一)媒体负面报道对医患信任违背的调节影响

学者关于"媒介对信任的影响"总体来看有三种不同观点:媒体动员论、媒体抑郁论与媒体无关论,其中以媒体动员论与媒体抑郁论为主[①]。媒体动员论认为,媒体有助于塑造知情的社会,媒体在公共生活中扮演"良性循环"机制,带动更高的信任[②]。Robinson提出了媒体抑郁论,认为媒体接触对信任有负面影响,媒体的负面报道或恶意攻击是引起公众不信任的关键因素[③]。媒体无关论认为,媒体对信任没有影响。

而媒体对医患信任会产生什么影响? 是媒体动员论、媒体抑郁论还是媒体无关论? 应该说会产生媒体抑郁论,主要原因在于媒体在过去已形成受难式医疗报道框架观。按照框架观的提出者欧文·戈夫曼的论述,框架是人们用来理解和解释社会生活经验的认知结构,它使人们能够识别、感知、定位和命名看似无限多的具体事实[④]。而何为媒介框架观? Gitlin认为,媒介框架是一种关于认知、解释和表达问题上的连续统一的强调、选择和排除的模式,是强调、选择和表达问题的标准[⑤]。媒体在报道医患关系与医疗方面的新闻时,已经形成一系列选择原则[⑥],总的来说就是受难式医疗报道框架观。为获得发行量和收视率,媒体往往对能引起

① 张泽洪,熊晶晶,吴素雄.媒介使用对医患信任与社会信任的影响比较分析[J].新闻界,2017(6):68-76.

② Norris P. A virtuous circle: political communications in postindustrial societies[J]. Journalism and Mass Communication Quarterly,2000,78(3):552-555.

③ Robinson M J. Public affairs television and the growth of political malaise: the case of "the selling of the pentagon"[J]. American Political Science Association,1976,70(2):409-432.

④ 肖伟.论欧文·戈夫曼的框架思想[J].国际新闻界,2010,32(12):30-36.

⑤ Gitlin T. The Whole world is watching: mass media in the making and unmaking of the new left[J]. Political Science Quarterly,1980,98(4):6-7.

⑥ 陈欣钢.医疗改革报道的新闻采编框架——基于框架理论的研究[J].编辑学刊,2015(4):89-94.

轰动的医患关系事件特别是医疗丑闻"高度再现",而对常规医疗和正能量医疗行为"低度再现"①,呈现出明显的选择性偏差,过于集中报道医疗界的阴暗面,将医患矛盾简单对立化,加剧了医患双方的冲突,"坏消息才是好新闻",以负面报道为主,报道标签化,缺乏正面引导;报道的选择性与倾向性导致医疗报道失衡,媒体预先进行道德审判,错误引导舆论,受难式框架报道呈现出高度类型化特征,展现"脸谱化"的医患形象②。虽然框架观可以简化复杂和专业化的医患议题,从而缓解新闻制作的时效压力,降低报道专业医疗议题的难度,但与此同时,医患冲突性的内容往往更容易获得关注③,致使医务人员和医疗系统陷入"污名化"的不利境地,阻碍了医患关系的良性运转。

受难式医疗报道框架观,制造了医患失信的原型,经由沉淀且持续强化为集体记忆,最终导致医患信任预期路径锁定,医患双方都会提高对未来风险的预期,降低对医患信任的期望。近年来医患关系恶化与医患信任危机加剧,媒体对医疗方面的受难式报道是一个重要的催化因素。综上分析,提出如下研究假设。

假设10a:媒介的受难式医疗报道框架观,会制造医患失信的原型,经由沉淀且持续强化为集体记忆,导致医患双方都会提高对未来风险的预期,从而加剧医患信任违背的发生。

(二)社会信任危机对医患信任违背的调节影响

信任是一种"社会复杂性的简化机制",适度的信任能够减少人与人之间的相互猜忌,降低社会运行成本,减弱社会离心力,增强公众凝聚力,有利于构建和谐的社会关系。但我国社会快速转型带来社会结构的重大变革,建立在熟人社会基础之上的"传统信任链"断裂,而现代社会信任建立在陌生人社会基础之上,陌生人社会信任与现代性制度相连又尚未建立,由此引发社会信任危机问题④。吉登斯认为,信任与风险是交织在一起的⑤。就目前中国来说,社会形势整体平稳,但社会变迁与分层带来了一系列社会风险。按照贝克的观点,一旦普遍地感知到了风险的威胁,会对人的社会性情与行为逻辑产生多种可能性的影响,在多种可能性影响之中,社会信任度下降就是其中之一⑥。而且相较于西方的社会信任问题相对集

---

① 牛卫红.对当前我国医疗报道的反思[J].当代传播,2014(4):96-98.

② 刘双庆.中国报纸对医患形象的再现研究——基于四起医患暴力冲突事件的叙事分析[J].当代传播,2016(3):40-44.

③ 涂光晋,刘双庆.社交媒体环境下医患暴力冲突事件的媒介呈现研究[J].国际新闻界,2015,37(11):33-47.

④ 王珏.现代社会信任问题的伦理回应[J].中国社会科学,2018(3):59-65.

⑤ 安东尼·吉登斯.现代性的后果[M].田禾,译.南京:译林出版社,2000:8.

⑥ 郭未,王灏晨,罗朝明.中国社会信任与社会风险透视——基于知识图谱的视角[J].科学学研究,2013,31(10):1477-1487.

中于微观领域而言,我国的社会信任危机更主要集中在宏观领域。当前,我国社会信任危机存在于不同的群体、阶层和行业之间,既有人际信任危机也有制度信任问题。目前,我国社会信任危机正呈现由道德信用危机到伦理信任危机再到文化信心危机演化的病理图谱[1]。

中国综合社会调查[2]共有 9 年的调查数据已向社会公开,其中 2010—2013 年共 4 年的调查数据中都包含相同的有关社会信任的调查项目,这 4 年的有效样本分别为 2010 年 11783 个、2011 年 5620 个、2012 年 11765 个、2013 年 11438 个,共计 40606 个有效样本。

对社会信任的测量题目为:总的来说这个社会上绝大多数人都是可以信任的。采用 5 点量表计分,1＝非常不信任,5＝非常信任。具体选择如表 6-1 所示。分析表 6-1 数据可知,不信任(包括非常不信任与比较不信任)占比,2010 年为 24.2%,2011 年为 24.6%,2012 年为 21.6%,2013 年为 28.4%,除 2012 年不信任占比略有下降外,基本呈上升趋势;而从信任(包括非常信任与比较信任)占比分析可知,2010 年为 65.2%,2011 年为 62.6%,2012 年为 64.4%,2013 年为 55.6%,除 2012 年略有上升外,基本呈现下降趋势。

表 6-1　2010—2013 年中国综合社会调查中有关社会信任的统计情况

变量	选项	2010 年		2011 年		2012 年		2013 年	
		人次	占比/%	人次	占比/%	人次	占比/%	人次	占比/%
社会信任	非常不信任	550	4.7	260	4.7	467	4.0	513	4.5
	比较不信任	2292	19.5	1124	20.0	2067	17.6	2729	23.9
	不清楚	1238	10.5	713	12.7	1651	14.0	1817	15.9
	比较信任	6046	51.4	2954	52.6	6577	55.9	5743	50.3
	非常信任	1636	13.9	563	10.0	997	8.5	622	5.4

另一个权威的社会调查也能印证我国社会信任危机问题。2013 年 1 月社会科学文献出版社发表《中国社会心态研究报告(2012—2013)》蓝皮书对上海、北京、广州等 7 个城市 1900 多名居民进行了调查,结果表明,目前我国的社会信任度正在下降。人际不信任扩大化,社会总体信任度平均为 59.7 分,触及了社会信任的警戒线[3]。

---

①　樊浩.试析伦理型文化背景下的大众信任危机[J].哲学研究,2017(3):110-117＋129.

②　中国综合社会调查(Chinese General Social Survey,CGSS)由中国人民大学中国调查与数据中心负责执行,遵照国际标准,自 2003 年起,每年一次对中国大陆各省(区、市)10000 多户家庭进行连续性横截面调查。CGSS 系统充当了多学科的经济与社会数据采集平台。

③　王珏.现代社会信任问题的伦理回应[J].中国社会科学,2018(3):59-65.

社会信任危机必然会影响医患信任,医患信任缺失是整个社会信任危机的一部分,是在医患断裂的运作逻辑下逐渐形成的。综上分析,提出如下研究假设。

假设 10b:目前我国社会信任危机正呈现由道德信用危机到伦理信任危机再到文化信心危机演化的病理图谱,医患信任作为社会信任的一部分,自然会受到社会信任危机的影响,从而加剧医患信任违背的发生。

(三)弱势心态泛化对医患信任违背的调节影响

依据赵书松等人有关弱势心态的界定,患者弱势心态是指患者在社会身份认同过程中对自己属于弱势群体的主观判断与心理感知[①]。从邱戈的权力差异观来看,患者弱势心态是权力差异的产物[②],也是不合理条件被患者内化为弱势的生存感。参照徐畅等人的观点,患者弱势心态可划分为经济弱势、角色弱势与人格弱势三种[③]。

患者弱势心态不仅存在而且泛化了,蒋占峰等人的弱势心态泛化观说明,患者弱势心态泛化是患者普遍认为自己是弱者的一种心理学现象,是患者集体示弱的一种社会学现象[④]。患者弱势心态泛化主要源自患者在医疗风险下所产生的普遍不安全感,患者弱势心态泛化与其说是弱势群体在扩大,不如说是患者弱势心态的蔓延。另外,患者弱势心态泛化也与其"非黑即白"的二元思维方式有关,患者弱势心态泛化往往也源于不是强势就是弱势的推理。

患者弱势心态一方面导致患者自我效能感低,产生自我控制感减弱,李春雷等人认为弱势心态是缺乏控制感的心理反应[⑤],管健也认为"弱势心态"造成控制感降低[⑥];另一方面,患者弱势心态的泛化还具有多重潜在风险,患者弱势心态的最大"心结"在于认为自我就医利益的"失守",由此引发部分患者的认知发生偏差,产生"仇医"心理。换言之,患者弱势心态泛化是自认为自我就医利益的"失守",也就是社会资本减少,而根据"相对易损性"理论,社会资本越少的人越不容易信任他人。

吉登斯已经注意到相对易损性在解释信任中的重要性,尽管他没有使用这个概念,但他提出,拥有大量社会资本可以使人对生活有一种更加自在、更富同情心、

① 赵书松,文慧洁.利益表达渠道与民众弱势心理产生的影响机制实证研究[J].中南大学学报(社会科学版),2015,21(3):158-167.

② 邱戈.弱势心态与当代影视传播[J].新闻与传播研究,2006(2):35-41+95.

③ 徐畅,吕明.弱势心理蔓延、归因与和谐心理构建[J].江淮论坛,2011(4):139-142.

④ 蒋占峰,董现聪.社会稳定视角下弱势心态泛化现象研究[J].广西社会科学,2015(11):167-171.

⑤ 李春雷,张剑波.政治弱势心理的泛化与传媒对底层社会的引导策略研究——基于"东明事件"的实证分析[J].现代传播(中国传媒大学学报),2012,34(6):42-46.

⑥ 管健."弱势心态"蔓延:矫情还是憋屈[J].人民论坛,2010(34):22-23.

更为乐观、更加开放的态度,从而增加对他人的信任感①。卢曼也提出,一个人拥有的社会资本越多,他的灾难线就会越高,即相对易损性就越低,他就越敢于冒险信任他人;反之,一个人拥有的社会资本越少,他的灾难线就越低,也就是相对易损性越高,他就越不愿意冒险信任他人②。国内学者王绍光等人在他们的理论基础上,提出了相对易损性的公式,进一步完善了相对易损性理论,他们提出的公式为:相对易损性=潜在损失的绝对值/潜在受损者所拥有的社会总资本③。拥有的社会总资本与其收入、工作、权力、教育与社会网络相关,一般而言,收入越多、工作地位越高、权力越大、受教育程度越高与社会网络越宽的人,拥有的社会总资本就越多。邹宇春等人考察了不同维度社会资本(拜年网、职业网和饭局网)对不同类型信任的作用时发现,社会资本不同的人存在着信任差异④。简言之,信任感在拥有不同社会资本的人中分布是不均匀的,一般而言,社会资本越多,越倾向于信任他人。而患者弱势心态泛化恰恰认为自己的社会资本少,有相对剥夺感,承认自我是弱者。综上分析,提出如下研究假设。

假设10c:患者弱势心态泛化会认为自我就医利益失守,也就是社会资本减少,导致相对易损性提高,从而加剧医患信任违背的产生。

第三节　数据来源与变量

一、问卷设计

本书主要在扎根分析的基础上,参考了 Mascarenhas 等人开发的患者—医生信任和不信任的假设预测因素问卷⑤、Hall 等人设计的医疗行业的信任测量问卷⑥

① 安东尼·吉登斯.现代性的后果[M].田禾,译.南京:译林出版社,2000:21.
② 尼克拉斯·卢曼.信任:一个社会复杂性的简化机制[M].瞿铁鹏,李强,译.上海:上海人民出版社,2005:40.
③ 王绍光,刘欣.信任的基础:一种理性的解释[J].社会学研究,2002(3):23-39.
④ 邹宇春,敖丹,李建栋.中国城市居民的信任格局及社会资本影响——以广州为例[J].中国社会科学,2012(5):131-148.
⑤ Mascarenhas O A,Cardozo L J,Afonso N M,et al. Hypothesized predictors of patient-physician trust and distrust in the elderly: implications for health and disease management[J]. Clinical Interventions in Aging,2006,1(2):175-188.
⑥ Hall M A,Camacho F,Dugan E,et al. Trust in the medical profession: conceptual and measurement issues[J]. Health Services Research,2002,37(5):1419-1439.

与初级医疗服务提供者的信任度测量量表[①]、Egede 等人开发的医疗卫生系统多维信任量表[②]、Thom 等人设计的患者对医生的信任衡量问卷[③]，以及 Ozawa 等人开发的对卫生系统的信任测量问卷[④]，设计了"患方视域下医患信任违背影响因素的调查问卷"(见附录)。需要说明的是，根据前文的扎根理论分析，影响患方视域的医患信任违背的因素与医方视域的医患信任违背的因素一致，都为负性信息，皆为否定性价值判断;但如果问卷题干都为否定性价值判断，会对调研对象产生诱导性;为减少题目对调研对象的诱导干扰，题目设计时以价值中立为指导，有的题目设计为中性问题，仅部分题目保持为否定性价值判断。

二、数据来源

本书采用多段分层抽样法，以人口规模、社会经济发展状况和地理位置分布为选择向度，分别选择我国东部、中部、西部与东北的城市作为调查地区;之后，在每一个城市按医院等级进行分层抽样;然后，在被抽中的医院中，采取分组等量调查;最后，以随机抽样方式抽取出被调查的患方。由专业教师组成调查组负责调查的具体实施，并聘用了调查所在地的温州医科大学学生经过培训后担任入院访问员。

(一)调查地区与样本规模

以人口规模、社会经济发展状况和地理位置分布为选择向度，分别选择我国东部、中部、西部和东北四大地区的 15 个城市作为调查地区。东部选择了上海、江苏、浙江，中部选择了河南、江西、湖南，西部选择了云南、广西、陕西，东北选择了吉林。然后在选中的省(市)又选择了具体的城市作为调查地区，分别为:东部选择了上海市，江苏省的南京市，浙江省的温州市、台州市、杭州市与宁波市;中部选择了河南省的郑州市、江西省的南昌市、湖南省的株洲市与长沙市;西部选择了云南省的昆明市、广西壮族自治区的桂林市、陕西省的西安市;东北选择了吉林省的长春市与辽源市;共计 15 个城市。

(二)抽样方法

根据患者分布特点，本次抽样调查采用分层、分组、等量随机抽样调查方法。

---

① Hall M A,Zheng B,Dugan E,et al. Measuring patients' trust in their primary care providers[J]. Medical Care Research and Review: MCRR,2002,59(3):293.

② Egede L E,Ellis C. Development and testing of the multidimensional trust in health care systems scale[J]. Journal of General Internal Medicine,2008,23(6):808-815.

③ Thom D H,Hall M A,Pawlson L G. Measuring patients' trust in physicians when assessing quality of care[J]. Health Affairs,2004,23(4):124-132.

④ Ozawa S,Sripad P. How do you measure trust in the health system? A systematic review of the literature[J]. Social Science and Medicine,2013,91: 10-14.

1. 分层确定调查样本

根据医院等级,每个城市按医院等级分别选择三级医院、二级医院、一级医院或社区卫生服务中心各一家作为调查医院。考虑样本的代表性,根据抽样设计的目的性原则、调查经费的限制以及调查操作的可行性,本次抽样调查的患者样本为1500份,具体为:在每个抽样的三级医院发放调查问卷50份,在每个抽样的二级医院发放调查问卷30份,在每个抽样的一级医院或社区卫生服务中心发放调查问卷20份。

2. 分组等量调查

按照是否住院,患者可分为两类:一是门诊患者,二是住院患者。其中,以门诊患者居多,而住院患者主要集中在三级医院,其次是二级医院。因此,在发放调查问卷时,门诊患者三类医院都发放,住院患者选择三级医院与二级医院发放,且以三级医院为主。相同等级的医院做等量调查,即发放相同数量的问卷进行调查。具体问卷发放为:在三级医院发放的50份调查问卷中,调查门诊患者30人,调查住院患者20人;在二级医院发放的30份调查问卷中,调查门诊患者20人,调查住院患者10人;在一级医院或社区卫生服务中心发放的20份调查问卷中,全都调查门诊患者。

3. 样本的选取调查

在选定的医院中,门诊患者与住院患者采用随机抽样调查方法。共发放问卷1500份,回收问卷1344份,回收率为89.6%。删除无效问卷及无法匹配的问卷后,最后收回的有效问卷1280份,有效回收率为85.3%。

三、变量描述

(一)因变量

因变量1个:医方信任违背。测量题项为:总的来说,我对医生及其他医务人员不信任。采用7点量表计分,1=完全反对,7=完全赞同。

(二)自变量

自变量共有11个,分为3类:医方行医善意、医方行医正直、医方行医能力,均采用7点量表计分。

医方行医善意共有4个自变量,分别为:服务态度、人文关怀、知情同意、医疗道德。①服务态度的测量题项为:您认为医生对患者的服务态度友善情况如何?分别赋值:1=非常好,7=非常差。②人文关怀的测量题项为:您认为医生对患者的关爱关心情况如何?分别赋值:1=非常多,7=非常缺乏。③知情同意的测量题项为:您认为患者知情权与同意权享有充分吗?分别赋值:1=非常充分,7=极不充分。④医疗道德的测量题项为:您认为现在的医务人员医德怎么样? 分别赋值:1＝非常好,7＝非常差。

医方行医正直共有 3 个自变量,分别为:就医公平、过度逐利、过度医疗。①就医公平的测量题项为:您认为不同身份地位的患者的就医公平情况如何? 分别赋值:1＝非常公平,7＝完全不公平。②过度逐利的测量题项为:您认为医务人员在医疗服务中追求利益的情况如何? 分别赋值:1＝非常轻微,7＝非常严重。③过度医疗的测量题项为:您认为医务人员在医疗服务过程中过度检查、过度用药、过度诊疗的情况如何? 分别赋值:1＝非常轻微,7＝非常严重。

医方行医能力共有 4 个自变量,分别为:医疗质量、医疗安全、临床技能、沟通能力。①医疗质量的测量题项为:您认为现在的医疗服务质量如何? 分别赋值:1＝非常好,7＝很多缺陷。②医疗安全的测量题项为:您认为现在的医疗服务安全有保障吗? 分别赋值:1＝非常安全,7＝很多差错。③临床技能的测量题项为:您认为医务人员的临床水平如何? 分别赋值:1＝水平很高,7＝水平很差。④沟通能力的测量题项为:您认为医务人员在与患方的沟通中能力怎么样? 分别赋值:1＝非常强,7＝非常弱。

(三)调节变量

调节变量共有 6 个,分为 2 类:医疗纠纷处置与社会环境因素,均采用 7 点量表计分。

医疗纠纷处置共有 3 个自变量,分别为:调解中立偏离、鉴定倾向性、赔偿交易性。①调解中立偏离的测量题项为:您认为医疗纠纷调解偏向医方的可能性有多大? 分别赋值:1＝非常小,7＝非常大。②鉴定倾向性的测量题项为:您认为医疗损害鉴定的中立性如何? 分别赋值:1＝非常高,7＝非常低。③赔偿交易性的测量题项为:您认为医疗损害赔偿偏向有利于医方的可能性有多大? 分别赋值:1＝非常小,7＝非常大。

社会环境因素共有 3 个自变量,分别为:社会信任危机、弱势心态泛化、媒体负面报道。①社会信任危机的测量题项为:您是否认为现在整个社会都存在严重的信任危机? 分别赋值:1＝极少,7＝非常严重。②弱势心态泛化的测量题项为:您认为患者是否就是弱势群体,无论是诉诸武力还是法律都斗不过医院? 分别赋值:1＝完全反对,7＝完全赞同。③媒体负面报道的测量题项为:您是否认为媒体在报道医疗新闻时总偏好报道一些负面信息? 分别赋值:1＝完全反对,7＝完全赞同。

(四)控制变量

控制变量为一些人口学资料,包括性别、文化程度、年龄、职业类型与享受的医保类型。不同人口学特征的患者对医方信任违背的归因会有所差异,因此将这些变量作为控制变量。

①性别。分别赋值:1＝男,2＝女。②年龄。参照世界卫生组织有关青少年、青年、中年与老年的分类标准,分别赋值:1＝青少年(18～20 岁),2＝青年(21～44岁),3＝中年(45～59 岁),4＝老年(60 岁及以上)。③文化程度。分别赋值:1＝小学及以下,2＝初中,3＝高中或中专,4＝大学(包括大专及本科),5＝研究生(包括硕士与博士)。④职业类型。按照主要的职业类型分类,分别赋值:1＝党政机关员工,2＝企业员工,3＝务农,4＝事业单位员工,5＝无工作。⑤享受的医保类型。享受不同的医保类型意味着拥有不同的社会资本,根据相对易损性理论,社会资本越少的人越不容易信任他人。分别赋值:1＝城镇职工医保,2＝城镇居民医保,3＝新农合,4＝无医保。需要说明的是,各地先后在整合城乡居民医保制度,按照"六统一"(统一覆盖范围、统一筹资政策、统一保障待遇、统一医保目录、统一定点管理、统一基金管理)要求,逐步将新农合与城镇居民医保合并为城乡居民医保。调研样本的情况如表 6-2 所示。

表 6-2　调研样本描述

变量	类别	人数	占比/%	变量	类别	人数	占比/%
性别	男	576	45.0	文化程度	小学及以下	93	7.3
	女	704	55.0		初中	227	17.7
年龄	18～20 岁	149	11.6		高中或中专	276	21.6
	21～44 岁	769	60.1		大学	638	49.8
	45～59 岁	286	22.4		研究生	46	3.6
	60 岁及以上	76	5.9	职业类型	党政机关员工	39	3.0
医保类型	城镇职工医保	373	29.2		企业员工	357	27.9
	城镇居民医保	406	31.7		务农	167	13.1
	新农合	405	31.6		事业单位员工	233	18.2
	无医保	96	7.5		无工作	484	37.8

四、测量的有效性评价

本书通过 Cronbach's α 系数来分析信度,以评价研究中所采用的测量量表的有效性。荣泰生等人认为,当 Cronbach's α≥0.70 时,属于高信度;当 0.35≤Cronbach's α<0.70 时,属于尚可;当 Cronbach's α<0.35 时,属于低信度[①]。不过大多数学者如张文彤等人认为,若 Cronbach's α 系数在 0.9 以上,则该量表信度甚佳;若在 0.8 以上,则该量表是可接受的;若在 0.7 以上,则该量表应进行较大修

①　荣泰生.AMOS 与研究方法[M].2 版.重庆:重庆大学出版社,2010:82.

订,但不失其价值;若低于0.7,则说明该量表需要重新设计了。按照张文彤等人的观点,如果是大型量表,往往用一组问题来集中测量某一方面的信息,此时信度分析应当按问题组来进行,即分析同一组问题的信度如何,而不是分析整个量表的信度[①]。因为本书的研究量表不属于大型量表,只是进行了较大规模的问卷调查,因此信度分析不需要按"问题组"进行。

采用统计软件 SPSS 22.0 测度了调查问卷的信度,Cronbach's $\alpha = 0.854$,说明本研究的调查数据是可接受的。

第四节　数据结果及分析

一、医方行医善意对医患信任违背的主效应分析

本书从两个方面分析了医方行医善意对医患信任违背的主效应,首先进行描述性分析,然后开展线性回归分析。需要特别说明的是,线性回归一般使用"数值变量",而本书采用的是 7 点量表,根据荣泰生等研究者的观点,当变量的量尺等于或超过 7 点以上时,即可视为连续量尺(即数值变量)[②]。有因于此,本书有关医方行医善意以及下文的医方行医正直、医方行医能力等因素对医患信任违背的影响均采用线性回归分析方法。

（一）医方行医善意对医患信任违背影响的描述性分析

表 6-3 是描述性分析的统计结果,包括医患信任违背的均值与标准差,其中均值越大,表明医患信任违背度越高。表 6-3 数据表明,总体来看,医方行医善意越低,医患信任违背的可能性就会越高。

均值数据表明,医疗道德异化越严重,医患信任违背的可能性就会越高。两者不是直线上升关系,而是表现为曲线上升关系。

医疗服务态度与医患信任违背的关系,类似于医疗道德与医患信任违背的关系,也呈曲线上升关系,即医疗服务态度越差,医患信任违背的可能性会越大。

人文关怀与医患信任违背的关系,也类似于医疗道德与医患信任违背的关系,也呈曲线上升关系,即人文关怀越缺乏,医患信任违背的可能性也会越大。

患者知情同意权的保障情况与医患信任违背的关系,不同于医疗道德与医患信任违背的曲线上升关系,而是更接近于波浪形关系。

---

① 张文彤,董伟. 高等学校教材:SPSS 统计分析高级教程[M].2 版.北京:高等教育出版社,2013:366.
② 荣泰生. AMOS 与研究方法[M].2 版.重庆:重庆大学出版社,2010:49.

表 6-3　医方行医善意对医患信任违背影响的描述性统计

变量	选项	均值	标准差	变量	选项	均值	标准差
医疗道德	非常好	2.53	1.55	服务态度	非常好	2.41	1.64
	好	3.20	1.49		好	3.39	1.87
	较好	3.19	1.47		较好	3.04	1.61
	一般	3.71	1.60		一般	3.41	1.54
	较差	3.69	1.70		较差	3.52	1.52
	差	3.74	1.65		差	4.09	1.74
	非常差	3.69	1.86		非常差	3.97	1.63
人文关怀	非常多	3.47	1.73	知情同意	非常充分	3.97	1.50
	多	3.54	1.66		充分	2.90	1.25
	较多	3.77	1.56		较充分	3.54	1.64
	一般	3.54	1.55		一般	4.44	1.79
	较缺乏	3.70	1.94		较不充分	3.56	1.93
	缺乏	4.03	1.56		不充分	3.99	1.65
	非常缺乏	3.70	1.64		极不充分	3.42	1.61

（二）医方行医善意对医患信任违背影响的线性回归分析

为进一步分析不同维度的医方行医善意对医患信任违背的影响，本书以医方信任违背为因变量，以医疗道德、人文关怀、服务态度与知情同意为自变量，以性别、年龄、文化程度、职业类型与医保类型为控制变量进行了线性回归分析（见表6-4）。模型19～模型22以医方信任违背为因变量；其中，模型19以医疗道德为自变量，模型20以人文关怀为自变量，模型21以服务态度为自变量，模型22以知情同意为自变量。4个模型的 F 值均在 1‰ 的统计水平上显著，表明模型有统计学意义；调整后的 R^2 值均大于 0.05，表明模型较为理想。4个模型的回归系数都为正数且都具有统计学意义，表明医方行医善意的4个因素都对医患信任违背有显著性正向影响，不过4个因素对医患信任违背的影响力不同。以上分析证明，假设6a、假设6b、假设6c与假设6d成立。

在医方行医善意的因素中，医疗服务态度不良对医方信任违背的影响力最大，其次是医疗道德异化，再次是知情同意受损，最后是医学人文关怀弱化。这表明，在医方信任违背的归因中，需要重点关注医疗服务态度不良的问题，这与既往研究结论基本类似。在既往研究中，学者提出医疗服务态度是影响医患关系的第一因素，很多研究者认为医务人员的服务态度比医疗技术更显著地影响了医患关系。在上述数据分析中笔者也发现，医疗服务态度不良是显著影响医方信任违背的医

表 6-4　医方行医善意对医患信任违背影响的线性回归分析

变量	模型 19	模型 20	模型 21	模型 22
常数	2.263***(0.374)	3.274***(0.406)	2.483***(0.143)	3.451***(0.409)
医疗道德	0.131***(0.031)			
人文关怀		0.046**(0.03)		
服务态度			0.225***(0.028)	
知情同意				0.068*(0.029)
性别	0.043(0.093)	0.046(0.093)	0.058*(0.091)	0.047(0.093)
年龄	0.031(0.069)	0.03(0.069)	0.067*(0.068)	0.027(0.069)
文化程度	−0.049(0.049)	−0.043(0.049)	−0.028(0.048)	−0.045(0.049)
职业类型	−0.007(0.039)	−0.024(0.039)	−0.008(0.038)	−0.021(0.039)
医保类型	0.136***(0.054)	0.137***(0.054)	0.128***(0.053)	0.136***(0.054)
F 值	9.645***	6.278***	17.518***	6.833***
调整后的 R^2 值	0.073	0.059	0.102	0.061

注:① * 表示 $P<0.05$,** 表示 $P<0.01$,*** 表示 $P<0.001$。

②括号内的数字是标准误。

方行医善意中的第一因素,影响力高于医德异化。这意味着,医疗服务态度不良需要引起高度关注。医方服务态度不友善、冷漠、爱答不理等,这些都是患方在就医中对医疗的切身体验。这种直接的体验经历对患方有重要且深刻的影响力,医疗服务态度不良不仅会引发患方高度不满,还会直接导致患方对医方的高度不信任,从而产生医患信任违背。

其次,需要重点关注医德异化问题。在医疗服务实践中,正因为医德滑坡现象严重,2018 年 6 月中共中央办公厅印发的《关于加强公立医院党的建设工作的意见》提出要建立完善医务人员医德考评制度,并实行医德"一票否决"制,而且还要将医德表现与医务人员晋职晋级、岗位聘用、评先评优和定期考核等直接挂钩。

再次,知情同意受损对医方信任违背的影响力也较大。这说明,在患方视域下,医疗服务实践中真正履行的知情同意与患方期望的知情同意之间有差距,知情同意演化为"例行公事"的形式化问题,知情同意异化为医方规避责任、保护自我的一种工具,从而不能保障患者知情同意权的真正实现,形式化的知情同意成为一种"伪知情同意"。

最后,医学人文关怀弱化对医患信任违背虽然具有显著性影响,但影响力在医方行医善意因素中最小。这可能是因为医学人文关怀是患方对医疗服务更高层次的需求,而医患信任违背往往是由触动了底线需要的因素所引发,作为高层次需求的人文关怀弱化也会诱发患方对医方的不信任,但影响力小。

二、医方行医正直对医患信任违背的主效应分析

（一）医方行医正直对医患信任违背影响的描述性分析

表 6-5 是描述性分析的统计结果，包括医患信任违背的均值与标准差，其中均值越大，表明医患信任违背度越高。表 6-5 数据表明，总体来看，医方行医正直因素越不利于患方，医患信任违背的可能性越高。

表 6-5　医方行医正直对医患信任违背影响的描述性统计

变量	选项	均值	标准差	变量	选项	均值	标准差
过度逐利	非常轻微	3.34	1.77	就医公平	非常公平	2.31	1.69
	轻微	3.27	1.71		公平	2.54	1.43
	较轻微	2.84	1.63		较公平	3.24	1.48
	一般	3.46	1.75		一般	3.54	1.43
	较严重	3.57	1.63		较不公平	3.91	1.57
	严重	3.84	1.58		不公平	4.52	1.57
	非常严重	3.59	1.71		完全不公平	4.23	1.87
过度医疗	非常轻微	2.49	1.49				
	轻微	3.28	1.79				
	较轻微	3.31	1.71				
	一般	3.40	1.53				
	较严重	3.58	1.56				
	严重	3.84	1.73				
	非常严重	4.13	1.72				

均值数据表明，总体呈现出医方逐利性越严重，医患信任违背的可能性就会越高，两者呈现曲线上升关系。

就医公平性与医患信任违背的关系，不同于过度逐利与医患信任违背的曲线上升关系，两者更接近于直线上升关系，就医公平性越差，医患信任违背的可能性越高。

过度医疗与医患信任违背的关系，既不同于过度逐利与医患信任违背的曲线上升关系，也不同于就医公平与医患信任违背的近似直线上升关系，而是呈现出完全的直线上升关系。

（二）医方行医正直对医患信任违背影响的线性回归分析

为进一步分析不同维度的医方行医正直因素对医患信任违背的影响，本书以

医方信任违背为因变量,以过度逐利、过度医疗、就医公平为自变量,以性别、年龄、文化程度、职业类型与医保类型为控制变量进行了线性回归分析(见表 6-6)。模型 23~模型 25 以医方信任违背为因变量;其中,模型 23 以就医公平为自变量,模型 24 以过度逐利为自变量,模型 25 以过度医疗为自变量。3 个模型的 F 值均在 1‰的统计水平上显著,表明模型有统计学意义;调整后的 R^2 值均大于 0.05,表明模型较为理想。3 个模型的回归系数都为正数且都具有统计学意义,表明医方行医正直的 3 个因素都对医患信任违背有显著性正向影响,不过 3 个因素对医患信任违背的影响力不同。以上分析证明,假设 7a、假设 7b 与假设 7c 成立。

表 6-6　医方行医正直对医患信任违背影响的线性回归分析

变量	模型 23	模型 24	模型 25
常数	2.415*** (0.396)	2.099*** (0.364)	1.496*** (0.343)
就医公平	0.075** (0.03)		
过度逐利		0.189*** (0.03)	
过度医疗			0.356*** (0.026)
性别	0.05(0.093)	0.049(0.092)	0.03(0.087)
年龄	0.037(0.069)	0.011(0.068)	0.027(0.065)
文化程度	−0.037(0.049)	−0.054(0.049)	−0.042(0.046)
职业类型	−0.018(0.039)	−0.009(0.038)	0.016(0.036)
医保类型	0.138*** (0.054)	0.131*** (0.053)	0.115*** (0.051)
F 值	7.073***	13.918***	37.974***
调整后的 R^2 值	0.062	0.092	0.152

注:①** 表示 $P<0.01$,*** 表示 $P<0.001$。
　②括号内的数字是标准误。

在医方行医正直的因素中,过度医疗对医方信任违背的影响力最大,其次是过度逐利,最后是就医公平。这表明,在医方信任违背的归因中,需要重点关注过度医疗,这与之前的研究观点相近,都强调了过度医疗对医患信任违背的重要影响。按照经济人行为准则,医院与医生都是理性人,没有制度的刚性约束,过度医疗的解决显然不可能。因此需要政府层面加强综合监管,尤其是新成立的医疗保障局要对过度医疗进行费用监管,卫生健康行政部门通过技术标准如临床路径等技术手段、处方点评等措施对过度医疗进行行为监管。

其次,过度逐利对医患信任违背也具有显著性影响,但其影响力不如过度医疗大,这与常识性认知有差异。为什么在本研究中,其影响力不如过度医疗?可能的原因是,随着医保的全面覆盖,人人享有医保正成为现实,过度逐利导致的医疗费用失控性上涨被医保报销所抵销或大部分抵销,虽然患者就医的绝对医疗费用并未下降,但相对医疗费用(即自付部分)相比新医改之前,已大幅度下降,这让患者对医保改革有获得感,从而减轻过度逐利导致的医疗费用失控性上涨对医患信任违背的影响力。尽管过度逐利对医患信任违背的影响力较小,但为什么还是存在显著性影响呢?这是因为虽然医保承担了患者的大部分医疗费用,减轻了患者相对医疗费用支付,但绝对医疗费用并未减轻。也就是说,患者实际自付的医疗费用金额并未减少,反而增加了,由此导致对医患信任违背产生影响。另外需要说明的是,过度医疗产生的一个重要后果是医疗费用上涨。那为什么过度逐利对医方信任违背的影响力要弱于过度医疗呢?这主要是因为,过度医疗除了造成医疗费用上涨外,还会给患者带来一系列付出,如过度检查就需要患者花费更多的时间与精力去完成,这也是就医成本的一部分。另外,过度医疗还可能产生患者不愿承受的结果,如过度用药带来的药物副作用影响,过度检查带来的潜在身体损害等。

最后,就医公平对医患信任违背的影响也不可忽视。这主要受到整个社会氛围的影响,公平性已成为国人关注的焦点之一,在过去特别强调效率的时代,公平性受损情况经常发生,在不患寡只患不均的历史文化影响下,人们对就医公平性的渴望特别强烈。由此造成了在医方行医正直因素中,就医弱式公平也成为对医患信任违背具有显著性影响的因素。

三、医方行医能力对医患信任违背的主效应分析

(一)医方行医能力对医患信任违背影响的描述性分析

表 6-7 是描述性分析的统计结果,包括医患信任违背的均值与标准差,其中均值越大,表明医患信任违背度越高。表 6-7 数据表明,总体来看,医方行医能力越弱,医患信任违背的可能性越高。

均值数据表明,总体呈现医务人员临床技能水平越差,医患信任违背的可能性越高,两者呈现曲线上升关系。

医方的沟通能力与医患信任违背的关系,类似于医方的临床技能水平与医患信任违背的关系,也呈曲线上升关系,即医方的沟通能力越弱,医患信任违背的可能性越高。

医疗质量缺陷与医患信任违背的关系,呈现出完全的直线上升关系,即医疗质量缺陷越多,医患信任违背的发生率会越高。

医疗安全与医患信任违背的关系,也呈现出完全的直线上升关系,即医疗安全状况越差,医患信任违背的发生率会越高。

表 6-7　医方行医能力对医患信任违背的影响力描述性统计

变量	选项	均值	标准差	变量	选项	均值	标准差
临床技能	水平很高	3.13	1.80	医疗质量	非常好	2.24	1.40
	水平高	3.28	1.55		好	2.81	1.35
	水平较高	2.92	1.66		较好	3.26	1.58
	水平一般	3.47	1.41		一般	3.59	1.53
	水平较差	3.70	1.76		有缺陷	3.72	1.62
	水平差	3.59	1.57		较多缺陷	4.20	1.57
	水平很差	3.75	1.73		很多缺陷	4.79	1.64
沟通能力	非常强	3.85	1.83	医疗安全	非常安全	2.01	1.24
	强	3.45	1.84		安全	2.89	1.22
	较强	3.21	1.46		较安全	3.35	1.46
	一般	3.25	1.45		一般	3.57	1.51
	较弱	3.61	1.73		有差错	3.66	1.82
	弱	3.50	1.63		较多差错	4.35	1.50
	非常弱	3.86	1.72		很多差错	4.72	1.77

（二）医方行医能力对医患信任违背影响的线性回归分析

为进一步分析不同维度的医方行医能力对医患信任违背的影响,以医方信任违背为因变量,以临床技能、沟通能力、医疗安全与医疗质量为自变量,以性别、年龄、文化程度、职业类型与医保类型为控制变量进行了线性回归分析(见表 6-8)。模型 26～模型 29 以医方信任违背为因变量;其中,模型 26 以临床技能为自变量,模型 27 以沟通能力为自变量,模型 28 以医疗安全为自变量,模型 29 以医疗质量为自变量。4 个模型的 F 值均在 1‰的统计水平上显著,表明模型有统计学意义;调整后的 R^2 值均大于 0.05,表明模型较为理想。4 个模型的回归系数都为正数且都具有统计学意义,表明医方行医能力的 4 个因素都对医患信任违背有显著性正向影响,不过 4 个因素对医患信任违背的影响力不同。以上分析证明,假设 8a、假设 8b、假设 8c 与假设 8d 成立。

在医方行医能力因素中,医疗安全事件对医方信任违背的影响力最大,其次是医疗质量缺陷,然后是临床技能失范,最后是沟通能力阻滞。这表明,在医方信任违背的归因中,需要重点关注医疗安全,医疗安全是患方就医时对医疗服务的底线要求。医疗安全不良事件包含了医疗错误、偏差与意外,医疗安全不良事件的发生会对患方造成医疗损害,这与患方就医目的相背离。医疗安全不良事件会让患方

表 6-8　医方行医能力对医患信任违背影响的线性回归分析

变量	模型 26	模型 27	模型 28	模型 29
常数	2.249***(0.39)	2.32***(0.409)	1.45***(0.341)	1.519***(0.349)
临床技能	0.106***(0.029)			
沟通能力		0.079**(0.032)		
医疗安全			0.367***(0.026)	
医疗质量				0.325***(0.026)
性别	0.044(0.093)	0.051(0.093)	0.035(0.087)	0.041(0.088)
年龄	0.044(0.069)	0.041(0.069)	0.037(0.064)	0.038(0.065)
文化程度	−0.038(0.049)	−0.034(0.049)	−0.034(0.046)	−0.027(0.047)
职业类型	−0.008(0.039)	−0.014(0.039)	−0.001(0.036)	0.007(0.037)
医保类型	0.131***(0.054)	0.137***(0.054)	0.105***(0.051)	0.115***(0.051)
F 值	8.322***	7.182***	40.46***	31.973***
调整后的 R^2 值	0.068	0.063	0.156	0.127

注：① ** 表示 $P<0.01$，*** 表示 $P<0.001$。

② 括号内的数字是标准误。

认为就医的潜在收益减少，而就医的潜在损失增大。对医疗安全不良事件进行治理以减少医疗安全不良事件的发生，才会让患方的认知发生改变，实现就医潜在收益感增加和就医潜在损失感减小。

其次，医疗质量缺陷也需要高度关注，其对医方信任违背的影响力与医疗安全不良事件的影响力大致相同。应该说，医疗质量不仅是医院核心竞争力的重要体现，关乎着医院的声誉与影响力，决定了医院的可持续发展；医疗质量更是患者健康权益的保障，是患者就医的第一需求。患者就医最核心的目的是治愈疾病，即疗效是患方最为关心的。治疗效果能否达到患方期望，往往是医患是否信任的关键转折点。医疗质量是衡量疾病治愈效果的最重要标准，如果说保障医疗安全是"逆向用力"，防止出现医疗问题；那么提高医疗质量、推动医疗质量持续改进则是"正向用力"，以提高医疗技术水平，实现最大限度地治愈最大多数疾病的目标追求。

再次，临床技能水平对医方信任违背也有显著的影响，这与之前的研究观点相似，也与人们的常识性认知一致。医疗实践表明，临床技能在能力因素里是患者就医中非常关心的，患者在就医时，首先感知的就是医务人员（主要是医生）的临床技能水平，换言之即医生会不会看病。医生最根本的职责是能对患者进行明确的诊断，恰当的治疗、预后判断与康复指导，这也是医生必须掌握的临床技能。

最后，医方的沟通能力对医方信任违背虽然影响力相对较小，但也有显著性影响。从父权式医患关系发展到现在的朋友式关系，需要加强医务人员的沟通能力，医务人员不仅需要"会看病"，也要"会说病"。医务人员沟通能力的培养，需要延伸到大学时代，在大学就学期间，高校及有关研究机构就需要加强医学生沟通能力的培养，进行有针对性的培训。

四、患方视域下医患信任违背的调节效应分析

医患信任违背的调节效应，主要是指在医方行医形象对医患信任违背的影响中，各因素所起的加强或减弱等作用，本研究分析了医疗纠纷处置、社会环境因素在医方行医形象对医患信任违背影响中的调节效应。

（一）医疗纠纷处置在医方行医形象对医患信任违背影响中的调节效应分析

因为要分析的调节效应是医疗纠纷处置因素在医方行医形象对医患信任违背影响中的作用，所以第一步需要通过数据转换构造"医方行医形象"这一新的自变量。具体操作是将医方行医善意、医方行医正直与医方行医能力所包含的 11 个自变量加总后再均值化，形成新的自变量——"医方行医形象"。第二步，数值中心化处理。因为做调节效应分析时，通常需要将自变量和调节变量做数值中心化处理，因此将新的自变量"医方行医形象"，以及调节变量医疗纠纷处置的"调解中立偏离""鉴定倾向性""赔偿交易性"分别做了数值中心化处理。第三步，进行层次回归分析。根据理论需要确定不同变量进入回归方程的顺序，第一层放入"自变量"，第二层放入"调节变量"，第三层放入"自变量×调节变量"。

模型 30～模型 32 都以医方信任违背为因变量，以医方行医形象为自变量；其中，模型 30 以调解中、立偏离、医方行医形象×调解中立偏离为调节变量，模型 31 以鉴定倾向性、医方行医形象×鉴定倾向性为调节变量，模型 32 以赔偿交易性、医方行医形象×赔偿交易性为调节变量，如表 6-9 所示。3 个模型的 F 值均在 1‰的统计水平上显著，表明模型有统计学意义；调整后的 R^2 值均大于 0.05，表明模型较为理想。

表 6-9   医疗纠纷处置在医方行医形象对医患信任违背影响中的调节效应

变量	模型 30	模型 31	模型 32
常数	3.509***（0.047）	3.501***（0.046）	3.498***（0.046）
医方行医形象	0.496***（0.054）	0.436***（0.051）	0.425***（0.05）
调解中立偏离	0.261***（0.058）		
鉴定倾向性		0.153***（0.057）	
赔偿交易性			0.123***（0.056）
医方行医形象×调解中立偏离	0.15***（0.035）		

续表

变量	模型 30	模型 31	模型 32
医方行医形象× 鉴定倾向性		0.2*** (0.032)	
医方行医形象× 赔偿交易性			0.215*** (0.031)
F 值	83.810***	74.317***	71.649***
调整后的 R^2 值	0.163	0.147	0.142

注：①*** 表示 $P<0.001$。

②括号内的数字是标准误。

3 个模型的回归系数都为正数且都具有统计学意义，说明调解中立偏离、鉴定倾向性、赔偿交易性这 3 个医疗纠纷处置因素在医方行医形象对医患信任违背的影响中存在调节效应，即调解中立偏离、鉴定倾向性、赔偿交易性与医方行医形象在医患信任违背中会产生叠加效应，而且回归系数为正数，说明这 3 个调节变量会增强医方行医形象偏离对医患信任违背的作用。上述分析表明，假设 9a、假设 9b 与假设 9c 得到了证明。

需要重点说明的是，在 3 个调节变量中，医疗损害赔偿交易性的调解效应值最大，其中原因是，患方在医疗纠纷处置中最关心的还是赔偿问题，尽管赔偿并不是患方对医疗纠纷处置的唯一诉求（还包括情感性诉求与伦理性诉求），但医疗损害赔偿等经济性诉求仍是最核心的。如果医疗损害赔偿的中立性欠缺，存在部分赔偿、选择性赔偿甚至交易性赔偿，则会显著性地增加行医形象偏离对医患信任违背的作用。

（二）社会环境因素在医方行医形象对医患信任违背影响中的调节效应分析

因为做调节效应分析时，需要将自变量和调节变量做数值中心化处理，因此将新的自变量"医方行医形象"，以及调节变量社会环境因素的"媒体负面报道""弱势心态泛化"与"社会信任危机"分别做了数值中心化处理；然后进行了层次回归分析。根据理论需要确定不同变量进入回归方程的顺序，第一层放入"自变量"，第二层放入"调节变量"，第三层放入"自变量×调节变量"。

模型 33～模型 35 都以医方信任违背为因变量，以医方行医形象为自变量；其中，模型 33 以媒体负面报道、医方行医形象×媒体负面报道为调节变量，模型 34 以弱势心态泛化、医方行医形象×弱势心态泛化为调节变量，模型 35 以社会信任危机、医方行医形象×社会信任危机为调节变量，如表 6-10 所示。3 个模型的 F 值均在 1‰的统计水平上显著，表明模型有统计学意义；调整后的 R^2 值均大于 0.05，表明模型较为理想。

表 6-10　社会环境因素在医方行医形象对医患信任违背影响中的调节效应

变量	模型 33	模型 34	模型 35
常数	3.465*** (0.047)	3.496*** (0.047)	3.472*** (0.048)
医方行医形象	0.387*** (0.053)	0.474*** (0.054)	0.394*** (0.054)
媒体负面报道	0.01* (0.051)		
弱势心态泛化		0.215*** (0.054)	
社会信任危机			0.033* (0.055)
医方行医形象× 媒体负面报道	0.225*** (0.037)		
医方行医形象× 弱势心态泛化		0.172*** (0.035)	
医方行医形象× 社会信任危机			0.212*** (0.035)
F 值	54.873***	73.915***	54.133***
调整后的 R^2 值	0.112	0.146	0.111

注:①* 表示 $P<0.05$,*** 表示 $P<0.001$。

②括号内的数字是标准误。

这 3 个模型的回归系数都为正数且都具有统计学意义,说明媒体负面报道、弱势心态泛化与社会信任危机这 3 个社会环境因素在医方行医形象对医患信任违背的影响中存在调节效应,即媒体负面报道、弱势心态泛化、社会信任危机与医方行医形象在医患信任违背中会产生叠加效应,而且回归系数为正数,则说明这 3 个调节变量会增强医方行医形象偏离对医患信任违背的作用。上述分析表明,假设 10a、假设 10b 与假设 10c 得到了证明。

需要特别关注的是,媒体负面报道的调节效应最为显著,调节影响力最大。这说明,在调节影响医患信任违背的社会环境因素中,媒体负面报道相较于弱势心态泛化、社会信任危机的调节影响,更具直接性。媒体有关医疗的负面报道所创造的拟态环境,制造了医患失信的原型,经由沉淀不断强化为公众的集体记忆,最终导致医患信任预期路径锁定,医患双方都会提高对未来风险的预期,降低对医患信任的期望。近年来医患信任危机加剧,媒体对医疗方面的负面报道是一个重要的催化因素,加剧了医患信任违背的发生,即显著性地增加行医形象偏离对医患信任违背的作用。

第五节 患方视域下医患信任违背的讨论

患方视域的医患信任违背,其实质是一种委托代理问题。所谓委托代理问题,指的是委托人与代理人之间的利益冲突①。委托代理理论遵循的是以"经济人"假设为核心的新古典经济学研究范式。委托人(患方)为了实现自身效用最大化,将其所控制资源的某些决策权授予代理人(医方),并要求代理人(医方)提供有利于委托人(患方)利益的服务。但是代理人(医方)也是追求自身效用最大化的经济人,在利益不一致与信息不对称的情况下,代理人(医方)在行使委托人(患方)授予的资源决策权时可能会受到诱惑,会将自己的利益置于委托人(患方)利益之上,从而损害委托人(患方)的利益,即产生代理问题。

患方视域的医患信任违背是指当作为委托人的患方感知到医方并没有履行医方应该履行的行医形象时,即作为代理人的医方将自己的利益置于作为委托人的患方利益之上时,医患信任违背就会产生。当患方视域下医患信任违背发生后,产生医患委托代理问题,会使患方就医利益受损。从社会交换关系角度分析,医疗服务交互的医患双方存在义务和权利的交换,患方感知医方没有表现应有的行医形象②,如过度医疗、过度逐利、服务态度不友善、人文关怀缺乏、知情同意受损、医德异化、医疗效果不理想等,首先会导致患方对医疗服务与医务人员的满意度降低③,同时,还可能导致对医疗系统的满意度降低;其次,会引发患方产生失望、悲痛与愤怒等负性情绪,甚至会诱发患方对医方做出攻击性或报复性行为,或实施不文明行为,形成"以牙还牙"的消极的患医互惠关系,甚至是做出暴力医闹行为,对医方构成人身威胁。

当患方视域下医患信任违背发生后,产生医患委托代理问题,使患方就医利益受损,这会让人产生一种心理驱动,去寻找患方视域下医患信任违背结果背后的原因,即进行归因分析。归因是指从各种可能导致患方视域下医患信任违背的因素中,找出信任违背的原因,判断其性质的过程④。患方会如何对患方视域下医患信任违背进行归因? 在归因中又会受到哪些因素的影响呢? 下文就此进行讨论。

---

① 刘星.基于委托代理理论的和谐医患关系及其构建[J].管理现代化,2013(1):49-51.

② 占小军,曹元坤,李志成.心理契约破裂与顾客不文明行为:基于自控视角[J].管理评论,2017,29(10):132-142.

③ Tekleab A G,Takeuchi R,Taylor M S. Extending the chain of relationships among organizational justice,social exchange,and employee reactions:the role of contract violations[J]. Academy of Management Journal,2005,48(1):146-157.

④ 宋文辉.城市社区文化建设中居民参与意愿研究[D].苏州:苏州大学,2013.

一、患方视域下医患信任违背的外归因倾向

海德是归因理论的创始人,他区分了导致行为发生的两种因素:内归因与外归因。内归因包括能力、需要、动机、兴趣、爱好、性格等;外归因主要指工作任务难度、机遇、天气、别人的配合等[①]。

归因存在文化差异,莫里斯等人分析发现,美国人倾向于内归因,而中国人倾向于外归因。美国人对一个人好或坏的行为结果主要归因于他们的好或坏的个人特征,属于内归因;中国人则会把相似的行为结果归因于义务、社会角色和其他情境因素,属于外归因[②]。我国外归因的文化传统自然也会深深影响患方对医患信任违背的归因倾向。在深度访谈中,尽管患者总体看比较客观与理性,但也难免受归因文化的影响,有明显的外归因倾向,将患方视域下医患信任违背的影响因素倾向归因于医方行医形象、医疗纠纷处置与社会环境因素等,总之,都是归因于患方之外的因素。

患方视域下医患信任违背的外归因倾向会受到以下因素的影响:①利益关系的影响。依据利益相关者观点,当行为者的行为影响了观察者本身,该行为就与观察者有了利益关系,如果行为者的行为损害了观察者的利益,观察者倾向于外归因,琼斯等人的研究也支持了这一点[③]。因为患方与医方是利益相关者,当行医形象导致医患信任违背发生,会意味着患方就医利益受损或潜在受损,此时患方会倾向于外归因于患方之外的因素。利益受损的患方会给予相关医方更多不好的评价,认为其医德坏、医术差等。②扩大效应的影响。扩大效应是指行为者的行为结果越是不利于观察者,观察者越倾向于外归因于行为者。因此,当患方视域下医患信任违背程度越严重,医方行医行为结果越不利于患方,患方越倾向于外归因于医方因素所造成。③规范预期的影响。一个人的行为表现遵守了社会认可的规范,观察者会认为是应该的;而一个人的行为表现违反了社会认可的规范,越容易使观察者对他的行为做出对应于行为者的内在归因判断,即相对于观察者而言是外归因。如果一位医生合理用药、合理检查、合理诊断,患方会认为这是依照规范要求而应该表现出来的。反之,如果一位医生不进行合理医疗(而不合理医疗违反了社会认可的医疗规范),患方会将这种行为归因为医生的内因,这是相对患者而言的外归因。

---

① 崔光成.管理心理学[M].2版.北京:人民卫生出版社,2018:58.
② 苏东水.管理心理学[M].5版.上海:复旦大学出版社,2013:76.
③ 张德.组织行为学[M].北京:高等教育出版社,2016:96.

二、患方视域下医患信任违背的对应推论归因

对应推论是对人的行为进行归因的一种方式,它是将一个人的行为与其独特的内在属性(包括态度、动机、能力、品质等)建立对应关系的过程。依据归因的对应推论,患方会先判定医务人员的行医动机,然后由此推定医务人员的品性[①]。

按照琼斯等人的观点[②],还有两种因素会影响对应推论归因:①行为的自由选择性。如果观察到一个行为是行为者自由选择的结果,那么观察者会假设这个行为反映了行为者的意图,从而推断出他的品性;另一方面,如果观察者认为是外力迫使行为者这样做,观察者会用外力的作用来解释行为者的行为。从患方视域的医患信任违背影响因素模型分析可知,患方视域下医患信任违背是内外力量联合推动的结果,医方行医形象能反映医方行为的意图,是医方自由选择的结果;只是这种自由选择会受到社会环境与医疗纠纷处置等外部情境因素的调节。不过总而言之,医方行医形象体现了医务人员行医行为的自由选择性,能够反映医务人员的意图,据此就可以推论医务人员的善意、正直与能力等。②行为的社会赞许程度,即社会合意程度。如果行为者采取的是社会赞许的行为,人们就无法从中推论其品性。社会合意程度高的行为符合社会规范,是大多数人倾向选择的行为。显然,患方视域下医患信任违背的医方行医行为并不为社会所赞许,即社会合意程度低,这是由医务人员的个人原因导致的。也就是说,由患方视域下医患信任违背行为能够推论医务人员是否具备善意、正直与能力等。当然,在患方视域下医患信任违背问题中,情况并非如此简单,不能这么简单化理解。因为,尽管患方视域下医患信任违背的医方行为并不为社会所赞许,但并非个体表现的行为,而是具有很大程度上的普遍性。这说明,尽管能由患方视域下医患信任违背行为推论医务人员的善意、正直与能力等品性,但需要注意这已经具有一定的普遍性,需要引起高度关注。

三、患方视域下医患信任违背的共变归因

共变归因理论又被称为多线索分析理论,是凯利在吸收了海德的共变原则的基础上提出的。凯利指出,当人们试图解释某人的行为时,可以使用三种归因形式:归因于客观刺激物、归因于行为者、归因于情境因素。凯利进一步指出,为了做到这一点,将会采用三种基本信息:一致性信息、一贯性信息和区别性信息[③]。区别性指个体在不同情境下是否表现出不同行为,一致性指所有人面对相似情境都

---

①　孙萍,张平.公共组织行为学[M].3 版.北京:中国人民大学出版社,2016:132.

②　乐国安.社会心理学[M].3 版.北京:中国人民大学出版社,2017:145.

③　崔光成.管理心理学[M].2 版.北京:人民卫生出版社,2018:115.

会有相同的反应，一贯性指不论时间的变化此人都表现出同样的行为。

区别性说明：某个医务人员如果在不同行医情境下面对不同患者都会有医患信任违背的行为出现，这可归因于医务人员自身因素。一贯性说明：某个医务人员无论是过去还是现在，在其所有行医历时态上一直都表现出医患信任违背行为，这可归因于该医务人员自身因素。一致性说明：不同的医务人员面对相似的患者就医情境并不一定会发生医患信任违背行为，如果该医务人员发生了医患信任违背行为，这可归因于医务人员自身的因素。

四、患方视域下医患信任违背的自利性归因偏差

自利性归因偏差也被称为利己主义归因偏差、自我强化归因偏差、自我防御归因偏差等，指的是人们倾向于把自己的积极行为结果（成功）归因于个人内在因素，而把自己的消极行为结果（失败）归因于个人之外的因素。因为人们总是愿意获得成功，正是这种倾向导致了自利性归因偏差。据此可推论，当患方视域下医患信任违背发生时，因为医患信任违背是一种消极行为，从自利角度出发，患方会把医患信任违背这种失败归因于患方自身之外的因素，即外归因。

第七章　基于患方就医形象改善的医患信任修复的心理契约路径

从前文分析可知,医方对患方的信任不是委托代理关系,因为医方不是患方的委托人,患方也非医方的代理人。医方对患方的信任是一种"心理契约"关系。医方对患方的信任就是医方对患方存在着隐含的、非正式的、未公开说明的积极期望,是医方对患方的未书面化的契约(即内隐契约)。医方视域的医患信任违背也就是"心理契约的违背",是"医方对于患方未能履行医方对其期望中与患方身份相称的一种或多种责任的主观感知"。因此,关于医方对患方的信任修复可从"心理契约"出发,基于信任的特质生成理论,即主要基于患方就医形象(包括患方就医善意、患方就医正直与患方就医能力三种特质),再以信任修复的约束机制与展示机制为理论基础,分析患方就医形象偏离的约束机制,以克服医患信任违背发生后给医方造成的消极预期;探讨患方就医形象改善的展示机制,以重建医方对患方的积极预期。通过两方面的努力,使患方就医形象符合医方对患方的"未书面化的契约"。换言之,从心理契约而言,医方总会对患方就医形象有一种角色期望,也称为期望角色。期望角色是一种"应该如何"的社会观点,属于社会观念的形态,它总是趋向于完美的。从前文的分析来看,医方总期望患方应该具有就医善意、就医正直与就医能力。但在就医实践中,患方真正履行的实践角色与期望角色总会存在差距。所谓实践角色,是患方个体根据其对角色的理解而在执行角色规范的过程中所表现出来的实际行为。患方在就医中所表现出来的实践角色,往往缺乏就医善意与就医正直,而且就医能力也常欠缺,常在就医中表现为医德绑架、非科学期望、依从性低、过度自我、预设不信任、暴力医闹、不守规章、关系就医、知识伪装者、沟通困难等。换言之,在就医实践中,医方对患方的期望角色与患方的实践角色总存在差距(即角色差距)。这种角色差距会让医方对患方产生不满,若角色差距过大,医方会认为患方的就医形象是不合理的,也就是没有达到医方对患方的"心理契约"要求,只有当患方就医形象达到了医方对患方的"心理契约"要求,才能赢得医方的信任。

医方对患方的信任修复,以信任修复机制理论为基础进行探讨。但问题是,在医患信任修复中如何具体通过信任修复的约束机制以"克服医患间的消极预期",又如何通过信任修复的展示机制以"重建医患间的积极预期"?针对这个具体问题,信任修复机制理论并未有明确答案,这就需要借助"信任生成理论"来分析。应该说,信任生成理论并非单一理论,而是由多个学派的观点综合而成的,其中影响力较大的是信任的特质生成论、信任的理性选择生成论、信任的制度生成论、信任的文化生成论等。信任的特质生成论与信任的理性选择生成论属于微观学派观点,而信任的制度生成论与信任的文化生成论则属于宏观学派观点,这些学派从各自的角度论述了信任的生成。

医方对患方的信任修复主要以信任的特质生成论为核心,再结合其他三种信任生成理论进行分析。为什么选择信任的特质生成论为核心? 这是因为医方对患方的信任其实质是人际信任的一种,既然属于人际信任范畴,就可以基于心理契约,从被医方所信任的一方(即患方)的人格特质要素改善入手,完善患方的就医形象以重建医方对患方的积极预期与克服消极预期。当然,患方人格特质的改善,也需要借助制度的硬约束与文化的软约束来实现,当医方认为潜在收益大于潜在损失时,就可以修复医方对患方的信任。

更具体的问题是,如何以信任的特质生成论来修复医方对患方的信任? 也就是说,应该从患方的哪些特质入手来改善患方就医形象以修复医方对患方的信任。根据前文分析可知,患方就医形象包括患方就医善意、患方就医正直与患方就医能力三种特质,而每种特质又包含几个范畴,要修复医方对患方的信任,就可以从患方的这些特质入手。

第一节　基于患方就医善意改善的医患信任修复

基于患方就医善意的改善来修复医患信任,一方面,通过"理性自利人"约束患者在就医中的过度自利行为,使患方在就医中表现的实践角色不偏离医方对患方的心理契约的就医善意的要求,以信任修复的约束机制来修复医患信任;另一方面,通过三个转化来提高患方就医善意:就医前从预设不信任向预设信任转化、就医中从低依从性向适度依从性转化、就医后从非科学期望向理性期望转化。概言之,患方在就医中表现出医方对患方的心理契约的期望角色要求,以信任修复的展示机制来修复医患信任。

一、患方就医善意偏离的约束机制:从过度自利人转变为理性自利人

患方就医善意偏离需要患方从过度自利人转变为理性自利人,使患方在就医中表现的实践角色不偏离医方对患方的心理契约的就医善意的要求,这属于医患信任修复的约束机制。"理性自利人"由"理性经济人"演化而来,"理性经济人"最初源自亚当·斯密,后经李嘉图、西尼尔、穆勒、西蒙等经济学家的补充与修正,成

为人类行为的一个基本假设①。理性自利人理论认为，人作为决策的主体都是富有理性的，理性自利的动机是人的主导动机②。通过"理性自利人"约束患者在就医中的过度自利行为，使患方就医善意不偏离医方对患方的心理契约，以信任修复的约束机制来修复医患信任。

理性自利人是功利主义与道义论的统一。功利主义和道义论是两个重要的道德哲学流派，两派在相互诘难中又不断相互融合，两派之间其实也存在诸多理论一致性。功利主义强调最大幸福原则，即以行为结果是否符合最大多数人的最大幸福作为判断行为是否道德的评判标准。从古典的"行为功利主义"，再到"规则功利主义"与"双层功利主义"等③，从边沁的"最大多数人的最大幸福"，到密尔的"最大幸福主义"与西季威克的"普遍快乐主义"，再到规则和行动功利主义的"道德和行动"的变迁，表明功利主义论涉及的道德哲学问题同现实生活的规范日益密切④。道义论是指基于义务和责任的道德哲学理论，道义论认为一个人的行为或行为准则的正当性不是由行为的后果决定的，而是由其内在价值和固有特征决定的。道义论拥有比功利主义更为悠久的历史，康德将道义论构建为一门论证严密的道德哲学体系，而罗尔斯的正义论堪属现代最重要的道义论理论⑤。

（一）理性自利人的就医利益追求：结果与动机对立统一

理性自利人要求患方在追求就医利益方面，要注重结果与动机的对立统一。在人的行为的道德评价中，功利主义强调结果而非动机，即"重结果轻动机"，主张以行为的效果衡量人的行为正确性的标准。按照功利主义观点，患方就医行为的善意取决于就医行为的结果，具体来说，就是产生的"总幸福感"的数量和总幸福感与总痛苦之间的绝对差额。道义论与功利主义则相反，是"重动机轻结果"的。道义论主张，就医善意与否的评判标准主要看在就医行为中患方对制度规则的遵守与对伦理道德的尊重，当然也要看就医行为产生的结果，但就医行为产生的结果是次要标准，重点在于患方的就医动机。而且依据康德的观点，只有源自善良意志和理性原则的就医动机才能成为判定就医善意与否的评价标准⑥。事实上，道义论尽管反对在就医动机上讲"利"，但并不反对在就医结果上讲"利"。道义论也考虑利益问题，并不绝对超越功利，只是反对患方在就医动机方面追求利。而功利主义

①　韩东屏,李燚.理性自利人其实不理性吗[J].湖北大学学报哲学社会科学版,2018,45(3):43-49.

②　程农.休谟与理性自利问题[J].贵州社会科学,2014(11):4-10.

③　姚大志.当代功利主义哲学[J].世界哲学,2012(2):50-61+161.

④　徐珍.功利主义道德哲学的嬗变[J].湖南社会科学,2015(6):16-20.

⑤　肖凤良.功利主义与道义论的对立与统一——兼论转型时期中国社会的道德重建[J].湖南社会科学,2013(3):36-39.

⑥　肖凤良.功利主义与道义论的对立与统一——兼论转型时期中国社会的道德重建[J].湖南社会科学,2013(3):36-39.

既追求就医结果之利,也追求就医动机之利,也就是说,功利主义尽管重结果但也不忽视就医动机,只不过功利主义强调以利益来衡量就医动机。换言之,在动机与结果的考量上,功利主义与道义论其实是可以殊途同归的。也就是说,患方在就医中作为理性自利人,应该在追求就医利益时注意就医动机与就医结果的统一,只有如此,就医善意才能真正确保。

(二)理性自利人的就医利益冲突:个体患者利益与整体患者利益相统一

理性自利人要求患方面临就医利益冲突时,既要立足于个体患者利益,也要着眼于整体患者利益。患方在追求就医利益时,总会遭遇就医利益冲突的情况,面对这种冲突情况,从功利主义和道义论观点出发,要求作为理性自利人的患方将个体患者利益与整体患者利益相结合。功利主义和道义论是基于个人利益与社会整体利益之间的对立,它们都以价值为导向,以维护个人利益的实现,并建立良好的社会秩序。尽管两者利益出发点不同:功利主义的出发点是"利己心"即个体利益,功利主义则立足于个体而着眼于整体。依照功利主义观点进行推论:对就医行为是否善意的评价,取决于该就医行为是否增加患者的幸福感,而且是以就医行为结果能否满足最大多数患者的最大幸福作为就医善意的评价标准。换言之,患者个人就医利益是功利主义观的逻辑起点,但终于最大多数患者的最大就医利益的追求。道义论虽然与功利主义不同,其逻辑起点是公共利益,强调对个体利益的超越,但也不忽视个体利益。基于道义论的就医观其逻辑起点是整体患者的就医利益。当然,虽然道义论强调对患者个体就医利益的超越,但并非无视患者个体就医利益。道德之所以是道德,正是因为道德能够反映现实的就医利益关系,在这方面,无论是道义论还是功利主义,都体现了协调个体患者就医利益与整体患者就医利益关系的目标追求,从而解决不同患者就医利益之间的冲突,实现个体患者就医利益与整体患者就医利益的协调统一,以理性驾驭感性实现患者之间就医利益的和谐,从而保障就医善意的实现。

二、患方就医善意提高的展示机制:三个转化

要想提高就医善意,依据前文的分析,主要是实现三个转化:从预设不信任向预设信任转化,从低依从性向适度依从性转化,从非科学期望(即过高期望)向理性期望转化。这三个转化分别代表患者就医过程的三个环节,从预设不信任向预设信任转化,要求患者在"就医前"对医方具有预设性信任而非预设不信任;患方从低依从性向适度依从性转化,要求患方在"就医中"要遵从医嘱;从非科学期望(即过高期望)向理性期望转化,要求患方在"就医后"对医疗结果的期望不要过高而应是科学的理性期望。通过这三个转化尽可能使患方就医善意符合医方对患方的心理契约的期望角色要求,以信任修复的展示机制来修复医患信任。

（一）就医前从预设不信任向预设信任转化：患方预设不信任干预

患方预设不信任先验性地置医方于不可信的困境，导致医患双方情感的对立与疏离，患方预设不信任本质上是患方对医方的一种消极的刻板印象。刻板印象是人脑对某一类人固定而概括的看法，患方预设不信任是患方对医务人员这一类人不信任的固定而概括的看法，其主要特点是：简化了患方对医方群体的分类；在同一患者群体中，刻板印象的一致性非常高；但多数情况下不符合事实，有时甚至是错误的，是一种认知偏差。患方对医方的预设不信任这一刻板印象也是导致医患交往中产生偏见的一个重要原因①。因此需要对患方预设不信任这一刻板印象进行干预，让患方对医方形成新的印象，即从患方预设不信任向预设信任转化。根据互惠理论，患方对医方的预设信任也可以让医方对患方重建积极预期，达到医方对患方的心理契约要求，以修复医患信任。

要重建患方"预设信任"这种积极预期，"群际接触策略"是一种可以尝试的方法②。群际接触策略源自社会心理学中的"接触效应"假设。接触效应指接触频率越高就越会增加喜爱、满意的程度。接触效应最早由 Zajonc 于 1968 年提出，此后大量的研究都证明了接触效应的存在，如非汉语环境中的汉字、不规则几何图形③、人物面部照片、图画④等不同的实验材料都证实了接触效应。国内研究者也验证了接触效应的存在，如郭力平等人以甲骨文为实验材料⑤，何向阳等人以朝鲜文字为材料⑥，都验证了接触效应的存在。

而群际接触策略由奥尔波特提出，得到了许多学者的认同。群际接触能通过产生同理心、缓释焦虑、增进理解等机制来改善群际关系⑦。依据群际接触策略，群际接触分三种：直接性群际接触、拓展性群际接触、想象性群际接触。其中，直接性群际接触最易理解，但在医患信任修复中，不具有现实可行性，因为，作为一个普通的患者，如果不是身体有疾患，通常是不愿意与医方进行太多接触的。从患方来看，可以增加医患之间的"拓展性群际接触"与"想象性群际接触"来解决医患群际接触问题。一是增加医患之间的拓展性群际接触。拓展性群际接触理论由

①　庞小佳,张大均,王鑫强,等.刻板印象干预策略研究述评[J].心理科学进展,2011,19(2):243-250.

②　张泽洪,熊晶晶,吴素雄.医疗服务的接触效应——基于医患信任的中介机制分析[J].公共管理与政策评论,2017,6(2):60-69.

③　Jennifer L, Monahan, Zajonc. Subliminal mere exposure: specific, general, and diffuse effects[J]. Psychological Science. 2000,11(6):462-466.

④　Willems S, Van der Linden. Mere exposure effect: A consequence of direct and indirect fluency preference links[J]. Consciousness and Cognition. 2006,15(2):323-341.

⑤　郭力平,杨治良.关于纯粹接触效应的实验研究[J].心理科学,1999(5):402-406.

⑥　何向阳,钟毅平.刺激呈现次数和位置对纯粹接触效应的影响研究[J].心理科学,2007(6):1457-1459.

⑦　郝亚明.西方群际接触理论研究及启示[J].民族研究,2015(3):13-24.

Wright 等人提出,指仅仅知道内群体成员中有人与外群体成员是朋友关系,也会促使这个群体形成更加积极的外群体态度[①],一些实证研究证明了这种效果[②]。依据拓展性群际接触理论,要增加医患间的拓展性群际接触,患者可树立积极的医方群体榜样,以及将医方纳入自我,改善对医方群体的态度,以减少对医方群体的偏见以及增加对医方的积极预期。二是增加医患之间的想象群际接触。Crisp 等人指出,想象性群际接触是指在心理上模拟与外群体成员进行积极的社会互动,这种互动能够激活人们在真实场景中与外群体成员成功互动时的相关经验,从而促进积极的群际关系[③]。想象性群际接触理论也获得了国内学者辛素飞、刘峰等的证实[④⑤]。在具体实施中,医患想象性群际接触可以让患者在想象群际接触时对医方群体成员产生更多的细节并增强患者参与接触的意图,对医方群体产生积极的外群体投射,使得医方群体成员与患者自我愈加相似,促进群际容忍,减少群际焦虑[⑥],增加患者对医方群体的积极预期,实现从预设不信任到预设信任的转化。而预设信任可成为患方应对复杂性和不确定性的简化机制,能减轻患者就医的心理恐慌感和焦虑感,预设信任本质上是一种"求放心"策略[⑦]。

(二)就医中从低依从性向适度依从性转化:患方依从性提高

患方低依从性是指患方对医者的遵从性不高。低依从性会让医者对患方产生消极预期,导致医者认为患方不相信他的专业权威,这需要有效提高患方依从性。在具体实施时,提高患方依从性需要从患方、医方与疗效三个方面着手:在患方维度,要改变患方对疾病与治疗的认知;在医方维度,医护人员要增加健康指导;在疗效维度,要改善治疗效果。三个维度同时用力以提高患方依从性,实现从低依从性向适度依从性转化,从而重建医方对患方的积极性预期,达到医方对患方的心理契约的期望角色要求,以修复医患信任。

(1)改变患方对疾病与治疗的认知,提高患方依从性。改变患方对疾病与治疗

---

①　Wright S C,Aron A,Mc Laughlin-Volpe T. The extended contact effect: knowledge of cross-group friendships and prejudice[J]. Journal of Personality and Social Psychology,1997,73(1):73-90.

②　Tausch N,Hewstone M,Schmid K. Extended contact effects as a function of closeness of relationship with ingroup contacts[J]. Group Processes and Intergroup Relations,2011,14(2):239-254.

③　Crisp R J,Turner R N. Can imagined interactions produce positive perceptions? Reducing prejudice through simulated social contact[J]. American Psychologist,2009,64(4):231-240.

④　辛素飞,明朗,辛自强. 群际信任的增进:社会认同与群际接触的方法[J]. 心理科学进展,2013(2):290-299.

⑤　刘峰,张国礼. 想象积极群际接触与群际关系改善实验研究述评[J]. 心理科学,2014(2):454-459.

⑥　Husnu S, Crisp R J. Enhancing the imagined contact effect[J]. Journal of Social Psychology,2011,151(1):113-116.

⑦　李德玲,卢景国. 从患者视角看预设性信任/不信任及其根源[J]. 中国医学伦理学,2011,24(2):201-203.

的认知,具体方法很多,比如研究者发现,认知疗法能改变患方对药物副作用的错误认知,提高其依从性[①];提供"服药必要性"等治疗信息和讨论药物副作用等,可以提高患方的依从性[②];对患者开展健康教育和自知力教育等,也可以提高患方的依从性[③];电话随访患者与家属,以问题解决为基础的短信干预等也可以提高患方的依从性[④];集体互动式的讨论形式,也是提高患方依从性的有效方法[⑤]。此外,其他如行为指导、认知矫正及各种联合干预方法都可提高患方依从性[⑥]。

(2)医务人员增加健康指导,提高患方依从性。应加强医嘱的指导及其可执行性,以提高患方依从性,主要包括医方为患者提供有效的心理干预、护理管理和医疗咨询信息等[⑦]。医生应该具备医疗职业特有的能力(如持续评估和管理等)来防止患方的不依从性,医务人员可以通过个性化治疗、识别医疗风险因素和建立友善的医患关系等措施来提高患方的依从性[⑧]。美国的 Williams 等人提出环形医患关系模型,加强医患沟通,提升医患接触质量,这也可以提高患方依从性[⑨]。近年来,护理管理的研究日益受到重视,Heise 等人发现护士与医生的共同干预,实施护理管理计划比单独使用患者教育更有效,能更大程度地提高患方依从性[⑩]。

(3)改善治疗效果,提高患方依从性。患方对疗效的主观感受是影响患方依从性的重要因素,因此不断提高患方对疾病症状点滴改善的感受是提高患方依从性的重要手段。研究发现,起效快、疗效好、作用时间长且副作用小的药物是提高患

①　王春梅,张月卿,高亚娇,等.认知疗法改变精神病患者服药依从性效果观察[J].中国中医药现代远程教育,2011,9(23):78-79.

②　Fawzi W,Abdel-Mohsen M Y,Hashem A H,et al. Beliefs about medications predict adherence to antidepressants in older adults[J]. International Psychogeriatrics,2012,24(1):159-169.

③　张佩,夏勉.抑郁症患者的服药依从性及影响因素[J].心理科学进展,2015,23(6):1009-1020.

④　Foreman K F,Stockl K M,Le L B,et al. Impact of a text messaging pilot program on patient medication adherence.[J]. Clinical Therapeutics,2012,34(5):1084-1091.

⑤　张慧敏,黄贞杰,许晶,等.健康教育干预对综合医院抑郁症治疗依从性的影响[J].中国心理卫生杂志,2007,21(9):630-634.

⑥　王勋,马宁,张五,等.精神分裂症患者服药依从性的评价方法[J].中国心理卫生杂志,2014,28(1):45-50.

⑦　Hansen R A,Chen S Y,Gaynes B N,et al. Relationship of pharmaceutical promotion to antidepressant switching and adherence:a retrospective cohort study[J]. Psychiatric Services,2010,61(12):1232-1238.

⑧　Hardeman S M,Narasimhan M. Adherence according to mary poppins:strategies to make the medicine go down[J]. Perspectives in Psychiatric Care,2010,46(1):3-13.

⑨　邓平基,游越.患者的依从性在环形医患关系模型中的作用[J].医学与哲学(人文社会医学版),2009,30(1):25-26.

⑩　Heise B A,Van S G. The nurse's role in primary care antidepressant medication adherence[J]. Journal of Psychosocial Nursing and Mental Health Services,2014,52(4):48-57.

方依从性尤其是服药依从性的关键①。调查发现，药物联合治疗以提高治疗效果，能提高患方依从性，而且联合用药若再加上心理干预是提高患方依从性的特别有效的手段②。

（三）就医后从非科学期望向理性期望转化：患方就医期望值管理

患方有时是非理性的个体，因为就医是一种危机情境，而危机情境下的决策所需要的信息与资源等方面的短缺都容易让患方做出非理性决策。根据心理噪音模型观点，危机情境会产生心理噪音，干扰患方的认知能力，患方容易被心理噪音所支配，无法进行理性的认知加工③。由此导致在危机情境下患方更容易出现非理性认知，从而对医疗结果出现过高期望的非理性要求，于是无论在医疗期望的维度上还是在医疗期望的程度上，医疗结果想要达到患方的期望都会变得异常艰难④。尽管现代医学获得了极大发展，但医学还是充满未知的领域，而且医学是高风险的，许多疾病只能缓解而不能治愈，不然也不会有那么多不治之症，医疗只能治愈部分疾病，对很多疾病医学仍然无能为力。面对这些情况就需要医方进行价值澄明，对患方进行医疗期望值管理，启发患方理性思考，让患方对医疗结果建构"应当"的理性期望，缩小医患之间对医疗的期望落差，重建医者对患方的积极预期，达到医方对患方的心理契约的期望角色要求，以修复医患信任。

徐苏等人认为，可对患方进行有效的期望值管理⑤，这个观点对治理患方过高的医疗期望有借鉴价值。患方对医疗过高期望的认知，需要医方通过期望值管理以让患方清楚"应当"的医疗期望：医学不是万能的，医学是有所能和有所不能的，医务人员只要做到了相关法律法规所规定的，在诊断治疗中尽到了与"当时的合理医疗水平"相应的合理诊疗义务而"限于当时的医疗水平难以诊疗"，即使给患方造成损害，医疗机构也可免责即不承担赔偿责任，这就是患方对医疗结果"应当"的理性期望。患方期望值管理的一个关键要素是合理归因。依据归因理论，人难以避免发生自利性归因的认知偏见，特别是与自己利益相关时，更容易将失败即影响自己利益的事归因于对方。由此可推论，当医疗结果未达到患方期望时（患方会认为利益受损），患方很容易将医疗失败归因于医方。要使患方意识到医疗期望过高观

---

① Schooler N R. Relapse and rehospitalization：comparing oral and depot antipsychotics［J］. Clin Psychiatry，2003，64(16)：14-17.

② 杨旭娇，宋立升.上海市焦虑障碍患者门诊服药依从性现况调查［J］.中国临床心理学杂志，2018，26(1)：86-88+142.

③ 谢晓非，胡天翊，林靖，等.期望差异：危机中的风险沟通障碍［J］.心理科学进展，2013，21(5)：761-774.

④ 贺小刚，邓浩，吕斐斐，等.期望落差与企业创新的动态关系：冗余资源与竞争威胁的调节效应分析［J］.管理科学学报，2017，20(5)：13-34.

⑤ 徐苏，王学明.患者期望值管理在预防医疗纠纷中的应用［J］.中国医院，2011，15(8)：63-65.

点的局限,从而促进患方接受医方的观点,即增加观点采择意愿。要实现这一点,医疗过程不仅要优化资源,还要优化患方就医需求,这又需要普及医学常识,进行健康教育,在此基础上患方才会有理性的医疗期望。患方医疗期望值管理实际上是改变患方固有的思维定式,使得患方更能够接受差异的存在,从而更开放地接纳医方的观点,从而对医疗结果有理性期望。

第二节　基于患方就医正直改善的医患信任修复

患方就医正直最集中地体现为对就医规则的遵守,一方面,患方需要有规则意识,发自内心自觉地遵守就医规则,也就是,患方在就医中表现的正直符合医方对患方的心理契约的期望角色要求,以重建医方对患方的积极预期,这是医患信任修复的展示机制;另一方面,对于患方不遵守就医规则的行为进行约束,直至诉诸法律进行约束,以使患方在就医中表现的实践角色不偏离医方对患方的心理契约的就医正直的要求,这是医患信任修复的约束机制。

一、患方就医正直偏离的约束机制:违反就医规则的制约

就医规则以其稳定性与可预期性成为就医秩序的基石。但不管是官方制定的还是约定俗成的就医规则都必须依靠患方的自觉遵守,才能发挥出就医行为的规范作用。就医规则的违反主要有两种形式:一是隐性违反,如"关系就医"在某些方面对就医规则是一种隐性越轨;二是显性违反,其中最典型、最受关注且破坏力极大的是"暴力医闹"。无论是隐性违反还是显性违反就医规则,都应进行有效规制,以克服就医规则违反给医方带来的消极预期,使患方就医正直不偏离医方对患方的心理契约的要求,以约束机制修复医患信任。

(一)隐性违反就医规则:不良关系就医的重构

首先必须明确,关系就医并不等同于违反就医规则,因为关系就医是通过工具理性的操作,帮助患方获得更友善的医疗服务[①]。关系就医体现了儒家"伦理本位",其所医所包含的亲密性更加符合患方的文化期待和熟人场域的行动逻辑,是患方对抗医疗服务"冷漠惯习"的一种实践。从工具理性角度解释,关系就医是患方与特定医务人员之间通过关系资本进行的博弈,它将医务人员的角色更多地转变为熟人的角色,将医务人员从冷漠的医疗场域拉向关系场域,从而建立起关系信任。当前患方常用的两类关系就医运作实践:①工具性关系就医。工具性关系就

---

① 程瑜,邹翔.关系就医:诊疗的本土化实践[J].思想战线,2015,41(2):37-42.

医主要有三种情形:一是托人情,即患方利用自己的社会关系网就医;二是求人情,即患方通过与医务人员交谈、说好话来赢得医方照顾;三是送人情,即患方通过请客送礼、帮助医务人员处理私人事务等,给予医方直接的利益来施加人情压力①。在不同的就医情境中,工具性关系就医会有不同选择,当患方病情较轻、医疗风险较小时,此时需要建立的关系较浅,托人情与求人情的关系就医较多;而当患方病情较重如需要动手术、医疗风险性较高时,此时需要与医方建立较深的关系,送人情的关系就医就成为首选,这源于送人情有直接的利益赠予,包含着更多的人情义务压力,因此可以促进医方形成更高的可信度。②情感性关系就医。在慢性病治疗等长期医患合作关系中,加深情感关系的操作方法更为患方所重视。因为在长期医患交往关系中,请客送礼的作用非常有限,情感成分更为重要,患方会有意识地或无意识地采取许多方法,如给予医务人员尊重、与医方交流思想感情等情感性色彩较浓的方法,来加深与医方的感情。

从批判学角度分析,关系就医的存在对诊疗规范效力会产生冲击,有违就医公德的一面,是对就医规则的隐性违反,而且关系就医在我国相当普遍甚至以一种"集体越轨"的形式呈现,且表现出集体无意识的包容性状态②。因此,需要重构良性的关系就医。良性的关系就医,即良性关系就医的判定。应该说,良性的关系就医不但能帮助个体患者获得更安全、更友善的医疗服务,而且不会对诊疗规范效力产生冲击,还不会对其他患者的就医权益造成损害,即不会违反就医方面的公德。无论是工具性关系就医,还是情感性关系就医,都要以良性关系就医标准进行重构,以克服不良关系就医给医方带来的消极预期,使患方就医正直不偏离医方对患方的心理契约的要求,从而修复医患信任。当然,关系就医的良性重构更深层次的考虑还需要反思关系就医的结构性因素,应该说关系就医是各种结构力量形塑的结果,需要将对关系就医现象的思考推进到对宏观的医疗体系以及制度弊端的反思中,只有改变了关系就医背后的"结构性困境",才能彻底消除关系就医滋生的温床③。关系就医首先源于医患之间存在的医学知识的差异和权力的不平等,而医疗制度的弊端更加剧了患方关系就医取向,患方会利用"关系"手段应对医疗制度的弊端。如果有完善的医疗制度和良善的医疗职业道德,可以为患方提供健康友善的医疗服务,那么患方关系就医的愿望就不会那么强烈。

(二)显性违反就医规则:暴力医闹的治理

"暴力医闹"是最典型、最受关注且破坏力极大的一种违反就医规则的形式,患

---

① 彭泗清.信任的建立机制:关系运作与法制手段[J].社会学研究,1999(2):55-68.
② 崔香芬,姚兆余.农民就医过程中关系资本运作的行动逻辑——以江苏省 A 县 X 村为个案[J].中国农业大学学报(社会科学版),2010,27(4):49-55.
③ 屈英和,钟绍峰."关系就医"取向下医患互动错位分析[J].医学与哲学(A),2012,33(11):34-36.

方的暴力医闹会给医者制造极其严重的消极预期。需要通过治理、惩处等手段对暴力医闹进行约束控制,克服因暴力医闹而给医者造成的消极预期。换言之,从信任修复策略而言,对暴力医闹应该使用约束机制,使患方就医正直不偏离医方对患方的心理契约的要求,以修复医患信任。

1. 暴力医闹:标本兼治,而治标是当务之急

暴力医闹的治理策略需要"标本兼治",治本是根本,而治标是当务之急。在治理暴力医闹中,什么是本,什么是标? 应该说医闹治理的"本"在于深化医疗卫生体制改革,均衡医疗卫生资源配置,提高医疗保障水平,只有如此才能从根本上解决医闹;而通过法律制度手段治理医闹则是"标"。《民法典》第1228条规定,医疗机构及其医务人员的合法权益受法律保护。干扰医疗秩序,妨碍医务人员工作、生活,侵害医务人员合法权益的,应当依法承担法律责任。《中华人民共和国执业医师法》规定在执业活动中,医师人格尊严、人身安全不受侵犯,阻碍医师依法执业,侮辱、诽谤、威胁、殴打医师或者侵犯医师人身自由、干扰医师正常工作、生活的,依照《中华人民共和国治安管理处罚法》的规定处罚;构成犯罪的,依法追究刑事责任。

为什么通过法律制度手段治理医闹尽管是"标",却是"当务之急"? 因为医疗卫生体制改革的深化是一项任务艰巨的、涉及面广的宏大社会系统工程,需要长期的探索和努力才能渐进获取成效[①]。而尽管通过法律制度手段治理医闹只是从法的层面制约医闹行为,单纯的刑事打击也不能从根本上解决医患矛盾[②],但目前医疗违法犯罪频发,为建立有序的就医秩序,并为深化医疗卫生体制改革创建相对和谐稳定的社会环境,就需要在注重标本兼治的同时,采取切实有效的法律手段对暴力医闹进行有效遏制。暴力医闹不仅会直接导致医务人员误工、劳动力丧失,还会严重挫伤医疗服务这一行业的声望,导致医务人员缺乏职业安全感。医务人员是保障人民群众健康和生命安全的群体,如果这个群体容易遭受伤害,群众的健康也就会失去应有的保障。要维护医务人员的执业安全,就不能让一个治病救人的行业成为高危行业。暴力医闹发起急、危害大,常常造成大量的直接人身损害后果,相较于其他民事纠纷中的利益性损害后果,对当事医方的身心影响更大[③]。依据法律制度惩处暴力医闹,既能为医务人员营造安全的执业环境,也能为患者创造良序的就医环境,从而促进医疗服务的健康发展。

---

① 高贵君,马岩,方文军,等.《关于依法惩处涉医违法犯罪维护正常医疗秩序的意见》的理解与适用[J].人民司法,2014(21):18-21.

② 项延永."医闹入刑"后完善医患纠纷解决机制的思考——医方医疗过错的自我评价与告知机制的构建[J].法律适用,2016(1):69-73.

③ 张晶.正式纠纷解决制度失效、牟利激励与情感触发——多重面相中的"医闹"事件及其治理[J].公共管理学报,2017,14(1):61-74+156-157.

2. 暴力医闹治理:善用法律制度手段惩处以重构医疗新秩序

针对医闹,国家也制定了许多相关的法律制度,主要的法律制度有:2012年,卫生部和公安部发布《关于维护医疗机构秩序的通告》;2014年,最高人民法院等五部门出台《关于依法惩处涉医违法犯罪维护正常医疗秩序的意见》;2016年,国家卫生计生委等联合发布《关于印发严厉打击涉医违法犯罪专项行动方案》;2017年,国家卫计委办公厅等联合印发《严密防控涉医违法犯罪维护正常医疗秩序的意见》。这一系列法律制度的出台与实施,为营造良好的医疗安全和医生执业环境提供了强力保护。要善用这些法律制度对伤医、闹医、辱医行为进行处理甚至处罚。从上述法律制度的规定来看,有六类暴力医闹需要严格依法惩处:一是殴打医务人员或者故意伤害医务人员身体、破坏医疗机构公私财物的;二是在医疗机构中设置灵堂、悬挂横幅、焚烧纸钱、铺设花圈、堵塞大门等,或者以其他方式如散发传单、张贴死者照片、使用扬声器、抛洒纸钱等扰乱医疗秩序的;三是非法控制医务人员的人身自由,禁止其离开工作场所的;四是公开侮辱或恐吓医务人员的,特别要对一些情节恶劣的侮辱或恐吓进行严惩,如反复侮辱和恐吓,使用凶器侮辱和恐吓,强迫医务人员在公共场合下跪,从胯下爬过,强迫医务人员游街示众等;五是非法携带管制器械甚至枪支弹药,或者有毒有害、爆炸性物品等进入医疗机构的;六是故意扩大事态的,教唆他人针对医疗机构或者医务人员实施违法犯罪行为,或者以接受他人委托的名义处理医疗纠纷,实施寻衅滋事、敲诈勒索等行为。对待这些暴力医闹行为必须建立常态化的紧急事件指挥应变体系,完善暴力医闹的惩戒处罚措施,解决实践中比较突出的打击不力、怠于执法的问题[①]。为进一步联合惩戒暴力医闹,2018年9月,国家发展改革委等28部门联合印发《关于对严重危害正常医疗秩序的失信行为责任人实施联合惩戒合作备忘录》,明确提出了"信用惩罚"这种新的处置措施:卫生健康行政部门、公安机关应当将涉医违法犯罪行为人纳入社会信用体系,依法依规施行联合惩戒并通报其所在单位。2019年2月,国家卫健委综合监督局公布了首批严重危害医疗秩序典型案例,刘某等193人被列为严重危害正常医疗秩序失信行为人。这193名失信行为人的信息,已经过全国信用信息平台推送给参与联合惩戒各部门,共同落实联合惩戒措施。跨部门联合惩戒共有16项措施,如限制补贴性资金支持;限制登记为事业单位法定代表人;限制乘坐飞机、列车软卧、G字头动车组列车等高消费行为;限制招录(聘)为公务员或事业单位工作人员;等等。

---

① 陈昶,周燕.利益相关者理论视角下"医闹"治理策略[J].中国卫生事业管理,2016,33(10):746-748+791.

二、患方就医正直提高的展示机制：就医规则遵守生成的内化与外化

患方对就医规则的遵守力量：一方面来自就医规则意识的培养，一方面来自就医规则体系的完善。如果缺乏就医规则意识，就医规则就没有被患方内化，就医规则就很难获得患方的真正接纳与认同，患方就难以形成遵守就医规则的自觉性；如果就医规则体系不完善，就医规则的权威性就难以确立。通过就医规则遵守生成的内化与外化，培养患方自律遵守就医规则的意识，以重建医方对患方的积极预期，使患方就医正直达到医方对患方的心理契约的期望角色要求，通过信任的展示机制来修复医患信任。

（一）就医规则遵守生成的内化：就医规则意识的培养

就医规则即就医的行为准则，是患者"个人分内应做之事的规定"，或者说是患者角色的内在规定。而就医规则意识可以说是"患者对自身的就医角色、自己对就医责任履行的认知与认可"，患方就医规则意识能使其对就医规则的遵守由外在强化转变为主体内在需要①。黄晨熹认为，就医规则意识的形成本质是一个心理过程，患方通过心理过程把就医规则内化为就医意识、外化为就医行为②。就医规则意识的生成既是在患方就医实践中约定俗成的，同时也渗透着患方的理性建构意象③。

就医规则意识就是就医规则被患方内化的过程，表现为"自我实施"的行为。就医规则意识是一种自律，其实质就是自觉自愿地履行自身就医责任。从社会决定论的角度来看，患方的就医权利享有必须建立在遵循一定就医规则的基础上，患方对自身就医权利的追求，就意味着必须对就医权利追求承担相应就医责任与遵守就医规则。就医规则体现了哈特提出的"限制相互性"，"限制相互性"的合理性就在于"这种对他人自由的干涉是正当的，因为它是公平的；而它之所以公平，因为只有限制是相互的，对人的约束和自由才能得到平等的分配"④。更进一步地，就医规则意识要成为一种发自患方内心的以就医规则为自己行动准绳的意识。只有当就医规则普遍内化为全体患方的内心法则，并上升为一种理性自觉时，才能使制度化的就医规则与患方的就医价值取向相耦合，外在就医规则转化为有序的就医秩序⑤。

（二）就医规则遵守生成的外化：就医规则体系的完善

就医规则体系的完善度是患方就医规则意识形成的一个重要前提，如果就医

---

① 刘泾.法治与德治的互动：规则意识培育的双重维度[J].理论与改革,2017(6):83-90.
② 黄晨熹.哪些因素阻碍了规则意识培育[J].人民论坛,2018(22):74-76.
③ 李振跃.构建和谐网络族群文化的规则意识与可能路径[J].学术研究,2015(6):35-38.
④ 徐百军.公平游戏理论与政治义务[J].甘肃行政学院学报,2014(2):30-41.
⑤ 董伟伟.公平原则对道德义务的证成[J].科学经济社会,2016,34(2):83-88.

规则体系不完善,就医规则的权威性很难建立,就医规则也就难以被患方认同与接纳,就医规则意识就很难形成。而就医规则完善度的一个基本的评判原则是要尊重和回应不同患方的利益需求,以提高就医规则执行力①。但问题是,不同的患方其利益偏好是不一致的。对这个问题,规则功利主义给出了解决原则。规则功利主义强调两个要素:一是功利主义,其目的是最大限度地实现功利最大化;二是道德规则,它要求人们遵守某一道德体系规则。规则功利主义认为,其比另外的道德体系能够更大限度地实现功利最大化②,并认为正确的行为是被道德规范所允许的行为③。换言之,从规则功利主义主张来分析就医规则,完善的就医规则既能够被道规范所允许,也能够使就医功利最大化,满足最大多数患方的最大就医利益。

若从制度变迁角度分析就医规则的完善,则应逐步扩大诱致性就医规则变迁范围。就医规则变迁主要有两种模式:一是患方在就医规则不完善时追求潜在获利机会的自发变迁,即诱致性变迁;二是在最大化产出的目标下,通过政策和法令的实施强制改变就医规则的强制性变迁④。这两种变迁模式各有利弊,从而适应不同的就医规则变迁目标。从培养患方就医规则意识的角度来看,诱致性就医规则变迁更为有效。因为诱致性就医规则的变迁主要是基于"一致同意"原则,是经过患方多次利益博弈形成的,一旦建立起来,就容易获得患方自觉遵守⑤。而强制性就医规则变迁的有效性不仅受到规则制定者的偏好、利益集团的影响,而且会违背"一致同意"原则,导致有些患方会选择不遵守就医规则,或者不自觉遵守就医规则。当然,也不排除患方会屈从于就医规则的强制执行威力而暂时被迫遵守。因此应逐步扩大诱致性就医规则变迁范围,使就医规则获得最大多数患者的一致性同意。

第三节 基于患方就医能力改善的医患信任修复

患方就医能力的提高主要从两个维度入手:一是提高患方的医疗认知能力,以缩小患方与医方的医疗认知能力差距;二是提高理解能力,主要是提高医方关于医疗的信息解释与情感理解的能力,尽力破解患医沟通障碍。一方面,提高患方的就医能力,使患方在就医中表现出的能力达到医方对患方的心理契约的期望角色要

---

① 袁国玲.制度经济学视角下的规则意识探析[J].学术交流,2011(8):93-96.
② 姚大志.当代功利主义哲学[J].世界哲学,2012(2):50-61+161.
③ 晋运锋.当代西方功利主义研究述评[J].哲学动态,2010(10):57-62.
④ 王贵民.强制型制度变迁到诱致型制度变迁——新型农村合作医疗制度变迁路径的现实选择[J].经济体制改革,2009(2):91-96.
⑤ 同①.

求,这属于医患信任修复的展示机制;另一方面,无论如何努力去提高患方的就医能力,与医方相比较,患方就医能力不足是一个常态,这就要求患方适度参与医疗决策,使患方在就医中表现的实践角色不偏离医方对患方的心理契约的就医能力的要求,这属于医患信任修复的约束机制。

一、患方就医能力偏离的约束机制:医疗决策的适度参与

患方需要认识到医患认知差异体现了医患之间的"专知与普知"的差异。无论如何努力去消除医患间的知识鸿沟,患者也几乎不可能成为像医生一样的专家,而且在分工越来越细的当下社会,也无这种必要。也就是说,患方就医能力相对不足在过去是一个常态,即使未来大力加强健康教育等,患方就医能力相对不足仍将是一个新常态。既然患方就医能力会存在相对不足,患者就不要做一个就医中的"知识伪装者",而应该向"健康素养者"转变。一个合格的健康素养者,从威尔逊的知识搜寻行为模型来分析,必然会客观理性地利用健康知识[①]。一个合格的健康素养者,知道自己有所能有所不能,因而能适度参与疾病的诊疗,一旦过度参与就会成为知识伪装者,毕竟患方与医方对医学知识的了解是普知与专知的差异。患方在医疗决策方面的参与能力有限,理性的患方会适度参与医疗决策。患方适度参与医疗决策既包括参与广度适度化,也包括参与深度适度化,以此克服就医能力相对不足却要过度参与医疗决策而成为知识伪装者给医方带来的"去专业化"等消极预期,使患方就医能力不偏离医方对患方的心理契约的要求,从而修复医患信任。

(一)患方参与医疗决策的广度适度化

患方参与广度,既指患方参与客体(即患方参与医疗决策事项)范围大小,也指患方参与主体(即参与医疗策的患方人群)范围大小。患方参与广度反映了患方分享医疗决策权力的广度。

患方即使搜寻再多的医学知识,也极难达到自我诊断的水平,因此患者需要将自己的健康委托给医务人员。患方不能简单地将搜寻所获的健康知识完全作为疾病诊断的依据,不能"百度"看病,成为一个在医者眼里的知识伪装者,而应向健康素养者转变。换言之,患方参与医疗决策的广度要适度,且无论参与客体还是参与主体都应适度。患方参与客体范围要适度,不能所有的医疗决策事项患方都要参与,毕竟患方医疗知识有限;患方参与主体范围也需要适度,只有那些可能受具体医疗决策影响的患方才适宜参与。因为在医疗实践中,患方人数越多,其医疗决策意见冲突也越多,医疗决策能力不会随着患方参与人数增加而提高,有时反而会因

[①] 韩景倜,樊卫国,罗晓兰,等.用户健康信息搜寻行为对健康行为影响的研究进展[J].情报资料工作,2018(2):48-55.

患方参与人数增加而减弱了各自的医疗决策能力。

（二）患方参与医疗决策的深度适度化

患方参与医疗决策的深度,即患方参与医疗共决的强度,指患方参与医疗决策"过程"卷入的程度,反映了患方分享医疗决策权力的深度。

虽然患方过度参与可能会成为知识伪装者,但不可否认健康知识搜寻可以在一定程度上提高患方的医疗决策参与能力。健康知识搜寻不仅能帮助患方提高应对特定疾病的能力,还能提高自我效能。如有助于预测疾病、帮助早期诊断等。因此,可以让患方参与医疗共决,只是要注意患方参与医疗决策的深度要适宜。借鉴经济合作与发展组织(OECD)"开放与包容决策"的观点,可以把患方参与分为"告知""咨询"和"积极参与"三个阶段[1],显示了医疗决策中患者参与深度的阶段性增强。"告知"是单向不对称互动,指医方向患方发布信息;"咨询"是双向不对称互动,指医方就特定医疗问题征求患方意见,借此提供相关信息给患方,并要求患方反馈意见,是有限的双向关系;"积极参与"是双向对称互动,是全面的双向关系,指患方与医方成为伙伴关系,共同影响医疗决策内容和过程。患方适度参与要求,无论是"告知""咨询",还是"积极参与",医疗决策最后的决定权利与责任仍专属医方,因为医学毕竟是高度复杂专业的学科体系,患方的参与能力有限。患方参与医疗决策不能过度,过度参与其实质就是患方在决策过程中扮演知识伪装者而非健康素养者。

二、患方就医能力提高的展示机制:缩小患医能力落差

患方就医能力在就医中的体现主要包括两个方面:一是患方自我对医疗的认知能力;二是患方对医方有关医疗信息解读的理解能力。因此,提高患方就医能力也主要从这两个方面着手:一是提高患方自我的医疗认知能力,以缩小患方自身与医方的医疗认知能力差距;二是提高患方的理解能力,主要是提高患方对于医方有关医疗的信息解释与情感传递的理解能力,尽力破解患医沟通障碍。患方提高对医疗的认知能力与对医方有关医疗信息解读的理解能力,来重建医方对患方的积极预期,使患方就医能力符合医方对患方的心理契约的期望角色要求,即以信任的展示机制来修复医患信任。

（一）患方提高自我的医疗认知能力,以缩小患医之间的认知能力鸿沟

医患之间存在严重的信息不对称,医生因其专业的复杂性而拥有天然的信息优势,而且医患双方的信息不对称是医疗服务发生的前提,否则患者完全可以自行

诊疗而无须就医①。医患信息不对称除了容易导致道德风险与逆向选择外②,还会导致患方与医方对医学的认知能力存在落差,给医方带来难以通约的消极预期。这就需要提高患方对医学的认知能力,以缩小患方与医方对医学的认知能力落差。而要提高患方对医学的认知能力,一方面需要提高患方的健康知识搜寻能力;另一方面,患方需要提高对所搜寻到的健康知识的鉴别能力,从而重建医者对患方的积极预期,使患方在就医中展现的认知能力符合医方对患方的心理契约的期望角色要求,从而修复医患信任。

1. 健康知识搜寻能力的提高:多元化渠道搜寻以相互印证

患方需要加强健康知识意识,平时需注意健康知识的积累以及就医时健康知识的主动收集。患方需要学会多渠道收集健康知识,以提高健康知识的搜寻能力。

对于互联网时代的患方来说,互联网是获取健康知识的首要渠道,戴菲菲等人的调查发现通过互联网获取健康知识的患方比例已高达75.2%,而且48.6%的受访者表示在就医过程中曾向医生验证自己从互联网上获取的健康知识③。互联网是患方健康知识获取的最主要渠道,而互联网中的搜索引擎(如百度等)更是患方进行健康知识搜寻时的首选。其实,国外最受欢迎的健康知识搜寻渠道同样也是搜索引擎,如谷歌等。应该说,互联网时代下患方首选网络搜寻健康知识有其必然性与合理性,因为线上信息具有易获得性。美国在《健康公民 2020》中提出,要提高公民通过使用网络在线跟踪个人健康知识的比例,提高个体使用网络与健康医疗提供者进行在线交流的比例④。

网络搜寻到的健康知识良莠不齐,患方应该尝试多渠道搜寻健康知识,除新媒体网络外,还可通过传统媒介(如书籍、论文、报纸、电视、广播等)搜寻健康知识;另外,还应进行线下健康知识搜寻,如向医务人员、朋友、家人等进行健康知识咨询。以此,患方可以通过多渠道获取的健康知识进行相互印证,从而提高对健康知识的搜寻能力,而不至于使单一渠道搜集到的健康知识成为孤证⑤。

2. 健康知识鉴别能力的提高:差异性比较思维的运用

多数患方缺乏医学常识,健康素养并不高,而搜寻到的健康知识来源复杂、质

---

① 王章佩,林闽钢.信息不对称视角下的医疗供方诱导需求探析[J].医学与哲学(人文社会医学版),2009,30(3):54-56.

② 弓宪文,王勇,李廷玉.信息不对称下医患关系博弈分析[J].重庆大学学报(自然科学版),2004(4):126-129.

③ 戴菲菲,刘玉秀,苏义,等.网络环境下患者健康信息获取和医疗服务利用调查研究[J].医学研究生学报,2014,27(5):517-520.

④ 石艳霞,刘欣欣.大众网络健康信息搜寻行为研究综述[J].现代情报,2018,38(2):157-163.

⑤ 张文婕,薛利,陈饶,等.四川省城乡患者就医信息获取情况的对比分析[J].四川大学学报(医学版),2018,49(2):271-275.

量参差不齐。这就要求患方提高对健康知识的鉴别能力,能对自己的病情有一个符合常识的判断,不再误解医生的诊疗。这种能力与加拿大学者 Norman 等人于2006 年提出的"电子健康素养"[①]相类同,面对日益专业且复杂的健康知识,患方需要增强健康知识的评价能力[②]。对健康知识的鉴别主要应依据健康知识的具体内容与发布机构,而不能简单依据百度等搜索引擎的排序结果与网站的介绍,或仅凭感觉来评价[③]。

要提高健康知识鉴别能力,一个实践中的有效手段是多运用差异性的比较思维。Corcoran 等人通过训练让被试掌握某种特定的比较思维,研究表明关注差异性的比较思维能够有效地降低被试的刻板行为[④]。差异性的比较思维能让患方从差异化角度多层面地去评价健康知识,以降低确证性偏差。确证性偏差是指人们在事先存在的假设与结论的基础上,后续搜寻与解释信息时都更倾向于选择一些能够证明这些已有的假设与结论的信息[⑤]。在很多情况下,患方并非有意扭曲关于健康知识的解读,而是在不经意间又确实会出现这种偏差。从动机角度来看,选择具有一致性的健康知识来支持自己已有的假设与结论,能够使患者个体避免认知失调[⑥]。患方要有意识地运用差异性的比较思维,这有助于避免确证性偏差,实现对健康知识理性而客观的评价,从而提高对健康知识的鉴别能力。

(二)患方提高对医方关于医疗信息交流与情感传递的理解能力

在患方就医能力中,其中一个重要的能力是能理解医务人员有关疾病的信息交流与情感传递,其实质就是患方在医患沟通中对医方的信息交流与情感传递的解码能力。需要通过理性引导以提高患方有关医疗信息与情感的解码能力,从而重建医方对患方的积极预期,使患方在就医中表现出的理解能力达到医方对患方的心理契约的期望角色要求,从而在沟通方面修复医患信任。

1. 患方提高对医方关于医疗信息交流的理解能力:信息解码能力

医患双方由于医学知识的鸿沟所衍生的沟通能力不对等,是医患沟通困境的内生性问题。因为对医学知识存在明显差异,患方很难像医务人员一样理性、冷静地看待医疗方案。但是,如果医患双方不能消除认知差异,且就治疗方案达成意见

① 李信,李旭晖.面向电子健康素养的大学生网络健康信息搜寻行为现状调查及对策建议[J].图书馆理论与实践,2017(4):44-50.

② 付少雄,胡媛.大学生健康信息行为对实际健康水平的影响研究——基于健康素养与健康信息搜寻视角[J].现代情报,2018,38(2):84-90+105.

③ 同①.

④ Corcoran K,Hundhammer T,Mussweiler T. A tool for thought! When comparative thinking reduces stereotyping effects[J]. Journal of Experimental Social Psychology,2009,45(4):1008-1011.

⑤ 庞小佳,张大均,王鑫强,等.刻板印象干预策略研究述评[J].心理科学进展,2011,19(2):243-250.

⑥ 王晓庄.调整与通达:锚定效应心理机制的研究进展[J].心理与行为研究,2013,11(2):270-275.

一致,一旦发生医疗损害后果,就会埋下医患冲突的隐患。患方需要在医患沟通中努力与医方实现对话的视域融合,因为患方与医方对医疗的认知视域不同:医务人员对医疗的认知属于科学视域,是由医学专业规则组成的视域;患方对医疗的认知属于生活视域,是由患方亲身体验组成的视域。医患沟通要实现视域融合,就要求患方在沟通中"移情理解",患方主动提高对医方关于医疗信息交流的理解能力(即提高信息解码能力),从诠释学角度分析,就需要患方与医方建立"你—我"对话关系,患方要在倾听医方的诊断信息中学会领会,这样才能在领会中寻找到共享的沟通[1]。患方要尽可能在沟通中理解医务人员对医疗的科学信息的解读,虽然不可能完全理解,但患方应对医务人员关于医疗的科学信息的解释有基本的信任,只有这样医患沟通才能在更广阔的视域中达成共识,建立医患沟通的共同性。

2. 患方提高对医方关于情感传递的理解能力:情感解码能力

患方要提高对医方关于情感传递的理解能力(即提高情感解码能力),其关键是患方要遵守医患沟通中的"交谈伦理"。交谈伦理的目标是达成交谈理性,是指建立一种既能被医方也能被患方普遍接纳与遵循的规范,以指导医患沟通实践。医务人员的劳动强度很大,就医高参与的患方不只是本人来就医,有时是多个家属陪同,往往会出现多个家属咨询同一个问题的情况,医务人员需要在高强度劳动下重复解释,这往往造成医方的反感与不接纳。因此,为使医患沟通达成一致,需要建立一个普遍化的被医患双方都认可并尊重的"交谈伦理"作为必要前提。也就是说,患方在论证自己沟通中所主张的规则时要进行必要的角色互换,采用医方的视野进行思考,关注医者的心理感受与心理变化。患方通过移情理解医方,只有相互承认医患参与者利益,才能制定对医患双方都有约束力的交谈伦理。用哈贝马斯的观点来说就是要以沟通主体间的交往理性为原则[2],患方在医患交往行为中融入更多的情感,加强对医方的接纳,彼此互信达成共识,提高对医方情感的解码能力,只有这样患方与医方才会形成良性互动[3]。

---

①　彭红,李永国.医患沟通障碍的现象学诠释及对话调适[J].医学与哲学(人文社会医学版),2008,29(12):20-22.

②　尤尔根·哈贝马斯.交往行为理论(第一卷):行动的合理性和社会合理化[M].洪佩郁,蔺青,译.重庆:重庆出版社,1994:118.

③　严予若,万晓莉,陈锡建.沟通实践与当代医患关系重构——一个哈贝马斯的视角[J].清华大学学报(哲学社会科学版),2017(3):172-178+203.

第八章 基于医方行医形象改善的医患信任修复的激励相容约束路径

前文的分析说明,医患信任本质上是一种委托代理关系,同样会存在委托代理问题,即会存在委托人(患方)与代理人(医方)之间的利益冲突问题。而信任的理性选择生成论说明,作为委托人的患方总期望自我就医利益最大化,而从委托代理理论的"激励相容约束"来分析,在实现患方自我就医利益最大化的同时,也需要实现代理人即医方的利益最大化。委托人(患方)为实现自身效用最大化而要求代理人(医方)努力服务的同时也要使代理人(医方)自身实现效用最大化,这就是"激励相容约束"条件,即委托人(患方)实现自身效用最大化应以承认代理人(医方)实现效用最大化为前提。换言之,激励相容约束要求建立一套既能够有效"约束"代理人(医方)的行为,又能够"激励"代理人(医方)按委托人(患方)的目标和为委托人(患方)的利益而努力工作,从而大大降低代理成本,实现委托人(患方)与代理人(医方)双方的"帕累托最优"①。

委托代理理论的"激励相容约束"要求不能只是"约束"医方,也要"激励"医方,两者缺一不可。如果对医方只有激励而缺少约束,则会出现医方为实现自我利益最大化而损害患方利益;若对医方只有约束而缺乏激励,当医方的利益无法保证时,医方会利用专业权力瓦解约束。

但在既往研究及医改实践中,有意识或无意识地忽略了"激励相容约束",过多考虑委托人即患方的最大利益,而过少考虑代理人即医方的最大利益,改革的思路与研究设计的初衷都是围绕满足患方的利益,而对医方则主要依据"约束"来设计改革方案。理性分析后发现,对委托方即医方进行"约束"是必需的,因为不进行有效约束,医方不仅会过度逐利,而且医德也会失范,从而导致医患信任危机;但仅有约束这一面,显然有失公允。委托代理理论说明,除了对医方行医善意、行医正直与行医能力要进行有效规范的"约束"外,还需要进行"激励"设计,通过激励使医方有"内在自觉积极性"来提升行医善意、改善行医正直与提高行医能力,即只有进行"激励相容约束"的设计,才能实现委托代理下医患双方的帕累托最优。而且医改实践表明,忽略了医方利益的改革,都会遭遇来自医方的强大阻力,导致改革不成

---

① 刘以安,陈海明.委托代理理论与我国国有企业代理机制述评[J].江海学刊,2003(3):194-198.

功或收效甚微，最终导致患方的利益也无法得到有效保障。

即使 2009 年启动新一轮医改后，仍是讲"约束"多，谈"激励"少，但近年这种情况已开始改变，对医患委托代理关系中的代理方即医方也开始讲激励了，一个转变标志是 2017 年 12 月卫生计生委、中医药局印发的《进一步改善医疗服务行动计划（2018—2020 年）》明确提出，各级卫生计生行政部门和医疗机构要关心关爱医务人员，充分发挥健康中国建设主力军作用。对医务人员要做到精神上鼓励、工作上帮助、事业上支持、生活上保障，让他们舒心、顺心、安心地为患者精心服务。要下力气改善医务人员的工作环境和后勤保障，让医务人员共享医疗卫生事业改革发展成果。以前只关注患者满意度调查，而在《进一步改善医疗服务行动计划（2018—2020 年）》中，除了仍然强调动态调查患者满意度之外，还提出了要调查医务人员的满意度，各省级卫生计生行政部门要积极主动应用互联网与大数据，建立满意度管理制度，动态调查患者就医体验和医务人员执业感受。上述情况说明开始从制度层面有意识地关注对医方的激励了。

既然对医方进行"激励相容约束"是必需的，那么问题就转化为：对医方应该如何激励？又应该如何约束？这是两个需要解决的问题。对医方"约束"与信任修复的"约束机制"内涵基本相同：医方行医形象的偏离行为往往会损害患方合理的就医利益，也就是说会产生医患委托代理问题，从激励相容约束角度来分析，就需要对医方行医形象的偏离行为进行约束，以克服消极预期来修复医患信任；不过，对医方进行"激励"已超越了信任修复的"展示机制"所包含的内容。因为展示机制只是强调医方要改善行医形象，以重建积极预期来修复医患信任。而"激励"不仅强调医方要改善行医形象以重建积极预期，更关键的是要通过激励方案的设计，在实现患方自我就医利益最大化的同时，也需要实现代理方即医方的利益最大化。当然，医方利益的实现应该"外在压力"与"内在动力"并举，通过"外在压力"与"内在动力"激发医方的"自觉积极性"，从而去改善行医形象，以重建积极预期来修复医患信任。显然，激励机制不能简单被等同于展示机制，展示机制要求的是重建积极预期，并未涉及如何实现医患信任修复主体的内在动力问题，而激励机制就是要通过激励方案的设计以实现医患信任修复主体（此处为医务人员）有自觉积极性去重建积极预期。应该说，激励机制是展示机制的"升级版"。

总而言之，基于信任的特质生成理论，从委托代理的激励相容约束的视角，探讨基于医方行医形象改善的医患信任修复问题，下文围绕医患信任修复目标，从医方行医形象包括的三个方面分别分析：医方行医善意的激励相容约束、医方行医正直的激励相容约束、医方行医能力的激励相容约束。

第一节　基于医方行医善意改善的医患信任修复

医方行医善意偏离的"约束",既需要医学人文的软约束,在医疗服务中嵌入"人文关怀",以医学人文作为医学技术这个桨的舵,控制好医学技术的方向,以使医方行医充满更多的善意;也需要开展医生不良执业行为记分管理等手段对医方行医善意偏离行为进行硬约束。通过对医方行医善意偏离的"约束"来保证患方就医利益的实现。医方行医善意提高的"激励",需要培养医方行医善意的敏感性,行医善意的敏感性其实质是医方的一种内在精神薪酬,这是医方自我的内在激励;客户关系管理是医方将患方"拟客户化",而"拟客户化"的患方与医方利益的实现直接相关,是激励医方行医善意提高的外在激励机制,这两者都属于医方行医善意激励的过程管理。医德考评是医方行医善意的结果评判,可将医德考评结果与医方的晋升、薪酬等切身利益挂钩,通过医德的结果考核实现对医方行医善意提高的"激励"。

一、医方行医善意偏离的约束:医学人文软约束与不良执业管理硬约束

医方行医善意的偏离,既表现为服务态度不良、人文关怀弱化,也表现为知情同意受损、医疗道德异化等。要对医方行医善意的偏离行为进行"约束",既需要医学人文的软约束,也需要开展不良执业行为管理等硬约束。

(一)医方行医善意偏离:医学人文软约束

对医方行医善意偏离行为进行纠偏,首先需要在医疗服务中嵌入"人文关怀",以医学人文作为医学技术这个桨的舵,控制好医学技术的方向,以使医方行医充满更多的善意;其次,医方行医实践总是复杂的,医方行医善意有时会遭遇实践困境,这就需要制度伦理对此加以规范,为医方行医善意选择的正确性提供有效的外在制度伦理保障和服务。

1.医方行医善意偏离的约束:医学人文关怀的复归

医疗服务中应嵌入"医学人文",因为医学是人学,应该充满人文关怀,医生眼中不能只看到"病"更要看到"人"。恩格尔哈特提出了著名的"生物—心理—社会"医学模式,这标志着医学模式从生物医学模式转变为当今的生理—心理—社会医学模式[①]。医学模式的转变意味着需要对患者有更多的人文关怀,用人文关怀填

---

①　恩格尔哈特.生命伦理学基础[M].范瑞平,译.北京:北京大学出版社,2006:64.

补医患鸿沟。人文是舵,技术是桨,没有人文的指引,技术就会失去正确的方向,对医学来说,尤其如此。在医疗服务中,以医学人文关怀的复归来约束行医善意的偏离,克服患方对医方的消极预期,从而修复医患信任。

医学人文关怀复归对医方行医善意偏离行为的约束是必需的,那么医学人文关怀的本质是什么? 按照研究者的观点,医学人文关怀的本质其实很简单,就是整体医疗或全人医疗。医方的行医善意需要认真践行生物—心理—社会医学模式,关心病更关心人,克服病与人、身与心的分离,实现医学模式的转变。核心是探索人性化的诊疗理念与方法,减少对患者身体的损伤,增进身体的自然抵抗力。为患者提供耗费少、损伤小、疗效好的医疗服务,既是患者的最大期望,也是医学人文关怀的根本。换言之,医务人员要在不影响患者健康的前提下尽力为患者提供花费少的医疗服务,重视对患者的照料,尽力为患者提供心理、社会支持等。医务人员的职责不仅在于恢复病人的健康,还要减轻病人的痛苦①。总之,医学人文关怀的本质其实很简单,就是医务人员要有"爱",不能因为看到太多生死就忽略了内心的感受,要愁患者之所愁,急患者之所急。赵美娟认为,人文关怀是双向的,需要建立"对话性新型医患关系"②。

医学人文关怀的本质是全人医疗,简言之就是"爱",那么医学人文关怀又该如何融入各项医疗服务中呢? 融入的前提是"共情",就是要求医务人员对患者及其病情能"共情"。美国著名心理学家卡尔·罗杰斯明确将"共情"视为自己最大的发现,他提出共情能够不带偏见地进入另一个世界。邓文华等人提出,"共情观"在推进医学人文关怀复归方面是一个有价值的方法③。在临床诊疗的过程中,共情可以有多种表现形式,可以是医务人员从患者的视角来看待医疗,理解患者的需要;也可以是医务人员积极地分享患者的情感生活,感受他们的喜怒哀乐。有了"共情"后,医务人员应该有意识地将人文关怀融入医疗服务的具体环节中,对患者关心、耐心和负责,做好对患者的讲解、宣教和沟通工作。在医疗服务中,建立充满人文关怀的规范服务行为和服务用语;探索开展临床部门与精神科、心理科之间的协作服务,为患者特别是手术与重症患者同时提供诊疗服务和心理咨询,及时了解患者的心理需求,缓解患者的焦虑等负性情绪;注重保护患者的隐私,实行"一室一医一患"的诊查行为,不仅要在门诊室,还需要在治疗室、多人病房等区域设置私密性保护设施,不在住院患者床头卡上写入医院诊断等具有隐私性的信息;提供便民设施,如为患者提供饮水、应急电话、纸、笔、轮椅等便民设施,有条件的医疗机构甚至

---

① 蔡孝恒.简述弗朗西斯·培根的医德思想[J].湖北民族学院学报(哲学社会科学版),2014,32(6):136-139.

② 赵美娟.医学人文关怀应关怀什么和怎样关怀——美学视角下的人文关怀建设[J].医学与哲学,2005(4):26-28.

③ 邓文华,胡蓉.心灵哲学的医学人文关怀:共情说的回归[J].医学与哲学,2017,38(6):36-40.

可以在公共区域为候诊患者提供无线网络、书刊阅读等服务;优化医院中各诊室的布局,根据门诊和急诊患者的病种排序及其常规诊断检查流程,合理布局临床科室与医技检查室等,要在不同楼层设置挂号、缴费窗口,有效引导和分流患者,并且设置醒目标识加以提醒与引导;提高膳食质量与卫生间清洁度,为有需要的住院患者提供临床营养服务和治疗性饮食;加强对患者的保护,如在放射检查时为患者提供符合规范的辐射防护;完善医院的无障碍设施,并能为行动不便的住院患者提供陪检服务;加强病区标准化与规范化管理,严格执行科学规范的探视和陪护制度,为住院患者建立温馨、安全、整洁、安静的医疗环境;医院尤其是三级医院应提供生活、援助和法务等患者支持服务,协助解决患者的相关需求,更应优先为老幼残孕弱等患者提供康复陪伴、健康指导、心理疏导、引路导诊等协助服务。

2. 医方行医善意偏离的约束困境:制度伦理的规范

医疗实践总是复杂的,医方行医善意有时会遭遇实践困境,这就需要制度伦理对此加以规范,为医方行医善意选择的正确性提供有效的外在制度伦理保障和服务,制度伦理对医方行医善意偏离的纠偏起着基础性作用。有的医方行医善意偏离行为与固有的传统医疗文化有莫大关联,如知情同意在医疗实践中存在的"家庭主义模式"问题等,尽管让患者家属参与共享患者的知情同意权,在中国传统的"家文化"下具有正当性的一面。另外,患者的脆弱性与依赖性,也说明知情同意的"家庭主义模式"有其合理性。在这种根深蒂固的家文化影响下,医务人员在履行知情同意方面,患者家属相比患者本人具有优先性,在知情方面,对患者家属是充分告知,而对患者本人却是选择性告知;在同意方面,医疗决策权也主要由患者家属做出[①]。这带来的问题是,知情同意的家庭主义模式难以解决医疗决策中家属之间意见不一致的矛盾,更为关键的是,患者的最佳医疗利益可能与患者家庭利益发生冲突,而且随着人的自主权的突显,这种矛盾越来越常见[②]。

遇到此类问题,就需要以制度伦理建设为契机,并辅以正确的约束手段等,以让医务人员树立正确的行医形象[③]。若无相应的制度伦理对传统文化加以规范,医方会面临行医善意选择的困境。以知情同意权的家庭主义模式改造为例,谁才是医疗关系中知情同意权真正的主体?是"患者"还是"患方"?知情同意权的主体归属于患者体现了知情同意在告知主体方面的理性选择,这不仅是合理的,还是合乎法律规定的。《民法典》明确了知情同意权的主体首选是患者本人,只有在本人不能理解告知内容时,如患者年幼、神志不清或者不宜接受告知或需要保护性医疗

① 陈化.知情同意在中国医疗实践中的介入:问题与出路[J].中州学刊,2015(6):94-99.

② 陈化,李红文.论知情同意的家庭主义模式[J].道德与文明,2013(5):103-107.

③ 郑大喜.制度伦理与社会转型期的医德建设[J].医学与哲学(人文社会医学版),2008(9):27-28+31.

时,才应当向近亲属告知。患者"最佳利益"原则上必须由患者自己决定,不能过高地设定患者近亲属的知情同意权主体地位,大多数情况下患者的近亲属或关系人只能是知情同意权的代理人①。这就需要明确:患者在什么境遇下知情同意权才可由近亲属代理。以"境遇伦理"来解释,只有患者在特殊境遇中呈现出"无能力"或在"非常态能力"下才能由近亲属代理同意,而且最好严格将近亲属代理同意限制在一定的"极端境遇"中,并警惕在医疗领域中将知情同意权主体泛化的倾向②。一般而言,知情同意权的近亲属代理主要发生在两种情况中:一种是患者缺乏知情同意的能力,另一种是患者自身行使知情同意权会损害他的最佳利益③。另外,近亲属代理意见不一致该如何处理也是需要明确的问题。近亲属代理意见不一致问题处理的最基本准则是应当取得多数人的意见;但实践中,有时不能取得多数人意见一致,在这种情况下,就需要对知情同意权代理主体的意见进行排序,而谁的意见应该优先呢? 陈燕红提出可以参照我国《继承法》法定继承中的顺位,确定近亲属代理患者行使知情同意权的顺位④。简言之,需要对知情同意权主体与知情同意权代理主体进行明确界分,以对知情同意权主体归属"患方"的滥用进行约束,从而克服因知情同意权主体过度归属"家庭主义模式"而给患者本人带来的消极预期。

（二）医方行医善意偏离:不良执业管理硬约束

对医方行医善意偏离行为的约束,多地实施的"医师不良执业行为记分管理办法"是一个有效的办法,能实现对行医善意偏离的硬约束。上海、南京、深圳等地出台了"医师(或医生)不良执业行为记分管理"制度,在制度中规定了医生不良执业行为记分管理的记分值、记分内容以及达到相应分值的处罚措施等。医师不良执业行为指医师在执业活动中违反医师执业有关法律、法规、规章、标准、管理制度、诊疗规范以及医师职业道德等的行为。按照医师不良执业行为记分管理制度的规定,医师不良执业行为的类型主要包括:医德医风、风险告知、信息报告、知情同意、隐私保护、医疗欺诈、违反首诊负责制、拒绝治疗等,显然,这些不良执业行为涵盖了"医方行医善意的偏离行为"。因此,可通过医师不良执业行为记分管理将医方行医善意偏离行为进行量化的记分管理,从而实现对医方行医善意偏离行为的约束。

医师不良执业行为记分管理的政策依据是《医师定期考核管理办法》,该办法

①　冯军.病患的知情同意与违法——兼与梁根林教授商榷[J].法学,2015(8):108-125.

②　李雪阳.困境与策略——辨析医疗领域中的"知情同意"[J].哲学动态,2012(8):83-90.

③　季涛.谁是医疗关系中知情同意权的主体[J].浙江社会科学,2010(2):10-13.

④　陈燕红.困境与出路:我国患者知情同意权法律保护与适用的完善建议[J].河北法学,2014,32(2):132-137.

第 19 条规定:"国家实行医师行为记录制度。医师行为记录分为良好行为记录和不良行为记录。"雷晓瑜等人认为,不良执业行为记分管理是医疗监管模式的创新,是对当前医生监管模式的补充与完善,还能促进医生建立自我约束的良性机制[1]。葛慧欣等人也认为,不良执业行为记分管理是一项行政管理措施,成为医疗执业监督的重要工具,有利于处理轻微违规行为,弥补了罚则缺失的问题,对不良执业行为这类轻微违规行为也可以有所作为[2],许多轻微违规行为就表现为行医善意的偏离。

具体言之,医师不良执业行为记分管理与交通违法行为记分管理类似,也是根据不同的不良执业行为分别记不同分数,一般根据医师不良执业行为的严重度,分别记 1 分、2 分、3 分、4 分、6 分、12 分等不同分值。不良执业行为的单次记分分值反映了医生不良执业行为的严重性,不良执业行为累积分值既反映不良执业行为的严重性,又反映不良执业行为发生的频率[3]。在一个记分周期内(各地一般规定医师不良执业行为记分周期为两年,之所以是两年而不是以一年为一周期,主要考虑的是将医师不良执业行为与医师定期考核周期的时间保持一致),累积达到一定的分值后要进行相应的处理:机构约谈、法律考试、内部处理、监督处理、离岗培训等,而且达到一定分值时,要对该医生进行重点监管,有针对性地加强警示与惩罚[4]。委托代理理论说明监管是需要的,激励相容约束机制如果融入"监管"会提高约束效应,Demougin 等人研究发现,有力的监管能够提高代理人的努力程度[5];武开等人的研究结论也证实,加大监管力度可以提高代理人的努力程度[6]。

若要尽可能发挥医师不良执业行为记分管理对医方行医善意偏离行为的约束作用,还应建立医师不良执业行为记分管理的"信息披露制"。将医师不良执业行为记分管理数据录入卫生信息系统,建立医师不良执业行为记分电子档案,并与医师执业注册管理系统和医师定期考核系统、诚信系统实现实时对接与互联互通;建立医师不良执业行为信息发布平台,且定期向社会公布[7],同时扩大记分结果公示

---

①　雷晓瑜,吴仍裕,吴坤森.《深圳市医师不良执业行为记分管理办法》施行对医疗服务监管工作的启示[J].中国卫生监督杂志,2016,23(5):447-449.

②　葛慧欣,俞淑华,钱依雯.浅析上海市医疗机构不良执业行为记分管理制度创新[J].卫生经济研究,2010(8):46-48.

③　冯琼.医疗机构不良执业行为影响因素分析[J].解放军医院管理杂志,2010,17(3):276-277.

④　陈武朝,张国,刘刚,等.我国医务人员不良执业行为记分管理的实施进展与建议[J].中国医院管理,2017(37):24.

⑤　Demougin D,Fluet C. Monitoring versus incentives[J]. European Economic Review,2001,45(9):1741-1764.

⑥　武开,张慧颖.委托代理关系下监督强度与激励机制设计[J].系统工程,2016,34(7):68-72.

⑦　刘锦玉,邓小虹,董斯彬,等.北京市医疗机构不良执业行为特点及构成情况分析[J].中国卫生法制,2016(3):42-45.

范围、细化公示标准、规范计分的救济途径①，作为社会监督的依据。信息披露可以在一定程度上缓解医患信息不对称问题，极大降低患方的医疗信息搜寻成本②，从而更有效地监督与约束医务人员，有效引导患方更为理智、合理地选择医院与医务人员。

二、医方行医善意提高的激励：过程管理与结果考核

医方行医善意的敏感性培养，是医方自我的内在激励，因为医方行医善意的敏感性培养其实质是医方的一种内在的精神薪酬；客户关系管理是医方将患方"拟客户化"，而"拟客户化"的患方与医方利益的实现直接相关，客户关系管理是激励医方行医善意提高的外在激励机制，行医善意的敏感性培养与客户关系管理都属于医方行医善意激励的过程管理；医德考评是医方行医善意的结果评判，应该说，医德考评对医方行医善意具有"约束"的一面，但更重要的是将医德的结果考核与医务人员的晋升、薪酬等切身利益挂钩，从而实现对医方行医善意提高的"激励"。

（一）医方行医善意的敏感性培养：医方内在激励提高行医善意

行医善意的敏感性是医方行医善意异化消解的内在自觉，医方行医善意的敏感性培养其实质是医方的一种内在的精神薪酬。应将医方行医善意敏感性因素纳入医方效用，发挥医方"自律性道德因素"对其医疗行为善意的激励。医方行医善意敏感性又可称为医方行医形象良知，它能对医务人员的各种医疗行为，如医疗服务态度不友善、人文关怀缺乏、伪知情同情、医德异化等行为产生发自内心的规避。行医善意敏感性作为一种感受力，能提高医务人员对患者各种就医需要、就医诉求的感知力。也就是说，行医善意敏感性能对医方的行为产生重要的影响，行医善意敏感性较高的医务人员在遇到医疗不道德事件时具有较强的移情能力，相比行医善意敏感性一般的医务人员会表现出更多的利他行为，如对患者服务态度更有善意，更有效地发挥自己的职业精神等，行医善意敏感性能够驱使医务人员把道德的诉求纳入医疗行为中，成为行医善意提高的动力源泉③。

行医善意敏感性高的医务人员会移情理解并关注患者的心理感受。从生物—心理—社会医学模式出发，如果医务人员能同时关注患者的生理指标与心理感受，

①　刘锦钰，邓小虹，董斯彬，等.实施医疗机构不良执业行为积分管理的现状分析[J].医学教育管理，2016,2(2):464-468.

②　岳经晓，王春晓.堵还是疏：公立医院逐利机制之破除——基于广东省县级公立医院实施药品零差率效果分析[J].武汉大学学报(哲学社会科学版),2016,69(2):29-38.

③　谢光华，王贤.植入"道德敏感性因素"对道德风险的抑制——道德伦理的委托代理关系[J].求索，2013(11):111-113.

并且通过沟通能有效地缓解患者的心理焦虑,患者对医方行医形象的满意度会更高①,也就更容易走进患者的生活世界②。医方通过移情理解与患方建立起一种"共通"性,医者在对话中找到患者,又在患者中发现自己。需要注意的是,"共通"而非"共同",因为哈贝马斯也承认,由于每个人都有自己的标准,交往对话的同时也存在"异议危机"的可能性③。行医善意敏感性高的医务人员会努力进行对话调适。医患间存在天然的知识鸿沟,治疗关系中存在事实上的医患地位不平等,再加上疾病本身的不确定性以及高风险性等,这些都需要医方在医疗服务中努力地进行对话调适,使用患方的语言框架、语汇去理解和接纳患方并与之达成共识。行医善意敏感性高的医务人员会选择适当的疾病信息传递方式,与患方进行双向沟通,而不是进行现在常见的单向沟通。因为在医患沟通中患者极其希望自己的信息也能传递给医者,患者不只是想听还想说。患者都喜欢这种医生:听我说且跟我说。患者都不喜欢这样的医生:不听我说也不跟我说,虽听我说但不跟我说。而现实中,听患者说又跟患者说的医务人员尚属少数,更多的是后两种医生。单向沟通不仅反映出医方行医善意不够,还会加剧医患矛盾。希波克拉底曾说"不要打断患者的诉说",患者的下一句诉说可能是医生未曾想象到的症状,甚至会推翻医生的第一诊断,但是现在没有多少医生会让患者倾诉④。行医善意敏感性高的医务人员会以对话轮权的柔性控制代替对话轮权的强性控制来展现行医善意⑤。行医善意敏感性高的医务人员会不自觉地遵循哈贝马斯为合理交往而提出的四个有效性的语言原则:可领会性、真实性、真诚性与正确性⑥。

(二)客户关系管理:外在激励医方提高行医善意

尽管在医疗服务中,患者不等同于普通服务中的消费者,不能简单将"患者是上帝"的价值观移植到医疗服务的改造中,但消费服务中的"顾客中心"等价值理念值得医疗服务借鉴,如"客户关系管理"的理念、制度及操作方法等可以为医疗服务所参考。这就如同企业的质量管理方法不能简单移植到医疗领域中,但质量管理的理念、操作方法业已为医疗行业所吸收,形成了现代医疗质量管理体系。在医疗服务中引入"客户关系管理",医方将患方"拟客户化",对医疗服务进行提升改造,

---

① Bertakis K D. The influence of gender on the doctor-patient interaction[J]. Patient Education and Counseling,2009,76(3):356-360.

② 王丹旸,朱冬青.医患沟通障碍的心理解析:信息交换视角[J].心理科学进展,2015,23(12):2129-2141.

③ 唐晓燕.哈贝马斯的商谈伦理学[J].广西社会科学,2005(7):34-36.

④ 唐超.多举措助力和谐医患关系重构[J].中国医院院长,2015(24):76-79.

⑤ 杨辰枝子,傅榕赓.中医门诊医患会话的序列结构研究[J].医学与哲学,2017,38(5):89-93.

⑥ 严予若,万晓莉,陈锡建.沟通实践与当代医患关系重构——一个哈贝马斯的视角[J].清华大学学报(哲学社会科学版),2017(3):172-178+203.

激励医务人员具备医疗服务中所应该具有的服务理念、操作方法等,使医务人员服务态度更友善、更有耐心和爱心等。

在实践层面建立"客户关系管理",通过客户关系管理激励医方具有内在动力去提高行医善意,建立患方对医方行医形象的积极预期以修复医患信任。客户关系管理(CRM)作为一种先进的管理理念,于 20 世纪 90 年代由 Group 正式提出,他认为客户关系管理是指在对客户进行细分的基础上积极满足客户需要,以提高盈利、收入和客户满意度的一种商业策略,一方面要减少客户抱怨,另一方面要增加客户满意度。叶映兰基于价值创造从理念层、制度流程层和技术层三个层次来认识和理解客户关系管理[①]。在医疗服务中引入客户关系管理,就是要尊重患者权益、强调服务角色认同的治理逻辑。首先,在医院管理理念上,医方要将患者作为医院最重要的资源,在对患者深入分析的基础上通过高水平、高善意的医疗服务来满足患者的需求,在医疗服态度中有患者权益概念[②]。要从医院管理模式、管理文化等方面体现以患者为中心的医疗服务理念,为患者提供诊断、治疗、护理、康复、健康教育等连续性医疗服务。以患者需要为导向,让患者少跑腿、少排队,优化医方行医形象,提高患方对医疗服务的积极预期,从而修复医患信任。其次,从医院制度层来分析,要从医院管理制度方面确保客户关系管理理念在医方行医善意提高中得到贯彻与落实。在医院制度建设中特别需要注意各项制度的协同建立,通过协同制度的建立为患者提供个性化的"一对一"服务以及全面化的医疗服务,并加强对患者的跟踪服务,培养以患者为中心的医疗服务理念,实施以患者为中心的医疗业务流程再造[③],从而使医务人员能为患者提供更有善意的优质医疗服务,并以此来最大化患方对医疗服务的积极预期。例如,在医院管理制度的设计中,可以推广以患者为中心的多学科联合诊疗模式,多学科联合诊疗模式不仅可提高医疗能力,更能体现患者中心的服务理念,让患方少跑腿,却能获得更丰富、更完善的医疗服务。具体实施时,对于一般的住院患者,可以尝试建立基于循证医学的多学科病例讨论和联合查房制度,为住院患者提供多学科的诊断和治疗服务;对于急危重(如多器官疾病和疑难复杂疾病)患者等,开设多学科门诊,为患者提供"一站式"诊断和治疗服务。另外,为了最大可能提高为患者服务的医疗善意,有条件的医院还可以将药学、病理、麻醉、医学影像、医学检验等医疗专业技术人员纳入多学科诊疗团队。最后,从技术层来分析,客户关系管理就是通过一套信息技术集成的软件综合服务平台,将客户关系管理的理念转化为软件综合服务平台的各种医疗服务功能与医疗服务流程。客户关系管理的技术层将数据挖掘分析与最佳医疗服务实

①　叶映兰.基于价值的客户关系管理及其应用[J].科研管理,2009,30(6):172-177.

②　瞿艳平.国内外客户关系管理理论研究述评与展望[J].财经论丛,2011(3):111-116.

③　丁望.国外客户关系管理理论研究综述[J].经济纵横,2005(8):77-79.

践相匹配,为患者服务自动化提供解决方案。在互联网+时代,医方可以充分利用互联网技术,持续优化患者所需要的医疗服务流程,为患者提供信息推送、结果查询、就诊提醒、床旁结算、移动支付、挂号预约等便捷服务,还可利用信息技术为患者提供远程指导和远程监测,实现线上线下医疗服务的有效衔接。借助信息技术平台对患者从入院前到出院后提供全程关怀,从现在的"一次性看病"变成"全面全程的健康管理咨询"①,也就是说,客户关系管理的技术层能将医疗服务变得更有温度。

（三）医德考评:结果考核激励医方提高行医善意

关于医德建设,不少研究者提出了许多有价值的观点,例如,蒋戈利提出消解医德异化的有效途径有三,即复兴人文精神、构建新医德观和变革医学模式②;何昕提出应复兴传统医德,阐述了传统医德伦理认同的现代建构,在医家修养方面要做到"仁""智""廉""慎"③;黄钢则要求在医学道德中引入西方的人道功利论,建设人道功利主义的医德观,人道功利医德观是传统的义务论和功利论的有机整合④;邱杰提出消解医德行为选择的"两难困境",要把"德性"和"慧性"相结合,构成一种"道德智慧"或"道德能力"⑤。上述观点表明,既往有关医德的研究侧重医德建设的"求之于己",其实,医德建设有时也需要"求之于外"。医德考评就是一种"求之于外"的医德建设方法,它通过开展医德考评来激励医方提高行医善意。

无论是2017年国务院办公厅颁布的《关于建立现代医院管理制度的指导意见》（国办发〔2017〕67号）,还是2018年中共中央办公厅印发的《关于加强公立医院党的建设工作的意见》,都将医德建设作为重要内容,医德实行一票否决制。目前来看医德外在强制的制度建设重点是贯彻执行《关于建立医务人员医德考评制度的指导意见（试行）》,要将医德医风的要求纳入各级各类医务人员的岗位职责,并有医德医风考评方案和量化标准,定期对医务人员进行考评。医德考评结果要公示而且公示范围可以考虑延伸到本单位外,且与医务人员的绩效工资、评优评先、岗位聘任、晋职晋级和医师定期考核等直接相挂钩;医院要为每位医务人员建立医德档案,并将考评结果记入医务人员医德档案,且实现医德医风考评结果共享机制。如此,医德考评就能更有效地实现激励医方提高行医善意的价值。

①　黄丽颖.信息化条件下的流程再造——访温州医科大学附属第一医院院长陈肖鸣[J].人口与计划生育,2016(7):10-12.

②　蒋戈利.现代医德的异化根源及消解路径[J].道德与文明,2015(6):120-124.

③　何昕.医患关系视角下的传统医德伦理认同研究[J].中州学刊,2014(4):108-113.

④　黄钢.人道功利论——构建当今医德规范体系的理论基石[J].江汉论坛,2004(1):66-68.

⑤　邱杰.医德冲突的悖论性状及排解路向[J].哲学动态,2009(9):56-60.

第二节　基于医方行医正直改善的医患信任修复

医方行医正直偏离的"约束"，在医方行医正直偏离中，医方过度医疗与过度逐利会给患方造成就医的"直接利益"损失，需要通过明确过度医疗与过度逐利认定的医学标准、控费指标、系统规制、职业自律等措施进行约束；而就医弱式公平则会给患方带来就医的"比较利益"受损，医务人员在行医中应融入"公平观"，对有损患方就医公平的行医行为进行内在约束。与此同时，医方行医正直提高的"激励"，首先需要完善绩效工资形成动力型内驱力，切断医务人员的薪酬直接与业务收入挂钩，让医务人员摒弃过度医疗与过度逐利，从而合理求利，这也是避免患方就医直接利益受损的机制；然后，面对患方就医中的比较利益受损情况，需要通过在医疗服务中引入"利益相关者管理"，以利益相关者的外在压力来激励医务人员公平对待每一位患者的就医利益，从而避免对患方就医比较利益的侵害。

一、医方行医正直偏离的约束：患方就医利益受损的制约

无论是因医方过度医疗与过度逐利给患方造成就医的"直接利益"损失，还是因就医弱式公平给患方带来就医的"比较利益"受损，都需要进行有效约束。

（一）医方行医正直偏离：患方就医"直接利益"受损的约束

从前文分析可知，"过度医疗"与"过度逐利"是医方行医正直偏离的最集中的体现，深为患方诟病。"过度医疗"与"过度逐利"是产生"看病贵"的直接原因，使患者就医的"直接利益"受损，降低了患者对新医改的获得感。需要对"过度医疗""过度逐利"等医方行医正直偏离行为进行严格的管控约束，但"过度医疗"与"过度逐利"的判定是个难点[①]，医疗服务中患者需要做哪些检查才不算漏诊？医生所开处方何种情形下才是大处方？又如何界定医生已经尽到了相应的义务？这些在医疗实践中都是难点。《民法典》第 1227 条规定："医疗机构及其医务人员不得违反诊疗规范实施不必要的检查。"这条规定是对以过度检查为代表的过度医疗行为的回应，但这条规定只是倡导性的，不够具体且可操作性也不强。如何认定"不必要的检查"，这在实践中是个难点。对于"过度医疗"与"过度逐利"，有的研究者提出按价值计算，有的提出按服务项目认定，有的提出按医疗规范来认定[②]。应该说，诊断和治疗过程是极为专业且复杂的，患者又存在个体差异，同一疾病在不同患者身

---

① 郭明瑞.《侵权责任法》关于医疗损害责任的规定体现了社会公正[J].法学论坛,2010,25(2):14-17.

② 王芳,于润吉.浅谈"过度医疗"加入《侵权责任法》[J].医院院长论坛,2010,7(2):57-59.

上会有截然不同的表现。由于过度医疗与过度逐利难以识别与认定,因此,常常需要专业的鉴定机构进行鉴定才能认定[①]。

尽管过度医疗与过度逐利的认定与治理是个难点,但并不意味着面对过度医疗与过度逐利就不能有所作为。需要对过度医疗与过度逐利行为进行约束,以克服过度医疗与过度逐利行为给患方带来的消极预期,以修复医患信任。

1. 医方行医正直偏离约束:过度医疗与过度逐利认定的医学标准

医方行医正直偏离行为首先是医学行为,因此应从医学出发,通过医学指标对医方行医正直偏离行为进行约束。比如针对过度医疗这种行医正直偏离行为,杜治政提出了过度医疗判定的四项标准:诊断和治疗手段是否超过疾病诊断和治疗的基本需要,是否符合疾病诊断和治疗的医学规范和规律,是否超过了当时个体、社会经济承受能力和社会发展水平,是否有利于患者的身心康复[②]。其实,这几个判断标准也是原则性的,只有指导性价值,不具有操作或工具性价值。对于具体的医疗行为如某个患者所做的检查是否构成过度医疗,需要更明确的医学标准来认定,如依据医用耗材使用准则、辅助用药标准、抗生素使用标准、临床路径规范、处方规范等相关规定来判定某一具体医疗行为是否构成过度医疗;如果要对过度医疗行为进行更精准化的约束,可以设计一些指标来评定是否存在过度医疗,如《三级综合医院医疗质量管理与控制指标(2011 年版)》与《三级综合医院评审标准(2011 年版)》(这是目前仍在使用的版本)中有关医疗服务的指标设计值得借鉴,其中的相关要求包括:CT 检查阳性率≥70%,MRI 检查阳性率≥70%,大型 X 光机检查阳性率≥70%,平均住院日≤15 天等。医务人员应该严格按照诸如上述标准执行,如果某位医生所开的检查单,检查阳性率低于这些标准,或主诊的患者平均住院日高于标准,达不到标准规定的主要原因有:医生的医疗水平不高、过度检查或过度诊疗等。而且超过这些标准,要有监督处罚措施对过度检查(医疗)行为进行约束。当然,在具体实施中应注意既要保障患者权利,又要尊重医学规律,只有这样方能走出"当制度遭遇现实"的尴尬。

2. 医方行医正直偏离约束:过度医疗与过度逐利的控费指标

无论是过度医疗还是过度逐利,如果不加以有效约束,最后都会导致医疗费用失控性上涨。为了对过度医疗与过度逐利的医方行医正直偏离行为进行约束,研究者提出了一些有价值的方法:唐要家等提出利用网络与其他各种媒体手段建立医生职业声誉的社会性评价机制与监督机制,以医生的职业声誉机制约束过度医

---

①　杨丽珍.论过度医疗侵权责任[J].人文杂志,2011(1):190-193.

②　杜治政.过度医疗、适度医疗与诊疗最优化[J].医学与哲学,2005(7):1-4+16.

疗与过度逐利行为[1];刘慧云等研究者提出建立防治过度医疗的应用平台,建立标准化诊治流程约束过度医疗与过度逐利[2];研究者尤其关注从医疗费用控制角度对过度医疗与过度逐利进行约束:杜创通过严格的理论模型证明,放开医疗服务价格通过市场力量反而能约束过度医疗与过度逐利[3]。郭科等研究发现以新规制理论为指导的医保付费改革,通过公共契约模式重构激励机制,是解决过度医疗与过度逐利的根本之策[4];李文溥等在不完全信息动态博弈框架下,发现基于"第三方购买"构建的"内部市场"能纠正过度医疗与过度逐利,减少医生的欺骗行为[5]。目前来看,对过度医疗与过度逐利的约束,需要建立系统规制的"医疗费用控制指标"。

控费目标的实现需要整体性控费指标约束,而不能只是个别费用控制,如不能只设置药品费用控制指标。既往无论理论领域还是实践领域都认为看病贵的根源在于"以药养医"的体制,从而实施严格的药占比政策,但实际效果是,"药占比管制下药品费用支出减少了,但药占比管制造成了新的检查需求诱导"[6]。徐彪等人有相似的研究发现,国家出台了包括对药品、卫生材料、医疗器械的价格控制,但并未有效解决医疗费用上涨的趋势[7]。为什么医疗费用控制效果有限?因为医院的逐利性并没有因管制而改变,管制只是改变了医院所面临的诸如药占比等限制,医院作为理性人,为了既能够满足管制要求,也能维持实质利润,医院会选择适度减小诸如药品费用等分子,同时最大化分母如尽可能扩大检验检查等费用,这就是单一管制带来的医疗服务行为扭曲的内在机制[8]。

因此,控费指标若要进行系统设计,主要基于三类指标:一是绝对费用指标,如门诊病人次均医药费用、住院病人人均医药费用等;二是相对费用指标,主要是各项主要费用占总费用的比例,如以前最常用的是药占比,现在增加了更多的费用占

---

① 唐要家,王广凤."过度医疗"的制度根源与医生声誉激励机制[J].中南财经政法大学学报,2008(4):43-48+143.

② 刘慧云,韩玉珍,刘国栋,等.经济社会新常态下的过度医疗再探讨[J].中国医院管理,2017,37(6):25-26.

③ 杜创.价格管制与过度医疗[J].世界经济,2013,36(1):116-140.

④ 郭科,顾昕.过度医疗的解决之道:管制价格、强化竞争还是改革付费[J].广东社会科学,2017(5):176-185+255-256.

⑤ 李文溥,谢攀,储成亮.第三方购买、内部市场与过度医疗——基于不完全信息的动态博弈视角[J].学术研究,2017(7):83-94.

⑥ 陈刚.药占比管制能控制医疗费用吗——基于县级医院的理论与实证分析[J].财经论丛,2014(8):87-96.

⑦ 徐彪,顾海."公立医院收入结构调整"能缓解看病贵吗——基于预算平衡下的医疗费用控制[J].经济与管理研究,2012(9):41-47.

⑧ 岳经纶,王春晓.堵还是疏:公立医院逐利机制之破除——基于广东省县级公立医院实施药品零差率效果分析[J].武汉大学学报(哲学社会科学版),2016,69(2):29-38.

比控制指标,如检查和化验收入占医疗收入比重,手术和护理、治疗、床位、诊察、挂号收入总和占医疗收入比重,卫生材料收入占医疗收入比重,百元医疗收入消耗的卫生材料费用等;三是费用增长控制指标,如门诊病人次均医药费用增幅、住院病人人均医药费用增幅等。

想要发挥控费指标的作用,就需要建立医疗费用控制考核问责机制,首先要加强医疗费用监测,建立医疗费用监测体系;然后要严格实施考核问责,将控费目标实现情况与公立医院的财政拨款、重点学科专科建设、医疗设备购置与医院基建等挂钩。将医疗费用控制作为医院新增床位审批与公立医院等级评审等的关键依据,并将医疗费用控制工作纳入院长年度绩效考核、公立医院目标管理等范围,并且应逐步提高医疗费用控制指标在考核中所占的权重。

3. 医方行医正直偏离约束:过度医疗与过度逐利的系统规制

对医方行医正直的偏离行为进行约束,单一规制的效果往往有限,还需要多种规制手段的协同,要进行系统规制。如对于医方过度医疗与过度逐利这类信任违背影响力显著的行医正直偏离行为,以往通常使用药占比等单一政策进行规制,形成了事实上的只是头痛医头、脚痛医脚的医疗控费模式,导致控费呈现摁下葫芦起了瓢、此消彼长的现象。有因于此,研究者提出医疗控费改革的方向,在于改变对不同医疗服务分别规制的现状,实行基于总成本的统一规制①。合理有效的控费机制要致力于使医疗服务提供方、费用支付方以及患方三方共同产生控费的动机,要关注医疗服务各主体间的利益链条和激励相容机制的设计②。也就是说,医疗控费需要系统思维、综合施策,目前的重点是完善医保、规范医疗、改革医药等政策联动,也就是通常所说的"三医联动",即通过三医联动来控费。

一要完善医保以控费。医保部门作为控费的第一部门,通常会采用六项措施控制医疗费用增长:三方谈判、违约处罚、日常监察、指标管理、付费方式改革和基金安全红线,这六种控费工具要发挥更有效的控费作用需要联动使用③。尤其要改革医保支付方式,在总额预付制下实行复合付费制度,建立以按病种付费为主④,逐步减少按项目付费,鼓励推行按疾病诊断相关组(DRGs)付费方式,实施综合性、多元化的复合式医保支付方式。完善并落实医保经办机构与医疗机构的谈

① 佟珺,石磊.价格规制、激励扭曲与医疗费用上涨[J].南方经济,2010(1):38-46.
② 姚宇.控费机制与我国公立医院的运行逻辑[J].中国社会科学,2014(12):60-81.
③ 刘军强,刘凯,曾益.医疗费用持续增长机制——基于历史数据和田野资料的分析[J].中国社会科学,2015(8):104-125+206-207.
④ 田侃,陈宇峰.我国医疗费用持续上涨的实证与对策研究[J].财政研究,2007(2):74-77.

判机制,增强医保部门的谈判能力[①],扮演好第三方购买者的角色[②],在现有的医保体系中加入商业保险的因素,并与社会医疗保险有效衔接[③],医保支付标准要进行动态调整,充分发挥各类医疗保险在规范、引导、监督和约束医疗费用方面的作用,医保工作人员还可通过住院监督和轮岗制度来直接监督医疗服务[④],在制度设计上要注意规避道德风险。

二要规范医疗以控费。规范医务人员的诊断治疗行为,落实处方点评、处方负面清单管理等制度。建立对医院超常规使用高价值医用耗材和药品等的跟踪监管制度,确定需要重点监管的耗材与药品,严格控制抗生素与辅助用药的滥用,医务人员的薪酬不能与检验检查、耗材、药品等业务收入挂钩。加强医院内部管理,强化医疗服务项目管理,减少过度医疗行为,实施医院成本核算及绩效管理[⑤]。公立医院通过建立会计网络、支出授权审批、预算管理、动态医疗费用体系等措施,加强医疗费用的控制,限制供方诱导行为[⑥]。在信息化时代,尤其要运用信息化监督策略以规范医疗行为。李玲等发现区域医疗信息技术有助于缓解医患委托代理问题,限制医生的供给诱导需求行为,从而降低医疗费用[⑦]。

三要改革医药以控费。就当前情况来看,在未来几年,改革医药的一个重点是医药价格改革,从公共管理的角度分析,应按照政府宏观调控与市场调节相结合的原则,建立多种医疗服务价格形成机制[⑧]。刘西国等人研究发现,价格规制能有效降低医疗费用[⑨]。但价格规制需要进一步完善:首先是要实行基于总成本的价格规制,然后在基于总成本价格规制的基础上,一方面加强药品、检查、医用耗材等价格规制,另一方面适度放松对反映医疗技术的医疗服务的价格规制,最终实现社会整体医疗费用的降低。重点要完善药品价格管理机制,实行药品分类采购,对独家生产的药品和部分专利药品,因缺乏充分的市场竞争,特别需要建立公开透明且多方参与的价格谈判机制,高值医用耗材也需要开展阳光采购。

---

① 陈在余.新型农村合作医疗与费用控制:基于医疗供给方的角度分析[J].经济问题,2012(10):46-50.

② 顾昕,方黎明.费用控制与新型农村合作医疗的可持续性发展[J].学习与探索,2007(1):137-141.

③ 丁继红,朱铭来.试论我国医疗保险制度改革与医疗费用增长的有效控制[J].南开经济研究,2004(4):96-99.

④ 王阿娜.医疗费用的控制与医疗保险支付方式的改革[J].宏观经济研究,2012(5):76-79.

⑤ 栗瑞,高峰,曲松涛.医保患者医疗费用控制方式探讨[J].中国卫生经济,2010,29(3):43-45.

⑥ 王萍,李丽军.医疗费用增长与控制政策研究[J].宏观经济研究,2013(4):14-19.

⑦ 李玲,陈剑锋.区域医疗信息化降低医疗费用的作用机制研究——来自上海闵行某医院的证据[J].中国高校社会科学,2014(4):119-129+159-160.

⑧ 谢明明,王美娇,熊先军.道德风险还是医疗需求释放——医疗保险与医疗费用增长[J].保险研究,2016(1):102-112.

⑨ 刘西国,刘毅,王健.医疗费用上涨诱发因素与费用规制的新思考[J].经济经纬,2012(5):142-146.

4. 医方行医正直偏离约束:过度医疗与过度逐利的职业自律

通过赋予医务人员法团自主性而实现职业自律,以医疗行业的职业自律来促进医方行医正直偏离后的自我纠偏。霍夫曼定义了两种自主性:法团自主性与临床自主性;法团自主性指"有组织的职业群体定义有关自身工作的社会经济条件的权力",临床自主性则指"对工作场所中决策的控制权",临床自主性也称技术自主性①。我们国家的医生为什么总会在执业活动中不断违背崇高的职业伦理,且成为一种"常态"? 姚泽麟认为,这与医生的临床自主性有关②。医生具有极高的临床自主性,这使医生可以自由决定什么是"技术上可以接受"的操作,增加了道德风险。凭借对医疗专业知识的掌控,医生职业可以达到一种"自主性"状态,尽管外部力量想通过医保支付方式改革、加强医疗行为的综合监管等方式来影响甚至控制医生的工作条款,但医务人员始终能保持对医疗工作内容即应用医疗专业知识解决患者疾病问题的控制权③。霍夫曼也持相似观点,他认为医生因对医学知识的掌握而拥有临床自主性,从而使医生能在临床决策中不受外部权力的干扰,而自主地应用这些知识。医学作为一种高度专业化的学科,医生拥有高度的临床自主性,使得医生的执业行为很难得到有效监控,从而使得医方行医中过度医疗与过度逐利的风险大大增加。因此,要对医生执业行为实现有效监控就离不开医学从业者本身,即由同行监控同行。换言之,应该赋予医生职业"法团自主性"④,从而使医生职业共同体能够有效地监督医生个体的执业行为是否与医方行医正直要求相符,从而实现职业自律。

(二)医方行医正直偏离:患方就医"比较利益"受损的约束

患方就医"比较利益"受损主要是指患方的就医公平受损,而就医公平受损有可能使每个患方不会被视为"同样的人",每个患方不会在就医的利益和责任上分享平等的"份额"。患方的合法权益难以得到有效保障,这会让患方产生消极预期,要约束患方就医比较利益受损这一医方行医正直偏离行为,就需要医务人员在行医中融入"公平观",公平对待每一个就医患者,从而实现在医疗服务面前人人平等的目标。

人是有公平偏好的,研究者通过对大脑神经的研究,认为公平偏好以及对不公

---

① Hoffman L M. Professional autonomy reconsidered: the case of czech medicine under state socialism [J]. Comparative Studies in Society and History,1997,39(2):346-372.

② 姚泽麟. 近代以来中国医生职业与国家关系的演变——一种职业社会学的解释[J]. 社会学研究,2015,30(3):46-68+243.

③ 刘思达. 职业自主性与国家干预——西方职业社会学研究述评[J]. 社会学研究,2006(1):197-221.

④ 同②.

平的排斥影响人类大脑的决策系统①。公平偏好具有重要的就医秩序意义,尤其是在当下的中国,人们对就医公平极为关注,当代社会中患者的就医公平追求倾向相对突显,公平对待患者就医需要的哲学理论基础是道德人格。罗尔斯在《正义论》中提出,"道德人格是公平正义权的充分条件",道德人格作为公平待遇的理论基础,来自契约理论中的互惠性要求②。就医公平如何保障?当然应该让就医公平成为医患双方共享的就医价值观与信念,这就需要医方对每位患者的就医利益要公平对待。

就医利益是就医公平的根本性要素,就医利益构成了公平对待的基础。辛格指出,要以平等的视角看待每一种合理的诉求③,就医利益必须平等适用于每一位患者。辛格的观点源于一种自然的利己主义倾向,在这种倾向中,每个患者都希望自己的就医利益得到更多照顾,底线是至少被同等对待。从功利主义的角度解释,就医公平就是指医务人员同等程度地关心每一位患者的就医利益及其实现,而无论患者的身份、地位的差异如何,相同就医利益都应得到相同对待。正如理查德·黑尔所说,对于如何公平地处理个人之间的竞争利益,除了对相同的利益给予相同的考虑之外,没有其他更好的解决答案④。具体来说,如果医务人员要公平对待任何社会地位的患者,必须承认 A 位置的患者和 B 位置的患者的就医利益具有相同的价值;同样地,A 位置的患者和 B 位置的患者的就医伤害具有相同的负价值。

患者就医公平的实现,大家最关注的是医务人员如何公平对待每一位患者,而忽略了患者就医公平的实现,还需要另一主体即患者本人也要公平对待其他患者的就医利益。如果患者与患者之间存在就医利益无节制的争夺,患者就医公平就不可能实现。因此如果某患者希望其他患者也能平等对待其自身的就医利益,就需要患者自我平等对待其他所有被影响的患者的就医利益。不能只因为这项就医利益是自己的,就比其他患者的就医利益更为重要,这需要患者自己考虑全体患者的就医利益,其采取的就医行为能最大限度地促进所有受此医疗行为影响的患者的就医利益,这也是一种包容性道德。患者需要公平对待其他患者就医利益的理论基础在于,保障就医公平需要遵守一个最重要的原则——"相互限制"原则。哈特对公平原则理论的开创性贡献已经获得学界公认,他认为当一些人按照一定的规则从事共同的事业,从而限制了他们的自由时,那些按照规则要求遵守这些限制的人,有权要求受益于他们遵守限制的人做出相同的遵守。换言之,共同活动的受益者有责任和义务像合作者一样遵守规则,像合作者一样限制他们的自由。将这

---

①　马国旺,孟卫东,代建生.基于公平偏好与学习效应的委托代理契约设计[J].系统工程理论与实践,2017,37(6):1548-1556.

②　王浦劬,刘舒杨.当代功利主义平等观论析[J].政治学研究,2017(6):24-33＋125-126.

③　彼得·辛格.实践伦理学[M].北京:东方出版社,2005:24.

④　同②.

一原则应用于就医领域,意味着就医行为是一项共同的活动,而医疗制度是支配该共同活动的规则,就医公平则是共同活动的利益,这种利益是由于患者个人对自我自由的限制和对医疗规则的服从而产生的。因此,其他获得就医公平利益的患者也有义务遵守同样的规则①。也就是说,当患者参与到公平就医实践中,并因此限制了患者自我的自由时,那么这些已经按照要求服从限制的患者,就有权利要求从他们的服从中获利的那部分患者也要有同样的服从②。

二、医方行医正直提高的激励:内源生长与外在压力

一方面,完善绩效工资,建立符合医疗行业特点的薪酬制度,形成动力型内驱力,切断医务人员的薪酬直接与业务收入挂钩,让医务人员摒弃过度医疗与过度逐利,从而合理求利,在满足医方合理利益的基础上避免医方对患方就医直接利益的侵害;另一方面,需要通过在医疗服务中引入"利益相关者管理",让每一位患者成为医方的关键利益相关者,以利益相关者的外在压力来激励医务人员公平对待每一位患者的就医利益,从而避免对患方就医比较利益的侵害。

(一)完善绩效工资形成动力型内驱力:医方行医正直的内源生长

如何将外在的医方行医正直提高需求转化为医疗服务提供者自身内在的学习自觉,这是关键。因为无论最终通过什么方式来提高医方行医正直,行医正直提高的最终承担者都是医疗服务提供者。从激励相容约束理论分析,需要有内驱力将外在的医方行医正直提高需求转化为医疗服务提供者提高医方行医正直的内在需求,而这种内驱力主要来自医方切身利益的保障,而"绩效工资的完善"是集中体现。医务人员的绩效工资存在的最大问题是医务人员的薪酬与其业务收入挂钩,导致医方过度医疗与过度逐利行为频现。为了改变这一现状,几年前国家首先在基层医疗机构实施了绩效工资改革,新实施的基层医疗机构绩效工资以切断医务人员趋利行为为基本设计原则,但又产生了新的问题:基础性绩效工资比重过高,奖励性绩效工资比重过低,绩效工资存在平均主义趋势,导致对医疗机构和医务人员的积极性调动不利;实行新的绩效工资后患者数量不影响个人收入,导致基层医务人员缺少行医形象改善的内在动力。

因此,需要对医疗机构的绩效工资实施新一轮改革。首先,医务人员的薪酬与业务收入挂钩要切断,这一点必然要继续坚持,只有坚持这一前提,才能真正阻断医务人员过度医疗与过度逐利的行医行为。在坚持这一前提的基础上,新一轮绩效工资改革的关键点是在切断挂钩之后仍能激发医务人员的工作积极性,让其能

---

① 毛兴贵.公平原则与政治义务:从哈特到罗尔斯[J].哲学动态,2010(10):86-93.
② 董伟伟.公平原则对道德义务的证成[J].科学经济社会,2016,34(2):83-88.

合理求利,满足医务人员作为经济人的合理的利益诉求。绩效工资改革要实现既切断挂钩又激发积极性,最重要的是在"绩效考核"的基础上,建立"优绩优酬、多劳多得"的符合医疗行业的绩效工资体制,从而使医疗服务人员有动力去提高自身的行医正直。概而言之,医务人员的绩效工资改革一方面要切断过度医疗与过度逐利的诱因,让医务人员合理求利;另一方面还要符合医疗行业特点,能调动医务人员的工作积极性。

建立符合医疗行业特点的薪酬制度,为医方行医正直提高提供内源动力。《关于建立现代医院管理制度的指导意见》也提出,要建立符合医疗行业特点的薪酬制度。那么医疗行业具有哪些根本性且与其他行业尤其是其他事业单位相比较而言的突出特点呢? 只有这些特点才需要为医务人员的薪酬体系所重点考虑。2015年由国务院办公厅印发的《关于城市公立医院综合改革试点的指导意见》以及2017年由人力资源社会保障部与国家卫生计生委等部门联合发布的《关于开展公立医院薪酬制度改革试点工作的指导意见》,都提到了医疗行业具有"培养周期长、职业风险高、技术难度大、责任担当重"等特点。既然医疗行业的根本性特点是"培养周期长、职业风险高、技术难度大、责任担当重"等,且目前医务人员的工资主要由岗位工资与绩效工资两部分构成,那么也就是说,医务人员的岗位工资与绩效工资的构建应反映医疗行业上述四个特点。

首先,构建符合医疗行业特点的岗位工资。医疗、护理、药事、医技、管理等不同岗位,在培养周期、职业风险、技术难度、责任担当四个方面存在差异,应根据医院中不同岗位在这四个方面的具体表现确定不同类别岗位的分配级差或权重。张培林等提出了3~8倍的级差方案,临床与行政后勤科室在工资分配上向临床科室倾斜,形成3~8倍的适度级差[①];秦永方提出岗位之间的比值为医∶护(医技)∶行政∶后勤=1.6∶1.4∶1.2∶1.0[②]。显然,张培林等的级差方案比较激进,代表级差偏大型方案,而秦永方的级差方案属于温和型,代表级差偏小型。按照现代医院管理制度的要求,不仅要根据医、护、药、技、管等不同岗位,还要结合领导岗位、关键岗位、重要岗位、骨干岗位、普通岗位等确定岗位工资,建立不同岗位的价值序列。

其次,构建符合医疗行业特点的绩效工资。公立医院的薪酬构成中除了岗位工资,还有绩效工资。岗位工资要体现医疗行业特点,绩效工资更要体现医疗行业特点。绩效工资的构建当然需要以业务数量为基础,以业务质量为重点,在具体开展绩效核算时,还要将反映医疗行业特点的不同岗位的价值系数考虑进去,积极引

①　张培林,谭华伟,刘宪,等.县级公立医院薪酬特征及影响因素分析[J].卫生经济研究,2017(12):9-13.

②　秦永方.公立医院绩效评价与薪酬分配制度研究[J].卫生经济研究,2015(9):44-46.

人相对价值评分。

(二)利益相关者管理:患方外在压力激励医方提高行医正直

开展利益相关者管理,就是要让每个患者都成为医务人员行医时的利益相关者,从而使每个患者的就医利益都能得到医务人员的公平对待。在医疗服务制度设计时,应该让患者成为医院与医务人员的利益相关者,而且是关键的利益相关者,让患者作为利益相关者对医方形成强"激励力"。目前需要探讨的是如何从"利益相关者管理"来激励医方在行医中公平对待每一位患者的就医利益,并由医方行医公平的提高实现对整体医疗服务的正外部性效果,重建患方对医方行医公平的积极预期,以修复医患信任。

利益相关者管理在具体实践中,应让患者作为利益相关者的利益诉求能通过合理途径得以传递,以转化为对医务人员的实质性压力[①],再以利益相关者的压力激励医务人员提高医方行医公平。Julian 等人的观点表明,医方对利益相关者压力的反应不仅取决于利益相关者压力的可见性与脆弱性,也取决于医方对利益相关者压力的紧迫性与可管理性认知[②]。如果患者作为关键利益相关者给医方带来的压力的"可见性"和"脆弱性"不断增强,那么医方会提高对患者带来的压力的认知能力;如果医方还认识到患者作为利益相关者带来的压力是"紧迫的"且"可管理的"[③],那么医方对患者作为利益相关者压力反应的积极性就会增加,从而激励医方提高行医公平性。

第三节　基于医方行医能力改善的医患信任修复

医方行医能力的偏离意味着患方的就医利益很难得到有效保障,故需要对医方行医能力偏离进行"约束"。信息化可使监管链延伸,通过信息化可实现事前预警、实时监控,并且还能实现长效监管等,简言之即实现全过程监管。"信息化监管"最重要的是解决了医方行医能力偏离行为的发现,而发现偏离行为后还需要对偏离行为依法依规进行"惩罚",以增强对医方行医能力偏离正常医疗需要的约束性。另外,高风险的医疗也需要构建"容错型文化",有条件的包容更能够促进医方

---

① Randel A E,Jaussi K S,Standifird S S. Organizational responses to negative evaluation by external stakeholders: the role of organizational identity characteristics in organizational response formulation[J]. Business and Society,2009,48(4):438-466.

② Julian S D, Ofori-Dankwa J C, Justis R T. Understanding strategic responses to interest group pressures[J]. Strategic Management Journal,2008(29):963-984.

③ 卫武,夏清华,贺伟,等.企业的可见性和脆弱性有助于提升对利益相关者压力的认知及其反应吗——动态能力的调节作用[J].管理世界,2013,242(11):101-117.

行医能力的提高。与此同时,需要从微观、中观与宏观三个层面设计激励方案,以提高医方的行医能力:在微观层面,在医疗机构内部构建与医务人员利益高度相关的发展型压力管理,以引导医方自我激励提高行医能力;在中观层面,由独立的公信力高的第三方对医疗机构的医疗质量进行评估管理,并将评估结果与医院评价评审、医疗机构校验等相结合,激励医方提高行医能力、保证医疗质量;在宏观层面,政府应通过医疗卫生的全行业管理促进医疗机构间的规范竞争,以外部的竞争型压力来激励医方提高行医能力。

一、医方行医能力偏离的约束:信息化全过程监管与惩罚容错兼容

根据前文分析,医方行医能力的偏离,既包括临床技能水平不高(如不会看病)、沟通能力不强(如不会说病),这属于医疗过程中体现的能力不足问题;也包括医疗质量缺陷与医疗安全事件,这属于医疗结果中表现的能力不强问题。当医方行医能力偏离正常医疗需要,无法保障患方合理的就医利益时,可通过信息化实现事前控制、实时控制与事后控制,也就是说,需要通过信息化对医方行医能力偏离行为进行全过程控制;而"信息化监管"最重要的是解决了医方行医能力偏离行为的发现与纠偏。如果医方行医能力偏离了正常医疗需要,却没有相匹配的惩罚措施,那么人性的弱点会使医务人员忽视这一存在而不进行纠偏。因此如果医方行医能力偏离被发现了,就需要对该行为依法依规进行惩罚,以增强对医方行医能力偏离正常医疗需要的约束性。与此同时,不能过于突出惩罚而忽略了容错,毕竟医疗是高风险的科学,有太多的未知世界需要去探索,因此也要构建"容错型文化",对某些行医能力偏离行为有条件的包容更能够促进医方行医能力的提高,最终更有利于惠及所有患者。

(一)医方行医能力偏离:信息化全过程监管

对医方行医能力的偏离行为,信息化可使监管链延伸,通过信息化可实现事前预警、实时监控,并且还能实现长效监管等,简言之即实现全过程监管。

1. 事前预警

对于医方行医能力偏离行为,通过信息化可实现事前预警。医方行医能力偏离行为的事前预警,首要的一步是设计科学的预警指标。预警指标的设计可在医方行医能力偏离行为事件长期数据积累的基础上,根据失效模式与效果分析理论,基于医方行医能力偏离行为事件的发生频次、发生等级与甄别难度等计算出各种类型医方行医能力偏离行为事件的风险等级,从而筛选出预警指标[①]。需要注意

---

①　田胜男,瞿长宝,赵春芳,等.2862 例医疗安全不良事件的研究分析[J].中国卫生统计,2016,33(5):837-838.

的是,预警指标的筛选要基于长期、可靠的历史数据,否则预警拟合的稳定性不高,而且预警指标的筛选是一个动态的、逐步优化的过程。预警指标要发挥对医方行医能力偏离行为事件的事前预防作用,其关键是"异常值的预警阈值"的合理设定。阈值过低可能会使预警系统的反应太过敏感,以致造成医疗资源的浪费;而阈值过高又会使得预警系统的反应太过迟钝,难以发挥应有的预警功能,也可能会给患方与医方带来潜在的不可估量的损害。因此,异常值的预警阈值要在特异性与有效性的综合平衡中进行调整与优化①。预警指标设计好了,就需要通过典型指标模块监测和数学模型的拟合,对医方行医能力偏离行为事件进行分级警示。在借鉴其他行业预警系统的基础上,根据危害等级评分、影响等级评分与异常值情况可将各类医方行医能力偏离行为事件分为五级:非常需要预警、急需预警、较急需预警、需要预警、无需预警。然后,在警示的基础上还可进行"预测",即在充分积累的历史数据的基础上,通过数学模型拟合,对一定时期内可能出现的医方行医能力偏离行为事件进行预测②。

2. 实时监管

实时监管的前提是卫生健康行政部门、医疗保障部门等要实现与医院医疗服务等业务应用系统的互联互通,这可依托国家、省、地市、县四级人口健康信息平台,充分利用健康中国云服务计划。通过互联互通的人口健康信息平台,就能对医方行医能力的偏离行为进行实时监管③。医院可以强化基于电子病历的医院信息平台建设,并且在电子病历系统中嵌入医学知识库与相关诊疗规范,将医嘱、病史、临床用药、检验检查、护理记录等信息纳入在线监控范围,实行在线监控、实时预警④。运用信息技术构建涵盖门急诊、住院、手术、护理、院感、药事等方面的监管平台,通过线上连线下相互连接和作用⑤,及时提醒医务人员,防止偏差的发生。如采用同类诊断治疗信息提醒系统与诊疗安全预警系统,对偏离正常使用的检验项目、影像检查项目与抗生素等药物使用情况进行警示,对处方安全性与科学性进行提醒,减少不合理的重复检验检查,系统自动提示相关药物的相互作用、配伍禁忌等相关信息。通过信息化实现对医方行医能力偏离行为的工作重点由"终末质

① 王乙红,梁庆宇,谢旭峰,等.医疗安全不良事件预警系统的应用探讨[J].南京医科大学学报(社会科学版),2012,12(5):339-342.

② 梁庆宇,杨波,吕军,等.上海市医疗安全不良事件预警系统探讨[J].中华医院管理杂志,2010,26(12):910-913.

③ 张国荣,钟初雷,阎晓勤.依托临床信息系统强化医疗质量管理[J].中华医院管理杂志,2010,26(2):118-120.

④ 厉伟民,陈翔,李斐铭,等.基于电子病历系统的临床医疗质量实时控制[J].中华医院管理杂志,2012,28(5):347-351.

⑤ 陈安民,徐永健,杜杏利,等.精准化、信息化、系统化的医疗质量与安全体系构建[J].中华医院管理杂志,2016,32(2):123.

控"向"环节质控"的转变、从"事后把关"到"过程质控"的转变[1]。而且可通过人口健康信息平台加强对医疗执业中的关键环节行为的"重点监管",如对医方行医能力偏离行为非常严重的情况进行重点监控。医保部门可以与卫生健康行政部门建立协同执法机制,联合加强对医方行医能力偏离行为的监管。两个部门可借助人口健康信息平台,锁定一些重点医院和重点医务人员开展联合检查,对于医方行医能力偏离行为相互借力予以查处,抓好关键科室和关键环节的医方行医能力偏离行为的监管,并且及时查处医方行医能力偏离行为,如不合理诊断、不合理用药、不合理使用耗材与不合理检查等行为。

3. 长效监管

信息化下医疗行为数据的长期保存是长效监管的基石。电子病历数据库的建设能实现对医疗服务行为的长效监管。按照人口健康信息化建设规划,要建设全员人口信息、电子健康档案与电子病历三大数据库,并基本覆盖全国人口,而且实现信息动态更新。电子病历相对于纸质病历而言,不仅具有长期保存性,而且具有检查可易性。一所三级医院的年门急诊量一般能达到百万人次,纸质病历需要逐一核查,投入成本太高以致可核查性差。但电子病历不同,随着信息技术的发展,电子处方核查工作可智能化,从而大大减少处方的核查成本、提高时效,这对于医务人员因能力不强而开出的不良处方行为(如漏诊、误诊、错诊等)将具有长期约束力。也就是说,互联互通、信息共享的医疗卫生信息系统将对医方行医行为具有普遍"记忆力",是解决委托代理问题的一项重要举措[2]。例如,上海一直探索构建的医疗卫生信息系统就能发挥对医方行医能力偏离行为的约束作用。经过多年建设,上海已形成了基于电子健康档案(EHR)和电子病历系统(EMR)两个数据库的综合性区域医疗信息系统。以电子病历动态调整电子健康档案,可以解决电子健康档案的"死档"问题。电子病历系统下辖两个主要的子数据库,一个是诊断数据库,另一个是医疗费用数据库,在这两个子数据库中,患者每一次的就医信息都具唯一标识。两个数据库的存在使得医务人员的历史医疗行为可以被永久记忆,以两个数据库为基础可以开发更多的监管手段,这就是医疗信息系统对医方行医能力偏离行为的监管效应。

（二）医方行医能力偏离：惩罚与容错兼容

对于医方行医能力偏离正常的医疗需要,一方面需要实施合法合规的惩罚,以约束医方行医能力的偏离行为;另一方面,不能过于突出惩罚,毕竟医疗是高风险的科学,有太多的未知世界需要去探索,因此也要构建"容错型文化",对某些行医

---

[1]　程兰,王伟荣,李俊,等.我院医疗质量监控体系的构建[J].中华医院管理杂志,2012,28(4):289-292.

[2]　吴斌,倪林明,林晓辉.诚信数据库:对委托代理模型的改进[J].当代财经,2007(11):15-18.

能力偏离行为能够包容，有条件的包容更能够促进医方行医能力的提高，最终更有利于惠及所有患者。

首先，对医方行医能力偏离行为的合法合规惩罚。白世贞等人设计出两种激励模型：纯激励模型与加入了惩罚策略的激励模型[①]，通过对比研究发现，加入惩罚策略对代理人的偷懒或投机行为进行一定的惩罚，不仅能节省委托人的激励成本，还能有效促进代理人提高努力程度。这启示在医患委托代理中，也可以在对代理方即医方的激励相容约束中引入惩罚机制，外部的惩罚机制能增加医患双方的积极预期与均衡的稳定性[②]，因为惩罚改变了医患博弈的收益结构，如果医方的行医能力偏离行为如因能力不足发生了医疗差错、医疗安全事件并触犯了"罚则"，那么惩罚就是成本，如果惩罚产生的成本大于所获利益，那么医务人员就不会发生行医能力偏离行为[③]。也就是说，惩罚使得医方行医能力偏离行为付出的成本要大于由医方行医能力偏离行为产生的可能收益，由此惩罚让医方不敢产生行医能力偏离行为的内在动机。从博弈论的视角分析，医患互动就是一种博弈，医患会选择给予信任，还是违背信任而偏离正常应有的行医能力形象，取决于两种行为的成本收益比，当行医偏离行为的收益高于成本时，医方就会选择信任违背即行医能力偏离行为。惩罚的作用就在于惩罚改变了医患博弈的收益结构，使得信任违背如行医能力偏离行为的成本高于收益。由于惩罚使得信任违背如行医能力偏离行为不再是优势选择，因而理性的医务人员会选择信任即表现出应有的行医能力形象。王沛等人认为惩罚是一种强制力量，能对医方信任违背如行医能力偏离行为进行制裁，使得医方行医能力偏离行为成为不具有吸引力的选择[④]，如果医方行医能力偏离行为会受到惩罚，则医方行医能力偏离行为会显著减少。研究者也发现，人不仅会惩罚医方行医能力偏离行为"给自己"的就医利益带来损害的人，这是"利己主义惩罚"，还会实施"利他主义惩罚"，即惩罚医方行医能力能力偏离行为"给他人"的就医利益造成损害的人，即使这种惩罚给自己带来利益损失也会进行，利他主义惩罚是制约行医能力偏离行为的一个重要措施。研究者还发现，如果不能直接对医方行医能力偏离行为进行经济惩罚，则可以对医方行医能力偏离行为进行"声誉惩罚"，即行医能力偏离行为者的声誉会因为其偏离行为而受损，这种惩罚同样能

① 白世贞，朱晓燕.供应链企业间委托代理及激励监督问题研究[J].商业研究,2008(2):47-50.

② 燕红忠.策略均衡与制度效率——关于明清晋商委托代理制度的博弈解析[J].财经研究,2012,38(7):26-36.

③ 王东红，孙宏亮.医德形成：外在强制与内在自觉[J].医学与哲学(人文社会医学版),2008(9):22-24.

④ 王沛，陈莉.惩罚和社会价值取向对公共物品两难中人际信任与合作行为的影响[J].心理学报,2011,43(1):52-64.

约束行医能力偏离行为①。黄涛等人从信任商品角度,构建信号博弈模型,证明在特定条件下引入专家欺骗处罚机制可以对不友善的医疗行为起到遏制作用②。需要特别说明的是,信任的重要前提是相信惩罚③,如果惩罚本身不为主体所相信,哪怕是亲密无间的朋友也可能互相背叛;而在惩罚被确信的背景下,敌对双方都有可能建立一定的信任④(如古代两国交战不杀使者)。因此,行医能力偏离行为约束的建立也需要对惩罚的确信。

其次,对医方行医能力偏离行为有条件的容错。对医方行医能力偏离行为要进行必要的惩罚,但不能为了惩罚而惩罚,在强调惩罚的同时,还需要建构医疗服务的"容错型文化"。一般而言,患方对医疗结果期望很高,不自觉地对医学持"全能型"观点,虽然患方从总体上看也能接受医疗会出错,但具体到自己或自己家人时,常常就不能接受这个观点了,总认为自己或自己家人的疾病是能治愈的或能抢救过来的。在系列因素的综合推动下,公众对医疗的认知存在"医务人员不能够出错,也不应该出错"等误区。只要是人就会出错,更何况高风险、高未知的医疗更易出错,因此公众对医疗的理念应该转变,将"医疗不应该出错"转变为"医疗容易出错",并设法减少医疗差错,进而将由差错引发的医疗损伤降低到最小限度,这也是构筑医疗安全不良事件报告体系的重要价值所在⑤。《医疗质量管理办法》就提出要建立医疗安全不良事件报告制度,在实践层面,原卫生部于 2002 年就建立了重大医疗过失行为和医疗事故报告系统。建立医疗安全不良事件报告系统的根本价值是从经验教训中学习:事后报告的医疗安全不良事件能够启动新的医疗安全预警,以引起其他医务人员的注意,避免再犯相同的医疗安全不良事件;对事后报告的医疗安全不良事件开展集中分析后,能够发现医疗安全不良事件发生的规律与发展的趋势,还能发现最佳临床实践指南,使全体医疗系统共同受益⑥;医疗安全不良事件的事后报告能实现过错案例共享,能有针对性地采取措施,减少相同或相似医疗安全不良事件的发生⑦。尽管医疗安全不良事件报告制度具有诸多正外部性效果,但在实践中却遭到冷遇,各医疗机构上报的案例很少。为什么不愿意上报?根本原因在于担心受到惩罚。只有解决了这个阻力,医疗安全不良事件报告制度才会具备运行顺畅的基础。而要解决这个阻力,根据国内外相关实践,需要建

①　刘国芳,辛自强.惩罚对信任与合作的影响:争论与解释[J].上海师范大学学报(哲学社会科学版),2014,43(1):146-152.

②　黄涛,颜涛.医疗信任商品的信号博弈分析[J].经济研究,2009(8):125-134.

③　徐卫.信托受托人职务解任制度研究[J].法商研究,2009,26(3):77-87.

④　何锦强,王众.法律是化解社会信任危机的有效途径——以信托法的演进为视角[J].科学经济社会,2013,31(4):133-136+144.

⑤　余震,张亮.医疗安全管理新理念的探讨[J].中华医院管理杂志,2007,23(11):728-729..

⑥　任仲杰.美国的医疗差错和不良事件报告系统[J].中华医院管理杂志,2006,22(6):425-427.

⑦　吕群蓉.美国医疗责任保险制度困境的破解之道及其启示[J].法商研究,2014,31(3):152-160.

立非惩罚性报告体系。非惩罚性报告体系是指对医疗安全不良事件的责任人免于惩罚，其实质就是有条件的容错。美国医疗安全不良事件报告制度运行实践表明，强制报告系统的效果不如自愿报告系统，原因是害怕同行非议、害怕失去执业资格证、害怕名誉受损、害怕被处罚和承担责任等[①]。我国建立的重大医疗过失行为和医疗事故报告系统具有强制性和一定惩罚性，正因为此，该系统运行状况并不好，各医疗机构对上报医疗安全不良事件普遍存在抵触[②]。因此，需要建立全国范围内统一的、非惩罚性的医疗安全不良事件上报系统。而要建立非惩罚性报告体系，就需要构建"容错型文化"。传统医疗安全不良事件处理中的"责备文化"不利于及时识别医疗安全系统中的薄弱环节与纠正医疗差错[③]，因此需要"容错型文化"的支持。国内研究者认为，"责备文化"是医务人员不愿意上报医疗安全不良事件的重要原因，应考虑在医务人员中更深入贯彻非惩罚性理念，提高医务人员主动报告的积极性，还可以探索匿名上报等新形式[④]。

二、医方行医能力提高的激励：内部发展型压力与外部竞争型压力

若要提高医方行医能力，需要从微观、中观与宏观三个层面设计激励方案：首先在微观层面，在医疗机构内部构建与医务人员利益高度相关的发展型压力管理，以引导医方内在激励提高行医能力；其次在中观层面，由独立的公信力高的第三方对医疗机构的医疗质量进行评估管理，并将评估结果与医院评价评审、医疗机构校验等相结合，激励医方提高行医能力、保证医疗质量；最后在宏观层面，政府应通过医疗卫生的全行业管理促进医疗机构间的规范竞争，以外部的竞争型压力来激励医方提高行医能力。

（一）医疗机构内部发展型压力管理：内在激励医方提高行医能力

如果医方在医疗服务中行医能力不强，那么如何将外在的对医方行医能力的需求转化为医疗服务提供者自身内在的提高自觉，这成了关键。因为无论最终通过何种方式来促进医方行医能力的提高，行医能力提高的最终承担者都是医疗服务提供者。从激励相容约束理论分析，要将外在的行医能力提高需求转化为医疗服务提供者行医能力提高的内驱力，一个重要的内驱力来源是压力型管理。依据宋培林的胜任力的自我跃迁观点，医务人员胜任力结构的自我跃迁就是当医务人

---

①　罗秀,蒲川.美国的医疗差错报告制度及借鉴意义[J].中国医院管理,2006,26(6):26-28.

②　孙纽云,姚树坤,周军,等.我国医疗安全不良事件报告运行情况分析[J].中华医院管理杂志,2011,27(5):392-395.

③　吴英旗.坦诚对待医疗差错与医患纠纷的处置——以患者安全为视角[J].医学与哲学,2016,37(2):51-52+82.

④　李桐杨,祝伟,邓雯,等.实施任务驱动式的医疗安全事件报告系统初探[J].中华医院管理杂志,2018,34(6):474-476.

员实际拥有的胜任力与医务人员成长所需要的胜任力不相符或存在差距时(或预感到可能将产生差距时),医务人员利用内外部各种资源主动学习,自我弥补或提高自身胜任力的过程①。

就医疗管理实践来看,实施岗位管理以发展型压力的内驱力来促进医方提高行医能力是一个具有操作性的办法。国家已经提出医务人员要去编制化,目前对医务人员的管理仍然是"身份管理",而不是"岗位管理"。岗位管理首先是要有激励机制,通过岗位管理的激励机制使合格的医务人员在医院"用得好、留得住";当然更重要的是,岗位管理要有淘汰机制。现在很多医疗机构逐渐形成了事实上的人员"能进不能出"的局面,有些医务人员由于职业发展通道不畅等原因,产生了职业发展的惰化,鉴于此,要建立人员退出机制,使不合格人员"出得去",按照"定员、定岗、不定人"的原则,合理设定岗位,且人员不入编。通过结构性的去行政化、去编制化改革以畅通人才自由流动机制,探索完善医院人事招聘、职称评聘等制度②,实行双向选择,保持医疗机构活力,让医务人员产生压力型内驱力从而自我进行行医能力的提高。

(二)医疗质量的评估管理:激励医方提高行医能力

医疗质量是医疗服务的核心,是医疗服务能力最集中的体现。开展医疗质量的评估以激励医方改善行医形象,主要是激励医方提高行医能力以保证医疗质量。医疗质量评估应该倡导第三方评估。一般而言,西方国家的医疗质量评审都由独立的第三方机构进行评估,如 JCI 评审、KTQ 质量认证、ISO 9000 认证等,第三方评估相对而言比较客观公正。而我国到目前为止尚未建立起真正的完全独立的非官方医疗质量评估体系,现有的医疗质量评估或多或少带有行政色彩。虽然部分地区也委托第三方机构进行评估,但是这些评估机构与卫生健康行政部门有着难以割舍的关联,很难真正做到独立。倡导第三方机构进行医疗质量评估是必然的,需要合理界定其与政府的关系定位③。

需要特别重视的是,医疗质量的评估指标如何遴选是一个重要问题。指标遴选要"兼顾医、护、技、管"不同岗位特点,也要"兼顾终末指标与运行指标",同时鉴于医疗质量的发展趋势与科学要求,还要保证评估指标的动态性与科学性④。目

---

① 宋培林.试析企业成长不同阶段的企业家胜任力结构及其自我跃迁机理[J].经济管理,2011,33(3):183-190.

② 何子英,郁建兴.全民健康覆盖与基层医疗卫生服务能力提升——一个新的理论分析框架[J].探索与争鸣,2017(2):77-81+103.

③ 王汉松,江忠仪,赵列宾,等.国内外医疗质量外部评审方法比较[J].中华医院管理杂志,2015,31(8):617-619.

④ 李军,周保利,谢苗荣,等.北京三级医院医疗质量推荐指标体系的构建[J].中华医院管理杂志,2011,27(4):254-257.

前,医疗质量评估指标主要是从方便上级卫生健康行政部门管理与检查的角度出发设计的,因此特别注重医疗终末质量评价,而较少关注患者诊疗过程的质量[①]。医疗质量评估指标也需要从患者诊疗过程的角度出发进行筛选,以使医疗质量更加贴近患者,更能够体现"以患者为中心"的医疗服务理念。而且在指标设计时,还需要从"为患者做了什么"转变到"为患者做成功了什么"[②]。

医疗质量的评估结果要发挥激励医方提高行医能力的更大效用,应定期在医疗卫生行业内发布医疗质量的评估结果,而且医疗质量的评估结果应纳入医疗机构及其主要领导的关键性考核指标,并与医院的评价评审、医疗机构校验等相结合。另外,还要建立医疗质量反馈机制,特别是要建立医疗质量管理情况约谈制度,实现"客观监测、阶段分析、定时反馈、找准症结、及时整改"[③]。

(三)医疗机构间规范竞争:外部压力激励医方提高行医能力

岗位管理是医疗机构以"内部压力"的内驱力来促进医方提高行医能力;医疗质量评估管理是从中观层面对医务人员形成压力以激励医方提高行医能力;而促进医疗机构间的规范竞争是从宏观层面以"外部压力"来激励医方提高行医能力。

在医疗卫生改革方面,我国一直存在"市场派"与"政府派"之争。尽管市场派与政府派有分歧,但都不否认市场的力量。医疗服务要回归公益性,但公益性并不代表不需要市场的力量,通过市场的力量激励医院间的规范竞争,以提高医疗服务能力,从而修复医患信任。天然垄断性是医疗服务的一个重要特点,凭借天然垄断性带来的特权,医疗服务提供者可以控制医疗服务的支配权和主导权[④]。刘小鲁将其解读为这是医院的垄断抽租能力[⑤]。竞争性市场的培育是增进委托代理制效率的外部路径,竞争能产生一种非合同式的"隐含激励"。

如何促进医方之间的竞争? 从委托代理理论来看,其实质就是"多代理人理论"的具体应用。多代理人理论由双边委托代理理论发展而来,多代理人理论与双边委托代理理论的主要不同之处是多个代理人之间不仅会相互影响,而且各自的代理成效能够相互比较。多代理人理论相较双边委托代理具有的优势是,能减少双方信息不对称的问题,双边委托代理理论假定委托人不能有效观察代理人的特

---

① 李军,于亚滨,谢苗荣,等.现行医疗质量评价指标体系的缺陷问题刍议[J].中华医院管理杂志,2011,27(4):249-253.

② 戴肖黎,何超.注重医疗质量和患者安全的医疗服务模式探讨[J].中华医院管理杂志,2009,25(9):579-580.

③ 顾丹萍,王文辉,谭申生.上海市医疗质量控制评价体系分析与思考[J].中华医院管理杂志,2017,33(3):222.

④ 曹煜玲,张军涛,刘建国.医疗服务市场信息不对称及其规制[J].云南财经大学学报,2009,25(2):101-106.

⑤ 刘小鲁.我国劝诱性医疗的成因:管制、市场结构还是信息不对称[J].经济评论,2012(2):88-96.

征与行为。确实,在医患委托代理中,代理人(医方)的行医能力有时不能被观察到,有时是由于委托人(患方)观察的成本太高,而在多委托代理理论中,委托人可以不用直接观察,而以间接观察代替。即委托人可通过观察代理人(即各医院或各医务人员)相互间行医能力的信息,并通过比较获得一些有价值的信息。因此,在多代理人理论中,最优激励契约设计通常可参照其他代理人(医方)的代理成效来确定对该代理人的报酬[①]。正因为如此,可以利用多代理人(医方)的相对绩效来奖罚代理人。莱瑟尔等人根据相对绩效评估模型提出了"锦标制"模型。锦标制模型是根据该代理人(医方)的代理成效在其他代理人的代理成效中的排名来支付相应的报酬[②]。可以从以下两个方面实施"锦标制"来促进医疗机构之间的规范竞争。

一方面,可以从医疗服务供给方出发,发展多元化办医促进医疗供给竞争。陈刚提出可以开展不同性质医院之间的竞争,具体可通过给予社会办医真正有效且能落地的优惠政策,切实放松医疗服务业的进入管制和其他各类经济性管制,涉及民营医院发展的隐性歧视政策要逐步取消,扩大并保障患者就医选择权,以促进医疗供给竞争[③]。制度应鼓励与吸纳社会资本进入医疗领域,建立政府支持与规制下的市场模拟体制,促进医疗服务有效竞争。黄瑞宝等人提出通过财政资助强化公众选择权,来模拟医疗市场竞争,换言之就是通过财政资助强化患者选择权即运用公益性市场措施来推进非价格竞争,当前来看应支持较大规模的社会资本进入医疗市场,同时支持具有严格资质的私人诊所进入医疗市场,以促进医疗机构间的规范竞争[④]。另一方面,可以从医疗服务购买方出发,在医疗行业引入内部市场机制以促进竞争。王苏生等人提出了构建医疗行业内部市场的方案:成立一个"公共代理机构"专门代表患者利益,为患者搜寻医疗服务信息,向患者提供及时有效的医疗信息并为患者购买医疗服务,以便患者选择合适的医疗机构就医,从而促进医疗机构之间的有效竞争[⑤]。建立内部市场的目的是将市场权力从医疗服务供给方转移给医疗服务购买方,以实现医疗市场中医疗服务供给方的有效竞争。

在具体实践中,促进竞争主要应该是促进公立医院之间的竞争,尤其是三级医院之间的竞争。如何促进竞争?因为所有可行的实践操作都应该嵌入已有的制度

①　刘有贵,蒋年云.委托代理理论述评[J].学术界,2006(1):69-78.

②　任勇,李晓光.委托代理理论:模型、对策及评析[J].经济问题,2007(7):13-15.

③　陈刚.药占比管制能控制医疗费用吗——基于县级医院的理论与实证分析[J].财经论丛,2014(8):87-96.

④　黄瑞宝,陈士福,马伟.医患信任危机的成因及对策:基于博弈视角的分析[J].山东社会科学,2013(2):143-147+115.

⑤　王苏生,孔昭昆,向静,等.基于内部市场视角的医疗费用与医疗服务质量的双重控制[J].管理评论,2010,22(10):37-43.

实践中,这样做不仅能减少制度实施的成本与阻力,更重要的是能提高制度的实施可行性。从目前来看,许多地方都成立了医管局之类的机构,医管局的一个重要职能是对其管辖范围内的医院进行绩效考核。因此,要促进公立医院间的竞争,可以借鉴这一做法,这样做不仅能将各医院绩效考核结果与医院的薪酬、主要领导的晋升等挂钩,还能将各医院的绩效考核结果公之于众,并建立排名制度,让以患者为代表的社会大众用脚投票,以促进医院间的竞争①。当然促进公立医院间的规范竞争,并非要求公立医院市场化,而是要发挥市场的力量,国家已经明确公立医院要保证公益性,完全市场化已经被证明不能保证医院的公益性,反而加剧了医院的逐利性。不过,在促进公立医院之间的竞争中有一个问题需引起要高度注意,那就是代理人之间有可能形成某种程度的合谋(即各医院之间,尤其是我国公立医院具有垄断性,更有可能形成合谋),各医院可能为自身的利益,相互串通达成共识,使得委托人(患者)无法根据相对绩效做出评估。多代理人理论强调代理人之间不能形成联盟,因为如果代理人之间形成联盟就会损害代理成效。医患委托代理需要防止形成多代理人之间(各医院间)的联盟,但不要机械照搬,比如正在大力推行的医联体就是一种多代理人形式的联盟。多代理人之间不能形成联盟,主要是指同级医院(主要是三级医院)作为患方的代理人不能形成联盟。为什么?因为无论哪种形式的医联体,无论是城市的医联体还是农村以县级医院为龙头的医共体,无论是紧密型医联体(如资产共管型医联体),还是松散型医联体(如托管型医联体),都属于纵向医联体,基本模式都是一个三级医院带几个二级医疗机构再跟一批社区卫生服务机构合作。医联体不能实行横向联合,即强强联合,因为在同一个地区,若强势的三级医院之间组成医联体,这会形成更大的医疗垄断从而削弱竞争,使医方行医能力提高失去外部的竞争压力,这会最终损害患者(即委托人)的就医权益。

---

① 蒋建华.竞争对医疗费用和医疗质量的影响——基于广东省数据的实证研究[J].经济与管理研究,2015,36(3):88-96.

第九章　基于调节变量的医患信任修复

由前文的分析可知,医患信任的违背会受到一些调节变量的影响。一方面,医方视域的医患信任违背受到医学固有特征与制度社会因素的调节影响,医学固有特征是医患信任违背的内部情境变量,制度社会因素是医患信任违背的外部情境变量。在医学固有特征中,高风险与高焦虑两个因素在患方就医形象对医患信任违背的影响中存在调节效应,而"高参与"在患方就医形象对医患信任违背的影响中不具有调节效应;在制度社会因素中,经验调解、选择性赔偿、非专业鉴定这三个因素在患方就医形象对医患信任违背的影响中存在调节效应,而"制度失灵"在患方就医形象对医患信任违背的影响中不具有调节效应。另一方面,患方视域的医患信任违背会受到医疗纠纷处置与社会环境因素的调节影响,医疗纠纷处置是医患信任违背的内部情境变量,社会环境因素是医患信任违背的外部情境变量。在医疗纠纷处置中,调解中立偏离、鉴定中立偏移、赔偿中立偏差这三个因素在医方行医形象对医患信任违背的影响中存在调节效应;在社会环境因素中,媒体负面报道、弱势心态泛化与社会信任危机这三个因素在医方行医形象对医患信任违背的影响中存在调节效应。由于无论是医方视域还是患方视域,医患信任的违背都会受到一些调节变量的影响,因此需要基于调节变量进行相应改善,以修复医患信任。

第一节　医疗纠纷处理方式的中立性与科学性演进

从前文的分析可知,现有的医疗纠纷处理方式包括医疗纠纷人民调解、医疗损害鉴定与医疗损害赔偿,在实践中,无论是医方还是患方都对当前的医疗纠纷处理方式有质疑。患方主要质疑其"中立性",认为医疗纠纷处理总会偏向医方,因为医方是社会资源丰富的一方;而医方主要质疑其"科学性",认为在医疗纠纷处理中不都是按制度来处理,随意性过大,自由裁量权过宽,认为医疗纠纷处理不仅规则性不强,而且专业性也不强。医疗纠纷处理的中立性与科学性不强,会加剧医患信任违背的发生,因此需要完善目前的医疗纠纷处理方式,而完善的目标就是要提高医疗纠纷处理的中立性与科学性这两个主要方面。

一、医疗纠纷人民调解的中立性与科学性的加强

医疗纠纷处理过程总是伴随着话语权争夺与过程控制权的博弈[①]。自 2009 年《侵权责任法》实施后,医疗纠纷从"事故论"向"侵权论"转变,卫生健康行政部门从强势主导和处理医疗纠纷中逐步退出,向依靠民事与刑事诉讼、多元化调解机制方向发展,这与多数国家处理医疗纠纷的模式相一致[②]。正是在此背景下,国家正式提出大力推进医疗纠纷人民调解工作,建立院内调解、人民调解、司法调解与医疗风险分担机制相衔接的"三调解一保险"的医疗纠纷解决体系,以妥善化解医疗纠纷,构建和谐医患关系。在"三调解一保险"的医疗纠纷处理体系里,医疗纠纷人民调解是主体,是国家大力推进的医疗纠纷处理方式,在调解实践中,需要注意防范医疗纠纷人民调解工作的异化,关键还是要提高医疗纠纷人民调解的中立性与科学性,以重建医患双方对医疗纠纷人民调解的积极预期,从而助力医患信任的修复。

（一）医疗纠纷人民调解的中立性保障

在中国这样一个关系型社会中,要确保医疗纠纷人民调解的中立性并非易事,要排除干扰调解中立的外界因素,关键还是需要通过制度设计来进行保障。为了保障医疗纠纷人民调解的中立性,各地都按政府要求进行了保障中立性的制度设计,一般是两大制度:其一,身份独立制度。大部分地区的医调委隶属于当地司法局,而不隶属于卫生健康行政部门。医调委由司法局组建和监督,医调委人员的推荐、招聘、培训、业务管理、考核、指导由当地司法局负责。卫生健康行政部门只给予必要的支持和协助工作,医调委不仅独立于医疗卫生系统,而且独立于保险机构,与当事的医患双方也没有利益冲突。身份的独立是保障医疗纠纷人民调解中立性的前提。其二,财政拨款制度。医调委的经费,包括调解员的薪酬补贴和工作经费均由当地财政保障。经费不来源于医患任何一方,也不来源于理赔中心或卫生健康行政部门,经费来源有保障是确保医疗纠纷人民调解中立性的重要基石[③]。但在实践中,许尧通过对 43 项地方政府颁布的医疗纠纷处置办法或条例的分析表明,存在强调调解免费、忽略经费落实等问题[④]。因此为了保障医疗纠纷人民调解的中立性,以赢得医患双方的信任,需要真正落实调解经费的财政拨款制度。

---

①　张晓辉,李晓堰.论医疗纠纷中的权力博弈和过程控制[J].贵州社会科学,2015(12):88-92.

②　何颂跃.医疗纠纷民事案件处理的发展——从"事故论"向"侵权论"的转变[J].证据科学,2012,20(3):278-296.

③　张泽洪,马洪君.医疗纠纷第三方调解的公信力分析[J].医学与哲学(人文社会医学版),2016,37(2):53-56.

④　许尧.当代中国医患纠纷的治理机制:现状、问题及建议[J].中国行政管理,2016(3):126-130+155.

（二）医疗纠纷人民调解的科学性保障

医疗纠纷人民调解的科学性即调解的专业性问题，只有专业才会使调解具有权威性，首先是要依法依规调解，其次调解要体现医学标准。

首先，依法依规调解。医疗纠纷人民调解要依法依规进行，不能大闹大赔、小闹小赔、不闹不赔，要遵循制度调解，制度怎么规定就怎么处理。现代社会强调培养公民有制度意识，患方要相信制度，虽然制度有时会失灵，有时也会迟到，但制度不会总是缺席，制度必定会发生作用。不管是哪种医疗纠纷处理方式（包括医疗纠纷人民调解），处理的基本原则都是要依法依规进行。法律法规的解读是正确处理医疗纠纷最优先且作为底线的解读。越是复杂、尖锐、社会影响力大的医疗纠纷案件，越是要先进行法律法规解读。先谈法，再说理，然后讲情。虽然世界各国解决医疗纠纷的途径各异，但都重视依法依规处理。创建医疗纠纷人民调解这种新的制度化的医疗纠纷解决路径，就是要引导医患双方尽量采取制度化途径来处理医患矛盾，使破坏性的医疗纠纷都能进入制度化的调解轨道中。总之，医患双方要信任制度对彼此都是一种保护，制度会给予医患双方一种稳定的预期。

其次，依据医学标准调解。医疗纠纷人民调解的关键是医疗损害责任的认定，而医疗损害责任的认定是高度专业化的，尽管医调委对医疗损害责任的认定并不需要达到专业机构的专业化鉴定水平，但医疗损害责任认定的底线要求决定了仍需要医调委对医疗损害责任的认定具有科学性，如果随意认定是无法取得医患双方认可的。当然，医疗损害责任认定的科学性就决定了认定时不能偏离"医学标准"。从医学标准来看，医疗损害责任一般包括两类：责任性医疗过错责任与技术性医疗过错责任。所谓责任性医疗过错，就是指在医疗行为中违反医疗职业道德与医疗职业规范而造成的过错，因此责任性医疗过错的认定可依据现行的医疗职业道德与医疗职业规范来判定。如手术治疗中开错部位、摘错器官、遗留器械与纱布等异物在患者体内，或不依医疗操作规范而错伤重要器官，护理服务中不严格执行三查七对制度、不遵医嘱等。技术性医疗过错责任比责任性医疗过错责任的认定难度系数更大。技术性医疗过错的认定有两种标准：理性医师标准与医疗水准标准。英、美国家更多采用理性医师标准，应该说理性医师标准相比医疗惯例标准更严谨，因为医疗惯例标准只强调普通医生应遵循的医疗行为规范，而降低医生应有的注意义务。不过理性医师标准又过于主观，在实践中存在难以操作等问题。我国借鉴了日本的医疗水准标准。医疗水准标准将医生的注意义务与开展医疗行为时的医疗水平相结合，既考虑患者的就医利益，又不至于给医方造成过重的医疗负担。医务人员不再需要承担无法举证的高度复杂疾病的因果关系证明，因此可减轻医务人员诊疗时的心理压力。当然，医疗水准标准是有时间差异的，因为随着时间的推移，医疗水准在不断提高，因此医疗水准标准应以开展医疗行为"当时"的医疗水平为准。与此同时，"医疗水准"标准不能考虑空间差异，即不能过多地考虑因地域差别与医疗机构等级差别而产生的医疗水准差异,因为患者的生命是平等的,对医疗技术水平相对差的地方也不能放低诊治标准,这样才能更好地保护患者的就医利益。概言之,无论是对于责任性医疗过错责任的认定还是技术性医疗过错责任的认定,都需要在进行医疗纠纷人民调解时遵循医学标准。

上述分析表明,医疗纠纷人民调解既需要依法依规调解,也需要依据医学标准调解,这意味着医疗纠纷人民调解所需要的专业化程度高,既要"懂法"还要"懂医",这也是医疗纠纷人民调解的难点。而各地医调委现在还缺少这种人才,为弥补这种缺陷,一般实行"案件组承包制":由懂法的调解员接案,从法律方面进行责任分析,然后由懂医的调解员从医学方面进行认定分析。此外,还可通过专家库帮助调解员调解疑难案件。各地医调委都建立了由医生组成的医学咨询专家库,碰到疑难案件可向专家库成员咨询,专家提供书面的评鉴意见。另外,还应通过建立黑名单制度约束专家库专家的评鉴行为。

二、医疗损害鉴定的科学性与中立性的重构

以诉讼方式解决医疗纠纷,因医疗纠纷常存在医疗损害,而医疗损害责任认定是高度专业化的,从而导致医疗诉讼存在严重的鉴定依赖倾向,刘兰秋等人收集的以判决方式结案的 390 个医疗纠纷案件中有 359 个案件实施了医疗损害鉴定,占 92.1%,而且医疗损害鉴定意见在医疗纠纷诉讼中一般被视为"王牌证据",在 359 个实施了鉴定的案件中,判决原告(患方)胜诉的案件有 324 个,胜诉率高达 90.3%;而在未进行医疗鉴定的 31 个案件中,判决原告(患方)胜诉的案件只有 14 个,胜诉率仅为 45.2%[①]。王晓燕在其所收集的医疗纠纷案例中也发现,不经医疗损害鉴定即行判决的很少,仅占 17.0%,83.0%的案件经医疗损害鉴定后法院才做出审判,而且还有 45.7%的案件经历过 2 次以上的鉴定[②]。

医疗诉讼存在严重的鉴定依赖,并不代表医疗损害鉴定是完美的;相反,鉴定实践中,医疗损害鉴定的科学性与中立性总为医患双方所诟病。医疗损害鉴定存在司法鉴定机构开展的"医疗过错司法鉴定"和医学会开展的"医疗事故鉴定"并行的二元化模式。医患双方对两种医疗损害鉴定都存在不满,但不满的原因有所不同,在患方视域中,主要认为医学会开展的鉴定中立性不够,因此患方会首选司法机构进行鉴定;而在医方视域中,认为医疗损害鉴定最大的问题在于司法机构所开展的鉴定欠缺科学性,因此医方在鉴定选择方面会首选由医学会进行鉴定。因此,

---

① 刘兰秋,赵然.我国医疗诉讼鉴定制度实证研究——基于北京市三级法院司法文书的分析[J].证据科学,2015,23(2):224-238.

② 王晓燕.现行医疗损害鉴定制度的反思与重构[J].南通大学学报(社会科学版),2016,32(1):53-60.

医疗损害鉴定制度需要进行重构与完善[①]。医疗损害鉴定模式只有兼具科学性与中立性，才能重建医方与患方对医疗损害鉴定的积极预期，从而助力医患信任的修复。科学性是医疗损害鉴定的实体要求，是根本；而中立性是医疗损害鉴定的程序正义要求，是保障。

（一）医疗损害鉴定的科学性保障

应该在保证医疗损害鉴定科学性的基础上，再提高医疗损害鉴定的中立性，而非反之。为什么？因为医疗损害鉴定是高度专业化的，科学性是医疗损害鉴定的基础与前提，医疗损害鉴定是借助专业人士的专业知识，帮助法官对医疗纠纷案件中的事实问题做出科学的判断。综观世界各国，尽管鉴定制度不同，但都规定鉴定人必须是同行且是内行的专业人士。

问题是科学性的医疗损害鉴定如何重构呢？王晓燕提出了四种可能的重构路径：第一种，在现行的医学会鉴定模式上进行重构；第二种，在现行的医疗过错司法鉴定模式基础上进行重构；第三种，两种鉴定模式合并；第四种，新建一种医疗损害鉴定模式[②]。王晓燕赞成第一种模式，因为利用医学会鉴定模式进行重构是目前理性务实的选择。那为什么其他三种模式相对不合适呢？原因在于：第二种模式即在医疗过错司法鉴定模式上进行重构，这种重构方式存在的最主要问题是医疗损害鉴定的科学性保障不足，因为按照目前相关政策，只要有三位具有任何医学专业背景的司法鉴定人员，鉴定机构就能够申请开展医疗过错司法鉴定工作，过于宽泛的专业背景要求再加上鉴定人员偏少，要应对各种类型的医疗损害鉴定，其科学性很难确保；第三种模式即合并模式存在的最大问题是可操作性不强，因为这两种鉴定模式操作方式不同、鉴定方法不同、所有权性质也不同，而且还存在另外一些不可调和的差异，因此两种鉴定模式的合并不具有可行性；第四种模式即新建模式的最核心问题是代价过高，对于公平正义的追求，不能无视代价，而且第四种模式不尊重医疗损害鉴定业已形成的历史传统。

在医学会鉴定模式上进行重构是目前最为可行的方式，该模式最大的优点在于相比司法鉴定更具科学性，而科学性是医疗损害鉴定意见作为诉讼中特殊证据的价值所在。医学会鉴定的科学性根源于能实现真正的同行鉴定。不管是大陆法系还是英美法系，为确保专业鉴定的科学性，医疗损害鉴定均采用同行评价。医学会鉴定为何可以实现真正的同行鉴定？因为医学会专家库里的专家数量极为充足，既有纵向的各级医学会专家库，也有横向的分科专家库，充足的专家数量能保证医疗损害鉴定人员专业与所需要鉴定的医疗行为高度吻合，实现真正的同行鉴定。而与此相对比，司法鉴定机构作为社会服务机构，鉴定力量参差不齐，不仅鉴

①　陈小嫦.基本原则视角下的医疗损害鉴定改革[J].江西社会科学,2014,34(3):165-171.

②　王晓燕.现行医疗损害鉴定制度的反思与重构[J].南通大学学报(社会科学版),2016,32(1):53-60.

定人员不足,有的甚至只有三五名执业的司法鉴定人员;而且司法鉴定人员宽泛的专业背景也很难实现真正的同行鉴定。

(二)医疗损害鉴定的中立性保障

上述分析表明,医疗损害鉴定应在医学会鉴定模式下进行重构,那么重构的关键又是什么? 医学会鉴定模式最大的优势是科学性,而最不为患方所接受的是其中立性不足的问题。显然,医学会鉴定模式的重构,就要考虑在具备科学性的基础上提高医学会鉴定模式的中立性。从医学会鉴定存在的中立性问题来分析,目前需要重点加强医学会鉴定程序的透明性,如采用异地鉴定、鉴定人出庭质证、专家辅助人制度等方式保障医学会鉴定的中立性[1]。①适度异地鉴定。如果当事的医患双方不能取得协商一致,法院有权在涉案的医疗机构所在地以外随机选择医学会开展医疗损害鉴定,由此减少医疗损害鉴定人员、医疗损害鉴定机构与涉案的医患双方主要是医方的利益关系交集。当然,异地鉴定在实施时要注意适度,这里的适度主要指要兼顾医疗损害鉴定的成本与各方的便利性。②鉴定人出庭质证。医学会鉴定饱受质疑的重要原因之一是鉴定人不签名,因为不签名自然不可能出庭接受质证,而医疗损害鉴定结论会有发生错误的可能,这就需要建立医疗损害鉴定人员出庭质证制度,让医疗损害鉴定人员出庭作证并接受审判人员的质询,以确保法官对医疗损害鉴定意见开展更科学的审查,且有助于消除患方对医学会医疗损害鉴定中立性的质疑[2]。而且如果医患双方当事人申请医疗损害鉴定人出庭质证,医疗损害鉴定人没有因为健康原因等不可抗力或者其他正当理由而拒绝出庭质证,医患双方当事人对医疗损害鉴定意见又不认可的,法官对该医疗损害鉴定意见可不予采信。③专家辅助人参与鉴定意见质证。专家辅助人是指参与对医疗损害鉴定意见质证的专业人士,这些专业人士帮助解释和理解医疗纠纷案件中的专门性问题。为什么需要专家辅助人? 因为即使强调了医疗损害鉴定意见的司法审查,但医疗损害鉴定意见仍极富医学专业性,法官对医疗损害鉴定意见的审查往往也面临诸多困难,此时就需要专家辅助人参与对医疗损害鉴定意见的质证[3]。

三、医疗损害赔偿的中立性与科学性的保障

国家提出要积极建立以医疗责任保险为主,医疗风险互助金、医疗意外险等为补充的医疗风险分担形式。在投保医疗责任保险后,医疗损害赔偿仍存在中立性不足与科学性不强等问题,而医疗损害赔偿的中立性与科学性最终会影响医患双

①　朱广友,特来提·赛依提.医疗损害司法鉴定存在的主要问题及对策[J].中国司法鉴定,2013(5):94-97.

②　杨帆,王贵君.医疗侵权案件地方指导文件鉴定规范研究[J].证据科学,2015,23(2):209-223.

③　陈小嫦.基本原则视角下的医疗损害鉴定改革[J].江西社会科学,2014,34(3):165-171.

方的合法权益。医疗损害赔偿也需要兼具科学性与中立性,如此才能重建医方与患方对医疗损害赔偿的积极预期,从而助力医患信任的修复。

（一）医疗损害赔偿的中立性保障

医疗损害赔偿的中立性要求既满足被医疗侵权损害的患者的利益,也要兼顾医方的利益。医疗损害赔偿与一般的人身损害赔偿到底要不要区别对待,即要不要承认医疗损害赔偿的特殊性而在理赔中特殊处理? 对于这个问题,患方、医方与法律工作者因身份不同,观点亦不同。患方因为医疗损害赔偿与自身的利益相关,自然倾向认为医疗损害赔偿没有所谓的特殊性,既然医疗损害赔偿也是由侵权行为引起的,就应承担与其他一般侵权行为相同的赔偿责任。医务人员因利益不同,与患者的观点往往相反,医务人员更多倾向医疗侵权具有特殊性,因此医疗损害赔偿必须特殊对待。理性的法律工作者对医疗损害赔偿的观点介于医患之间,往往倾向认为医疗侵权的确存在特殊性,不承认医疗侵权的特殊性是不符合客观事实的;不过,同时他们也认为医疗侵权作为侵权行为的一种,即使医疗侵权具有一定特殊性,也必须对因医疗侵权造成的一般人身损害确保应赔尽赔,不能因医疗侵权的特殊性而侵害受损害患者的合法权益。

应该说,第三种观点即法律工作者关于医疗损害赔偿的观点更具中立性,在实践中也更能保障医患双方的合法利益。若完全按照医方的观点,受到医疗损害的患方其合法权益不能得到充分保障;而若完全按照患方的理赔观,将会带来一系列危害。无限制的医疗损害赔偿会使医疗成本持续攀高,如此一来医方利益就会受损,为了实现医疗费用的收支平衡,医方自然会向患者收取更高的医疗费用以弥补损失,最终导致超出必要限度的医疗损害赔偿后果不可避免地转嫁给所有患者,由所有患者以医疗费用的更高支出承接医疗损害赔偿的责任。即使现在国家正大力推行医疗责任保险,由医疗责任保险对医疗损害进行理赔,但如果不限制赔偿,也会出现如美国 20 世纪 80 年代医疗责任保险遭遇的发展危机[①],在此次危机之后,美国制定了法院判决的赔付上限,特别是对惩罚性赔偿进行了明确的限制。

医疗损害赔偿既要满足被医疗侵权损害的患者的利益,也要兼顾医方乃至最后全体患者的利益,就需要对医疗损害赔偿进行限制,这也是研究者一致认可的观点。杨立新认为医疗损害赔偿与一般的人身损害赔偿不同,具有一定的特殊性,因此,应当确立医疗损害赔偿适当限制规则[②]。陈丽娜等提出医疗损害赔偿的三个原则:限额赔偿原则、全面赔偿原则、衡平赔偿原则[③]。许飞琼提出医疗损害赔偿设定理赔金额起点与上限,不仅有助于医务人员提高医疗风险防范意识,而且能有

①　完颜瑞云,孙祁祥.医疗责任保险研究评述[J].保险研究,2016(10):109-118.
②　杨立新.论医疗过失损害赔偿责任的适当限制规则[J].政法论丛,2008(6):28-35.
③　陈丽娜,黄旭.医疗损害赔偿费用的探讨[J].医学与哲学(人文社会医学版),2008(7):52-53.

效防止患者漫天要价，并可维护保险公司的收支平衡①。当然，医疗责任保险的赔偿限额需要根据保费、医疗事故等级等情况合理确定。赔偿限额过低，发挥不了医疗责任保险为医疗机构转移医疗风险的作用，这会导致医疗机构的退保或不续保，影响医疗责任保险的长远发展；赔偿限额过高，又会使医务人员丧失约束意识与责任心，降低医疗注意义务，加剧道德风险，导致医疗过错的增加，引发更多的医疗损害②，进而导致理赔金额失控性增加，最终也不利于医疗责任保险的健康发展。

（二）医疗损害赔偿的科学性保障

就目前来分析，医疗损害赔偿科学性的关键点在于如何客观公正地处理医疗意外的理赔问题。

首先，第一个问题是明确医疗意外是否属于医疗责任保险的理赔范围。关于医疗意外是否在医疗责任保险的理赔范围的认知，这是一个不断发展的过程。在实践中，医疗责任保险理赔范围阶段性扩大化，初期的保险责任坚持"医疗事故说"，只将医务人员因过错造成的医疗事故纳入理赔范围；之后，保险责任扩大到"医疗差错说"，将医务人员由于过错造成的医疗事故和不构成医疗事故的医疗过失都纳入理赔范围，但不包括医疗意外和医疗故意事件；现在，保险责任继续扩展到"医疗损害说"，理赔范围既包括有过错的医疗损害，也包括无过错的医疗损害如医疗意外，但不包括医疗故意事件③。医疗意外可以纳入医疗损害理赔范围，得到了许多研究者的认同，只不过他们强调医疗意外的理赔应该通过"医疗意外险"来解决。董文勇提出，宜将医疗意外险规定为医疗责任保险的独立险种或附加险种，以解决患者因不可抗力遭受医疗损害后果的补偿问题④。吕群蓉也提出，要以无过错补偿为基础构建强制型医疗责任保险制度，无过错医疗损害的赔偿由医疗意外责任险负责理赔⑤。因为根据民法精神，有损害后果就应当获得民事救济，无论是否有过错。损害的成因可归纳为两种：一种是"不法之行为"，另一种是"不幸之事件"。医方有过错的医疗损害属于"不法之行为"，而医方无过错的医疗损害则为"不幸之事件"，如医疗意外。

其次，如果明确了医疗意外是在医疗责任保险的理赔范围内，那么第二个问题就是要明确在医疗损害理赔中医疗意外的科学认定问题。在实践中，医疗意外的认定本身就是个难题，再加上医、患、保三方共谋因素的影响，使医疗意外的认定变得更为复杂。医疗意外认定为何有可能会出现医、患、保三方共谋？第一，从患方

① 许飞琼.国外医疗责任保险及启示[J].保险研究,2015(5):101-105.
② 郭超群.论我国医疗责任保险制度的构建[J].中南大学学报(社会科学版),2015,21(3):65-71.
③ 郭绍根.论医疗责任保险范围的完善[J].卫生经济研究,2008(5):33-34.
④ 董文勇.我国医疗责任保险法律制度构建的问题与方案[J].河北法学,2014,32(6):142-148.
⑤ 吕群蓉.论我国强制医疗责任保险制度的构建——以无过错补偿责任为分析进路[J].法学评论,2014,32(4):112-118.

角度来看,只要发生了医疗损害,患方就会要求获得医疗损害赔偿,而不管这种医疗损害是因医疗意外还是因医疗差错导致;第二,从医方角度分析,医方希望医疗责任保险能真正发挥转嫁执业风险、减轻医疗损害赔偿负担的目的[①],更关键的是,若能将医疗差错认定为医疗意外,可减轻甚至免除医方因医疗损害而产生的应由其承担的行政责任甚至刑事责任;第三,从医疗责任保险承保方来看,医疗责任保险承保机构不仅受到来自医、患两方面的压力,而且还存在很大的续保压力,另外也源于投保后,医疗责任保险承保机构往往会与投保医院形成良好关系。续保压力与良好关系促使承保机构按照医患意愿扩大医疗意外的认定。总而言之,在多种因素影响下,医疗责任保险在实际理赔中,会存在医疗意外认定扩大化的倾向,只要医疗过错不是极其明显,凡医疗过错呈现模糊状态的都尽可能认定为医疗意外,尽管从事实因果关系上看医务人员可能存在过错[②]。应该说,医疗意外认定扩大化的实质是医疗意外认定违背了"科学性",将过错责任认定为医疗意外而获得医疗损害赔偿会产生一系列消极影响:其一,会增加医疗责任保险的风险,因为有可能导致保险费过度增加,在理性选择下保险公司可能放弃该项业务,以致产生如美国 20 世纪 80 年代所爆发的医疗责任保险危机;其二,会使医务人员放宽医疗注意义务,疏忽防范医疗损害,甚至产生道德风险;其三,会激发患方获得更多赔偿的欲望,甚至漫天要价。

因此医疗意外的认定需要科学化,要严谨、客观地进行认定。医疗意外难以预见又难以防范,而且医疗意外与并发症不同,并发症虽可以预见但难以防范。医疗意外的认定需要着重审查:医务人员是否充分履行预见危险发生的义务,包括医务人员在实施医疗行为之前,是否对患者身体健康状况进行了相应的检查,特别是有无询问并记录患者的特殊疾病情况和既往过敏史等;医务人员实施的医疗行为是否符合医学诊疗常规要求;等等。另外,医疗意外具有相对可避免性,随着现代医疗技术手段的不断发展,有些在过去看来是不可避免的医疗意外,如今出现的概率显著下降,成为可预见、可防范的医疗风险。

第二节　社会环境因素的改善:助力医患信任修复

从前文的分析可知,影响医患信任违背的调节因素中的社会环境因素主要包括三个方面:媒体有关医疗的负面报道、患方弱势心态的泛化与社会信任危机,这些因素加剧了医患信任违背的发生。这也就说明,医患信任修复需要媒体改变负

---

①　李松.论开发医疗责任保险的障碍与意义[J].保险研究,2003(1):31-33.

②　张泽洪.新医疗责任保险的公信力分析[J].中国卫生经济,2013,32(8):42-44.

面报道倾向、化解患方弱势心态泛化、修复社会信任危机。

一、受难式医疗报道框架观的重构

媒介对医疗的报道多呈现为一种受难式医疗报道框架观。何为框架观？Entman 认为，框架包括选择和强调，即选择感知现实的某些方面，并使它们在传播文本中更加突出[①]。概言之，"框架"就是一种认知、呈现事物的架构，经过对事物的选择和加工，凸显特定内涵[②]。受难式医疗报道框架观"框限"和"选择"部分事实并"重组"这些事实，通过选择机制以强调或省略事件中的某一部分[③]。受难式医疗报道框架观，制造了医患失信的原型，经由沉淀且持续强化为集体记忆，最终导致医患信任预期路径锁定，医患双方都会提高对未来风险的预期，降低对医患信任的期望，从而加剧医患信任违背的发生。换言之，在媒介受难式医疗报道的影响下，医方不值得信任正逐步成为社会成员"共享"的价值观、信念和行为方式，即在受难式医疗报道下医方不值得信任正渐成为一种文化，这需要引起足够的关注。

传统媒介的受难式医疗报道框架观需要消解，应重构更为客观公正与专业性的医疗报道框架观。在媒介无孔不入的今天，鲍德里亚的"超真实"理论表明，"我们认为新闻就是环境本身"，"媒介真实"超越了"客观真实"，人们大脑中对外在客观世界的"主观真实"被媒介传播制造的"拟态环境"所左右[④]，因此，媒介传播改善对医患信任的修复具有重要的意义，具体言之即受难式医疗报道框架观需要破解，重构更为客观公正的医疗报道框架观。首先，在态度方面，医疗事件报道应体现爱和关怀，做到客观冷静而不炒作，同时具有深厚的人文关怀，注重挖掘正面报道[⑤]。Hanitzsch 等人根据对来自 20 个国家的 2000 名记者的访谈，发现记者对公共机构的态度会决定公众信任的提高和下降[⑥]；Yamamoto 等人提出传播者的观点倾向

① Entman R M. Framing: toward clarification of a fractured paradigm[J]. Journal of Communication, 1993,43(4):51-58.

② 孙彩芹.框架理论发展 35 年文献综述——兼述内地框架理论发展 11 年的问题和建议[J].国际新闻界,2010(9):18-24.

③ 张克旭,臧海群,韩纲,等.从媒介现实到受众现实——从框架理论看电视报道我驻南使馆被炸事件[J].新闻与传播研究,1999(2):2-10.

④ 张泽洪,熊晶晶,吴素雄.媒介使用对医患信任与社会信任的影响比较分析[J].新闻界,2017(6):68-76.

⑤ 王星明,王艳华.和谐医患关系构建中大众媒体的责任[J].中国卫生事业管理,2009,26(8):571-572.

⑥ Hanitzsch T, Berganza R. Explaining journalists'trust in public institutions across 20 countries: media freedom,corruption,and ownership matter most[J]. Journal of Communication,2012,62(5):794-814.

与感知偏见会影响新闻报道的客观性,从而影响信任[①]。因此,在报道医疗事件时应把握"度",弱者不等于公共性,要减少"仇医心理"[②];对医患冲突的报道,需要有更公正的视角和更细致的事实,尊重事实是媒体报道应恪守的基本职业操守[③],通过官方新闻资源,构建权威性新闻发布平台[④]。另外,价值包容性是态度的一个重要方面:现代社会是一个价值多元化的社会,充满着分歧和冲突,要想妥善处理这些分歧和冲突,就需要在强调自我"善"的观点正确性的同时考虑他人(医方或患方)"善"的观点的合理性,保持开放的文化态度[⑤];认同最基本的"善"的观念,包容双方意见分歧甚至意见对立[⑥]。公共理性为和平解决医患之间的深层次分歧,为多元化社会下医患双方的共存与宽容提供了基础。不应该以医患其中一方的利益为中心,而将医方与患方视为利益对立面,应将他人(或医方或患方)看作另一个"他我"的存在,以共情或移情的方式与他人(或医方或患方)产生交流与共识[⑦],这就是医疗报道中应该具备的"他者意识"。其次,在专业性方面,Deborah通过网络调查发现社会信任与记者的专业性角色呈现正相关[⑧]。鉴于医疗报道的专业性强,一方面应丰富传播者自身的医疗知识,提高医疗传播的专业性,积极引导患者树立正确的就医观,构建和谐的医患关系;另一方面,自身不懂的专业问题可寻求专业帮助,应坚持新闻报道的专业主义精神[⑨]。新闻报道不仅要描述事实,还要解释与分析事实,在公共噪声时代,媒介对医患冲突事件的报道需要提供能够被证明和证伪的专业医学知识,从而提高新闻报道的解释力和公信力[⑩]。

———————

① Yamamoto M,Lee T T,Ran W. Media trust in a community context:a multilevel analysis of individual and prefecture-level sources of media trust in japan[J]. Communication Research,2016,43(1):131-154.

② 庞慧敏.论媒体在平衡社会身份与社会公正中的作用——以"医患报道"为视角[J].现代传播(中国传媒大学学报),2012,34(4):151-152.

③ 刘秀明.事实与听证:对媒体报道医疗纠纷的思考[J].新闻界,2012(9):10-13.

④ 陈曦,魏红.媒体不当报道与医患矛盾的危机传播研究[J].现代传播(中国传媒大学学报),2014,36(11):165-166.

⑤ 周谨平.社会治理与公共理性[J].马克思主义与现实,2016(1):160-165.

⑥ 章平.大众传媒上的公共商议——对医疗体制改革转型期报道的个案考察[J].新闻大学,2010(4):99-111.

⑦ 梅景辉."公共理性"的现代性反思与建构[J].江海学刊,2015(5):75-81.

⑧ Deborah S C. When citizens meet both professional and citizen journalists:social trust,media credibility,and perceived journalistic roles among online community news readers[J]. Journalism,2012,13(13):714-730.

⑨ 阴卫芝.从新闻职业伦理与医疗报道专业性看"茶水二次发炎"[J].新闻记者,2012(9):54-58.

⑩ 涂光晋,刘双庆.社交媒体环境下医患暴力冲突事件的媒介呈现研究[J].国际新闻界,2015,37(11):33-47.

二、患方弱势心态的化解

患方弱势心态可能导致部分患者产生认知偏差乃至仇医心理①,弱势心态让患方体会到公平感缺失而相对剥夺感又增强,在补偿心理作用下,患方会认为我弱我有理、我弱我需要保护。"我弱我有理"会提高医方对患方未来风险的预期,降低医方对患方的信任。患方弱势心态的泛化意味着患方不值得信任正逐步成为医方成员"共享"的价值观、信念和行为方式,换言之,即在患方弱势心态泛化下患方不值得信任正渐成为一种文化,这需要引起足够的关注。患方弱势心态泛化的影响主要来自个人与社会两个层面,因此患方弱势心态的化解也需要从个人与社会两个层面着手,从个人层面的心态调整到加强社会层面的规则保护,化解患方弱势心态泛化,以此重建医方对患方的积极预期,从而修复医患信任。

首先,个人层面的心态调整。患方弱势心态本质上是一种紧张的心理状态,其核心主要是一种身份焦虑,所以需要缓释患方弱势心态的压力。弱势心态常源于患方个体自信心与安全心理控制感的缺乏,各种资本稀缺的患方更容易产生弱势心态,如在社会资本、经济资本、文化资本与心理资本等方面缺乏的患方更容易产生弱势心态,这些患方在医务人员面前会感到无力而呈现自卑、沮丧、排斥、抗拒等不良心理状态②。患方的个性特征也会对弱势心态产生重要的调节效应,一般而言,消极个性的患方更容易出现认知偏差而产生弱势心态③。患方弱势心态的化解首先需要患方自我努力,以提升个人心理能力,强化幸福感与个体控制感。

其次,社会层面的规则保护。弱势心态泛化的根源在于社会规则的缺失与不明确。医疗制度的不完善、公平公正就医规则的缺失等对患方弱势心态有着广泛的影响,患方弱势心态泛化是患方追求公平公正、表达内心不满的情绪宣泄。利益表达渠道不畅下的无助与无奈也是患方弱势心态产生的重要原因④,而且媒体放大了患方的弱势心态。弱势心态泛化说明患方普遍缺乏安全感,患方感到自己在就医过程中难以受到规则的保护,总有一种不确定感。因此需要完善就医规则体系,建立公平公正的就医制度、通畅的患方利益表达机制等,以重构患方的就医平等感而非弱势感,因为在一个就医规则不明确的医疗服务中,每个患方都有可能成为弱者。尤其是患方在就医中享有的权利,更需要明确的制度保护。《医疗机构管理条例》规定,患方享有健康权、医疗权、自主权、知情同意权,以及保密权、人格权、

---

① 赵中源."弱势"心理蔓延:社会管理创新需要面对的新课题[J]. 马克思主义与现实,2011(5):177-182.

② 史成明. 资本视角下农民工弱势心态的审视与适切性培训[J]. 中国成人教育,2011(14):159-160.

③ 徐畅,吕明. 弱势心理蔓延、归因与和谐心理构建[J]. 江淮论坛,2011(4):139-142.

④ 李春雷,张剑波. 政治弱势心理的泛化与传媒对底层社会的引导策略研究——基于"东明事件"的实证分析[J]. 现代传播(中国传媒大学学报),2012,34(6):42-46.

肖像权、名誉权、隐私权等。患方的这些就医权利需要建立明确的规则加以保护，如果权利受损，患方也可以通过完善的利益表达渠道获得权利救济。患方就医权利保护可以在一定程度上矫正利益失衡感知，减轻利益失衡给患方造成的负面情绪体验从而降低患方的相对剥夺感，最终有效减轻患方的弱势心态感知①。与此同时，医方作为一般意义上强势的一方，往往忽略了医务人员在执业中享有的权利也要受规则的保护。其实所谓的强势与弱势是会相互转化的，患方在医疗过程中面对通常意义上占据强势一方的医方时，常常会使用弱者的武器，例如借助媒体的力量，甚至借助政府的力量对医方进行施压，此时患方会转变为强势的一方，而强势的医方会向弱势一方演变。因此，不只是患方需要规则的保护，医方也需要规则的保护，长期缺乏规则保护的医方也会产生弱势心态泛化。

三、社会信任的重建

应该说，社会信任危机是比医患信任危机更宏大的问题，因此下文仅就社会信任重建提出宏观性、概括式的方案，不做深入分析。

随着社会"信任链"的断裂，中国目前的信任问题广泛存在于各个阶层、各类人群和各个行业之间。王珏认为，当前我国的信任问题，既存在人际信任问题也有制度信任问题，最终引发社会信任危机问题②。樊浩认为，当今中国的社会信任危机经历由"道德信用危机"向"伦理信任危机"再向"文化信心危机"的演化③。社会信任危机下医患信任也会受到严重影响，正如"覆巢之下焉有完卵"。社会信任危机会使医患双方都提高对未来风险的预期，降低对医患信任的期望。也就是说，在社会信任危机下，医患双方彼此不值得信任正逐步成为社会成员"共享"的价值观、信念和行为方式，即在社会信任危机下医患双方不值得信任正渐成为一种文化，这需要引起足够的关注。社会信任是维系持久良好社会关系与构建美好和谐社会的一个重要机制。党秀云认为，重建社会信任是社会建设与社会改革的心灵革命④。

关于社会信任的重建，郑杭生认为应当从社会信任的制度化与社会信任的基础化两个层面同时着手⑤。贺来等人也有类似主张，他们提出社会信任的重建既涉及个体的德性与人格，也需要构建普遍的社会规范与制度。其中，个体的人格与德性从内在方面为社会信任重建提供了担保，制度建设则从外在方面为社会信任

①　赵书松，文慧洁.利益表达渠道与民众弱势心理产生的影响机制实证研究[J].中南大学学报(社会科学版)，2015，21(3)：158-167.

②　王珏.现代社会信任问题的伦理回应[J].中国社会科学，2018(3)：59-65.

③　樊浩.试析伦理型文化背景下的大众信任危机[J].哲学研究，2017(3)：110-117＋129.

④　党秀云.重建社会信任：中国社会建设的心灵之旅[J].中国行政管理，2013(7)：58-63.

⑤　郑杭生.重建社会信任——从武汉家园建设行动计划看新农村建设[J].学习与实践，2006(3)：79-82.

重建构造了现实根据①。孙青平也提出要从制度建设、人文关怀等方面入手重建社会信任②。徐贵权认为走出信任危机,不仅要加强道德教化,努力培养人的契约意识和契约精神,尤其需要加强制度建设,增强人们对制度承诺的信任③。综上分析可知,研究者的观点基本一致,都强调社会信任的重建要从外在的制度与内在的心理两个方面进行。

首先,外在制度建设促进社会信任重建。通过外在制度促进社会信任的重建,即郑杭生提出的"社会信任的制度化"。郭未等人分析后指出,在社会信任危机的诱发根源上,西方国家主要的诱发原因集中在人际交往、心理健康方面,或纯粹经济因素方面,总之主要是微观层面因素导致;而我国的社会信任危机的主要诱因集中在制度结构、社会政治等方面,即主要是宏观层面因素所致④。因此,我国社会信任重建最为重要的是优先建立制度的信任,而要建立有效的制度信任,当务之急就是要逐步稀释并最终消除目前仍普遍存在的许多制度安排中的排斥性、歧视性属性,从而克服人与人之间、群体与群体之间的互相隔离与心理疏离,最终推进社会信任的重建。张善根将制度信任的建立分为宏观、中观与微观三个层次:在宏观上,通过完善社会结构体系,构建社会结构与制度相结合的社会体系,消除社会主体的时空意识混乱感;在中观治理上,通过稳定完备的制度体系为人们建立积极预期;在微观上,通过制度对社会信任危机的干预,建立系统的社会信任保护机制与对不信任的惩罚机制⑤。

其次,内在心理努力推进社会信任重建。通过内在心理努力以重建社会信任,即郑杭生所提出的"社会信任的基础化"。"社会信任的基础化"需要延伸信任半径。弗朗西斯·福山提出"信任半径"这一概念,他认为在家族本位的中国传统文化影响下,尽管在家族内部有很高的信任,但不信任外人,信任半径很小,这其实就是信任的差序格局。什托姆普卡提出要不断延伸信任半径,最狭短的信任半径是家庭,其次是熟人,最大的信任半径是"人"这个类,即"不在场的他者",要渐进式地延伸信任半径,从亲戚信任到朋友信任、熟人信任,再到陌生人信任⑥。林滨提出信任半径的扩展需要守护对熟人的情感信任,建立对陌生人的基本信任,以及培植对人信任的乐观态度⑦,而这需要长时间从大众的心理上、感情上培育起来的"软结构"才能实现。

---

① 贺来,杨国荣,樊浩,等."当代社会的伦理信任问题"笔谈[J].中国社会科学,2018(3):38+206.
② 孙青平.当前社会信任危机问题与信任重构[J].河南社会科学,2010,18(4):143-145.
③ 徐贵权.应正视中国社会信任危机[J].探索与争鸣,2010(8):44-46.
④ 郭未,王灏晨,罗朝明.中国社会信任与社会风险透视——基于知识图谱的视角[J].科学学研究,2013,31(10):1477-1487.
⑤ 张善根.社会信任危机的法律治理[J].探索,2015(1):184-190.
⑥ 什托姆普卡.信任:一种社会学理论[M].程胜利,译.北京:中华书局,2005:56-57.
⑦ 林滨.从道德危机到存在危机——重建社会信任的思考[J].道德与文明,2011(5):37-43.

第三节　医学固有特征的因势利导:助推医患信任修复

从前文分析可知,医学具有高风险、高焦虑与高参与的固有特征,其中,高风险与高焦虑对医患信任违背具有调节效应,这两个因素会加剧医患信任违背的发生,因此,需要针对医学固有特征进行因势利导,以助力医患信任的修复。

一、高风险:医疗风险管理

医疗具有的高风险特点会让患方感知到潜在损失很大,潜在收益会变得很小。因此医疗机构应当建立医疗风险管理体系,加强医疗风险的事前防范与医疗风险事后处置的能力建设,首先开展医疗风险评估,在医疗风险评估的基础上做好医疗风险的事前防范,当然不可能所有的医疗风险都能事前预防,但事后有效处理好医疗风险仍是需要的,以落实"患者安全目标"。

（一）医疗风险防范:事前预防

张博源等人认为我国医疗风险管理仍然囿于"纠纷解决型"的治理方式,作为医疗技术风险密集型的医院在事实上承担着医疗风险管理的"无限责任",医疗风险管理并没有基于"风险社会"的到来而发生积极转变[1]。需要转变医疗风险治理观,从过于侧重医疗风险事后处理转变为医疗风险事前防范与事后处理并重。

医疗风险事前防范的前提是做好医疗风险评估。医疗机构应当根据各类患者的不同病情及相关资料主动建立医疗风险评估机制,尤其要对重点病人如危重病人、急诊病人和转诊病人的医疗风险开展评估,进行统计和定量分析,使医务人员和患者都对病情的严重程度和预后有较为明确的预判,为临床治疗提供指导。这样不仅可以降低医务人员的执业风险,而且还能保证患者的知情权和就医安全[2]。开展医疗风险评估,量化评估是必然选择,陈羽中等提出要建立数学模型来评价医疗风险度[3]。陈洁等也提出应建立医疗风险的矩阵量化评估[4]。实践中,应该根据医疗风险发生的概率与可能会造成的后果的严重程度,通过数据化的统计建构医疗风险量化评估,在此基础上构建面向每一位患者的智能化的医疗风险预警管理信息。当然,在量化医疗风险评估中需要设计关键指标,依据已有的相关研究,医

① 张博源,陈伟,刘宇,等.医疗风险预防中的信息规制及其立法完善[J].中国医院,2017(1):53-55.

② 郑力,唐疾飞,金恒光,等.从医院评审标准看医疗安全管理的改进[J].中华医院管理杂志,2004,20(12):8-10.

③ 陈羽中,饶黎.对医疗风险度评价的探讨[J].中华医院管理杂志,2006,22(5):327-328.

④ 陈洁,王金环.医疗风险的预警指标确定和矩阵量化分析[J].中国现代医学杂志,2012,22(14):104-112.

疗风险量化评估需要重点关注的危险因素指标为住院天数、四周内手术次数、手术分级、输血总量、病情危重度、手术并发症和治疗效果等,其中治疗效果对医疗风险的影响最大[①]。另外,手术分级对医疗风险的影响也很大[②]。

医疗风险评估的价值在于防范医疗风险。通过医疗风险评估确立患者风险度,做出医疗风险预判,医务人员面对医疗风险大的高概率患者应采取有针对性的措施,以降低医疗风险发生率、减少医疗风险处理成本,实现避免医疗纠纷发生的目的。医疗风险的防范除了医疗机构自身努力外,还可以与医疗责任保险承保公司合作。因为医疗责任保险承保公司在理赔中会建立医疗风险数据库,医疗风险数据库不仅能对医务人员个人的医疗水平、医疗安全、医疗质量、医疗风险发生情况等数据进行统计,还可以对医疗机构各科室、各种病情的医疗风险系数、历年治愈情况和医疗纠纷发案率等情况予以统计。通过对医疗风险数据的汇总与分析,能把握高风险的医院、科室、医生以及医疗环节等信息,提供给参保医疗机构,有利于医疗机构及时发现医疗风险点并有效防范[③]。

(二)医疗风险处置:事后处理

医疗风险存在着两种处理路径:医疗风险的现实主义处理路径强调技术理性;而医疗风险的建构主义处理路径关注不同主体的价值偏好,体现了更为鲜明的民主与公平的价值导向。从目前来看,医疗风险的处理应采用"风险因素结合说"的处理路径,这条路径将建构主义的"医疗风险主观说"与现实主义的"医疗风险客观说"相结合,不仅关注医疗风险发生的结果及原因,还关注医患双方的行为之间的互动关系,并以"患者安全"为价值依归。这条医疗风险处理路径需要规范和保障患者参与医疗风险管理,以建立医患风险共治、理性商谈的医疗风险管理结构。世界卫生组织早在2006年发布的《患者参与患者安全伦敦宣言》中就提出:患者有权参与医疗服务活动,患者与家属是医疗服务活动的参与者,而且是医疗风险后果的潜在承担者,为了自身的健康利益,患者往往高度关注医疗风险[④]。医疗风险的处置经验说明,只有保证医疗风险各利益相关方尤其是医患双方之间的医疗风险信息交流和理性协商,并与医方分享医疗风险知识进而参与决策,才能使患方增进对医疗风险的认识与理解,才可能消除医疗风险决策带来的不确定性。

---

①　刘晴,许苹,绳慧峰,等.医院医疗风险预警预控指标研究[J].中国医院管理,2016,36(7):43-45+70.

②　于善笑,尹梅,张雪.医疗风险管理制度及岗位责任体系的建立[J].医学与哲学(人文社会医学版),2013,34(11):50-52.

③　巩庆军.医疗责任保险实践与建议[J].中国金融,2016(12):64-65.

④　张博源.我国医疗风险治理模式转型与制度构建——兼评《医疗纠纷预防与处理条例》(送审稿)[J].河北法学,2016,34(11):114-124.

二、高焦虑:患者负性情绪管理

具身认知观表明,认知是基于身体和涉及身体的,认知始终是具(体)身(体)的认知[1]。叶浩生对具身认知提出了更为系统的观点:身体的物理属性决定了认知过程的进行和方式;认知、身体与环境是一体的,认知存在于大脑,大脑存在于身体,身体存在于环境[2]。

患者因其身体健康状况差,他们的自我效能降低,会导致负性情绪增加,压力易感性患者尤其如此,而负性情绪的增加又会影响患者的认知,负性情绪影响下的患者会感知潜在收益减少,而潜在损失增加。也就是说,从信任的理性选择生成论来分析,患者会认为医方失信的可能性增加,即医患信任违背发生的概率增大。这要求患者要意识到,其需要进行负性情绪调节,负性情绪调节可使患者感知潜在收益增加,同时感知潜在损失减少,从而修复医患信任。具体的调节方式,患者应根据自身需要对因患病造成身体状况变差这一负性事件采用"适应性认知"方式,通过改变患病事件对个人意义的解释,进而对患病情境中的负性情绪进行调节[3]。如进行分离式重评,即将注意焦点从患病这一负性内容上解除,指向事件的非情绪方面[4];也可以开展积极重评,即对患病这一负性情绪事件进行正向、积极的思考与接受,接纳患病这一负性事件及其情绪影响,以降低自我否定倾向[5];还可进行忽视重评,即患者采用评价忽视,以回避和减弱患病情境中可能引起的负性情绪刺激,尽可能不去感受患病情境引起的负性情绪,以有效降低患者的主观感受,减少负性情绪的消极影响[6]。

有的患者靠自我调节负性情绪效果有限,此时就需要医务人员对患者进行心理疏导,帮助患者进行负性情绪管理。郭爱敏研究发现,不同信息支持可以降低危重病人家属的焦虑水平[7]。面对患者的负性情绪,无论是从提高医患信任度还是从疾病治疗需要出发,医务人员在对患者进行身体治疗的同时,还需要对患者的负性情绪进行心理干预。这体现了医疗服务的质量要求,更体现了现代医学模式的要求。现代的生理—心理—社会医学模式要求医务人员从身心一体出发,既要重视患者身体疾病的治愈,也要注意患者的心理治疗。

---

① 李恒威,盛晓明.认知的具身化[J].科学学研究,2006(4):184-190.

② 叶浩生."具身"涵义的理论辨析[J].心理学报,2014,46(7):1032-1042.

③ Gross J J. Antecedent and response focused emotion regulation:divergent consequences for experience, expression, and physiology[J]. Journal of Personality and Social Psychology,1998, 74(1):224-237.

④ 杨阳,张钦,刘旋.积极情绪调节的 ERP 研究[J].心理科学,2011(2):306-311.

⑤ James J,Gross. Emotion regulation:past,present,future[J]. Cognition and Emotion,1999,13(5):551-573.

⑥ 王敬欣,王春梅,谢芳,等.负性情绪调节中认知重评和分心策略的作用:ERPs 研究[J].心理科学,2015(5):1039-1044.

⑦ 郭爱敏.信息支持对危重病人家属焦虑的影响[J].中国心理卫生杂志,2002(3):154-156.

结　语

　　传统的医患信任链正在断裂,而新的医患信任链又没有形成,导致医患信任渐趋"塔西佗陷阱"。医患信任违背的传导效应具有很强的链条性特点,卷入医患信任链的医患双方一方面会受到整条医患信任链信任度的制约,当下一个医疗事件发生时,医方和患方会自然地将另一方的可信任度调整至与链条中最低信任度相同甚至更低的水平,一旦卷入某条医患信任链,医患双方的可信任度就会被先前可信任度最差的环节所拉低;另一方面,当前医患双方的信任度又会影响整条信任链的质量,当前医患之间的信任违背行为也可能拉低整条医患信任链的可信任度,医患信任违背产生的不良声誉可能会降低未来类似医疗事件的可信任度,医患信任违背的负面效应可能会波及信任链中的所有医方和患方,甚至危及整条医患信任链。一个医患信任违背事件会被其他医方与患方所效仿,医患信任违背的破坏链将持续延伸,在链条延伸中医患双方失信的形象会不断被强化并逐渐固化,医患信任链中类似的医患信任违背事件越积越多,医患信任链的整体可信度就会越来越低,最后会导致无论医方和患方说什么或做什么,都无法获得对方的信任,从而陷入"塔西佗陷阱"[①]。在这条不断瓦解的医患信任链中,每一位医务人员和患方都扮演着"失信者"和"施信者"的双重角色。因此,为了消除医患信任违背造成的负面效应,整条信任链的医患双方都需要付出极大的努力,即便如此还不一定能确保医患信任修复成功。但不管如何,修复医患信任,需要处在信任链上的医患双方做出更多的承诺并采取积极行动以兑现。

　　只要医患关系存在,医患信任违背问题就不可避免会存在,面对这一情况我们只能进一步完善医患信任修复设计,从而使医患信任违背的危害降到最低限度。而且医患信任修复是动态平衡的,医患信任修复处于一种不断变更的状态,任何有关患方就医形象与医方行医形象的变更,都可能会对医患信任产生影响,如果不加以动态修复,就会引发新的医患信任违背。此外,随着医疗过程的发展,外部的很多因素也会影响医患信任。总之,医患信任修复是一个复杂的动态变化过程,需要不断采取应对措施来持续修复医患信任,以使医患信任修复得到巩固与强化,从而保证医疗工作的顺利进行。

---

　　① 刘力锐.无形的信任链:论政府信任失灵的传导效应[J].政治学研究,2018(1):82-94+128.

现代社会中,信任与制度表现为强相关关系,需要通过制度建立稳定的社会预期①。现代社会信任的重要特征是,它不再仅仅依靠熟人社会的人格信任,而是建立在现代社会所依靠的"脱域机制"的系统信任之上②。本书关于医患信任违背与修复的分析是以"信任的特质生成论"为基础的,并非不重视"制度"在医患信任修复中的作用,而是认为,通过制度修复医患信任,制度要发挥作用,还需要通过制度来改善与信任有关的医方与患方的人格特质,从变量的角度分析,制度只是自变量,医患信任修复是因变量,而人格特质的完善是中介变量,制度要发挥修复医患信任的作用还需要通过人格特质完善这一中介变量。而且本书在基于医方行医形象改善与患方就医形象改善的人格特质完善分析中,融入了制度理论,如在基于患方就医形象改善的人格特质分析中,探讨了患方就医正直偏离的规则制约与患方就医规则遵守生成的内化和外化;在基于医方行医形象改善的人格特质分析中,融入了更多的制度分析,如医方行医善意偏离的不良执业管理制度的硬约束与激励医方提高行医善意的医德考评制度,医方行医正直偏离导致患方就医利益受损的制度制约与完善绩效工资制度形成动力型内驱力激励医方提高行医正直,以及医方行医能力提高的发展型压力管理制度的建构等。

本书的研究也存在一些不足,未来尚需深入研究。①在未来研究中,需要深入分析医患信任修复与医疗卫生体制改革的协同性。单一的医患信任修复策略作用有限,需要放到更宏观的医疗卫生体制中去思考,医患信任修复的"本"在于深化医疗卫生体制改革,协调统筹医疗、医药和医保的三医联动改革,均衡医疗卫生资源配置,提高医疗保障水平,实现医疗治理体系与治理能力的现代化,运用国家治理体系支持医疗卫生的系统性与协同性改革③,只有如此才能从根本上解决医患信任违背与修复的问题。不过,医疗卫生体制改革的深化是一项艰巨的涉及面广泛的社会系统工程,需要长期的探索和努力才能渐进获取成效。当然,不管难度有多大,在未来的研究中,需要将医患信任修复策略与医疗卫生体制改革做同步思考,将会使医患信任修复策略更有效。②在未来研究中,还需要深入分析医患信任修复与传统医疗卫生文化和制度的嵌入性。所有的改革都不可能一蹴而就,医患信任修复也需要与传统的医疗卫生文化和制度相衔接,有效的医患信任修复策略必然会最有效地利用医疗行业文化中的合理因素与其内部治理进行整合,形成关联博弈,只有这样才可以避免太多的改革阻力,从而节省医疗行业内的治理成本。文化的软性约束可以规范医患双方的行为,界定医患双方的思维模式和行为习惯,良

---

① 张善根.社会信任危机的法律治理[J].探索,2015(1):184-190.

② 王珏.现代社会信任问题的伦理回应[J].中国社会科学,2018(3):59-65.

③ 李玲.什么样的改革能让医院不再逐利[J].人民论坛,2017(26):74-75.

好的文化是医患双方"共同的心理程序",从而确保医患之间协同共振①。因此,在未来研究中,还需要将医患信任修复嵌入传统的医疗卫生文化与制度中进行耦合分析。

---

① 赵琛徽.失衡与重构:变革环境下公务员的心理契约及管理方略[J].中国行政管理,2005(2):96-101.

附　录

医方视域下医患信任违背影响因素调查问卷（调查医务人员）

　　您好！本次调查仅用于学术研究,问卷采取不记名方式,对您的个人资料和回答绝对保密,请您放心如实回答本问卷的每一道题！衷心感谢您的支持！

　　问卷回答提示:请在您选择的选项处打"√"。

1. 您认为患者在就医之前与就医初始对医务人员的信任度如何?
   ①非常信任　②信任　③较信任　④一般　⑤较不信任
   ⑥不信任　⑦极不信任

2. 您认为患者会按医嘱规定进行服药、检查与治疗吗?
   ①非常高　②高　③较高　④一般　⑤低　⑥较低　⑦非常低

3. 您认为患者对医务人员的医德要求的标准如何?
   ①非常低　②低　③较低　④一般　⑤较高　⑥高　⑦非常高

4. 您认为患者对医疗结果的期望程度如何?
   ①非常低　②低　③较低　④一般　⑤较高　⑥高　⑦非常高

5. 您认为患者是否只关心自己的就医利益而不考虑其他患者的就医需求?
   ①完全不赞同　②不赞同　③较不赞同　④一般　⑤较赞同
   ⑥赞同　⑦非常赞同

6. 您认为患者过度维权、暴力对待医务人员的情况如何?
   ①非常少　②少　③较少　④一般　⑤较多　⑥多　⑦非常多

7. 您认为患者不遵守医院相关制度、破坏就医秩序的情况如何?
   ①非常少　②少　③较少　④一般　⑤较多　⑥多　⑦非常多

8. 您认为患者在就医中通过朋友荐、套近乎、表身份、拉领导等手段以期获得就医照顾的情况如何?
   ①非常少　②少　③较少　④一般　⑤较多　⑥多　⑦非常多

9. 您认为患者借助百度、朋友治疗经验或久病成医经验对医生诊断提出质疑的情况如何?

①非常少　②少　③较少　④一般　⑤较多　⑥多　⑦非常多

10. 您认为医患之间对疾病的认知了解对称吗?

①非常对称　②对称　③较对称　④一般　⑤较不对称

⑥不对称　⑦严重不对称

11. 您认为医患之间的沟通顺畅度如何?

①非常顺畅　②顺畅　③较顺畅　④一般　⑤较困难　⑥困难　⑦非常困难

12. 您认为医疗服务中会遇到各种不确定性事件(如医疗意外与并发症等)的情况如何?

①非常少　②少　③较少　④一般　⑤较多　⑥多　⑦非常多

13. 您认为患者患病后产生焦虑、恐惧、怀疑等负性情绪的情况如何?

①非常少　②少　③较少　④一般　⑤较多　⑥多　⑦非常多

14. 您认为患者就医中家属、亲戚甚至整个家族都会参与其中的情况如何?

①非常少　②少　③较少　④一般　⑤较多　⑥多　⑦非常多

15. 您认为医疗纠纷的解决存在不依据法律法规来处理的情况如何?

①极少　②少　③较少　④一般　⑤较严重　⑥严重　⑦极严重

16. 您认为医疗纠纷调解的专业化程度不高、凭经验调解的情况如何?

①非常少　②少　③较少　④一般　⑤较多　⑥多　⑦非常多

17. 您认为医疗损害的司法鉴定的专业化程度如何?

①非常高　②高　③较高　④一般　⑤较低　⑥低　⑦非常低

18. 您认为医院是否经常承担无责任赔偿与安抚性赔偿?

①完全反对　②不赞同　③较不赞同　④一般　⑤较赞同

⑥赞同　⑦完全赞同

19. 总的来说,我对患者及患者家属不信任。

①完全反对　②很不赞同　③不赞同　④不赞同不反对　⑤轻微赞同

⑥中等赞同　⑦完全赞同

20. 您的性别:

①男　②女

21. 您的年龄:

①20岁以下　②21~44岁　③45~59岁　④60岁以上

22. 您的文化程度:

①高中或中专　②大学(包括大专及本科)　③研究生(包括硕士与博士)

23. 您的岗位：
　　①医生　②护士　③医技人员　④管理人员　⑤其他
24. 所在医院等级：
　　①三级　②二级　③一级　④其他

患方视域下医患信任违背影响因素调查问卷（调查患方）

　　您好！本次调查仅用于学术研究，问卷采取不记名方式，对您的个人资料和回答绝对保密，请您放心如实回答本问卷的每一道题！衷心感谢您的支持！

　　问卷回答提示：请在您选择的选项处打"√"。

1. 您认为现在的医务人员医德怎么样？
　　①非常好　②好　③较好　④一般　⑤较差　⑥差　⑦非常差
2. 您认为医生对患者的关爱关心情况如何？
　　①非常多　②多　③较多　④一般　⑤较缺乏　⑥缺乏　⑦非常缺乏
3. 您认为患者知情权与同意权享有充分吗？
　　①非常充分　②充分　③较充分　④一般　⑤较不充分
　　⑥不充分　⑦极不充分
4. 您认为医生对患者的服务态度友善情况如何？
　　①非常好　②好　③较好　④一般　⑤较差　⑥差　⑦非常差
5. 您认为医务人员在医疗服务过程中过度检查、过度用药、过度诊疗的情况如何？
　　①非常轻微　②轻微　③较轻微　④一般　⑤较严重　⑥严重　⑦非常严重
6. 您认为医务人员在医疗服务中追求利益的情况如何？
　　①非常轻微　②轻微　③较轻微　④一般　⑤较严重　⑥严重　⑦非常严重
7. 您认为不同身份地位的患者的就医公平情况如何？
　　①非常公平　②公平　③较公平　④一般　⑤较不公平
　　⑥不公平　⑦完全不公平
8. 您认为医务人员的临床水平如何？
　　①水平很高　②水平高　③水平较高　④水平一般　⑤水平较差
　　⑥水平差　⑦水平很差
9. 您认为医务人员在与患方的沟通中能力怎么样？
　　①非常强　②强　③较强　④一般　⑤较弱　⑥弱　⑦非常弱
10. 您认为现在的医疗服务安全有保障吗？
　　①非常安全　②安全　③较安全　④一般　⑤有差错

⑥较多差错　⑦很多差错

11. 您认为现在的医疗服务质量如何?

①非常好　②好　③较好　④一般　⑤有缺陷　⑥较多缺陷　⑦很多缺陷

12. 您认为医疗纠纷调解偏向医方的可能性有多大?

①非常小　②小　③较小　④一般　⑤较大　⑥大　⑦非常大

13. 您认为医疗损害鉴定的中立性如何?

①非常高　②高　③较高　④一般　⑤较低　⑥低　⑦非常低

14. 您认为医疗损害赔偿偏向有利于医方的可能性有多大?

①非常小　②小　③较小　④一般　⑤较大　⑥大　⑦非常大

15. 您认为患者是否就是弱势群体,无论是诉诸武力还是法律都斗不过医院?

①完全反对　②很不赞同　③不赞同　④不赞同不反对　⑤轻微赞同
⑥中等赞同　⑦完全赞同

16. 您是否认为媒体在报道医疗新闻时总偏好报道一些负面信息?

①完全反对　②很不赞同　③不赞同　④不赞同不反对　⑤轻微赞同
⑥中等赞同　⑦完全赞同

17. 您是否认为现在整个社会都存在严重的信任危机?

①极少　②少　③较少　④一般　⑤较严重　⑥严重　⑦非常严重

18. 总的来说,我对医生及其他医务人员不信任。

①完全反对　②很不赞同　③不赞同　④不赞同不反对　⑤轻微赞同
⑥中等赞同　⑦完全赞同

19. 您的性别:

①男　②女

20. 您的年龄:

①18～20 岁　②21～44 岁　③45～59 岁　④60 岁及以上

21. 您的文化程度:

①小学及以下　②初中　③高中或中专　④大学(大专及本科)
⑤研究生(包括硕士与博士)

22. 您的职业:

①党政机关员工　②企业员工　③务农　④事业单位职工　⑤无工作

23. 您享受的医保类型:

①城镇职工医保　②城镇居民医保　③新农合　④无医保